GUIDE PRATIQUE

DES MALADES

AUX EAUX DE VICHY

COMPRENANT

L'examen des Propriétés médicales des Eaux,
leur mode d'action ; l'étude des maladies qui s'y rattachent ;
l'hygiène et le régime à suivre pendant
et après le traitement,

PRÉCÉDÉ

DE L'HISTOIRE ET DE LA TOPOGRAPHIE DE VICHY ET DE SES ENVIRONS,

PAR F. BARTHEZ

Docteur en médecine de la Faculté de Paris ;
médecin principal des armées ; ex-médecin en chef
de l'hôpital du Gros-Caillou, à Paris, et de l'hôpital thermal militaire de Vichy ;
commandeur de l'ordre impérial de la Légion d'honneur ;
commandeur de première classe de l'ordre de la Croix d'honneur
de Schwarzbourg-Sondershauzen ;
membre titulaire de la Société médicale des hôpitaux de Paris
et de la Société d'hydrologie ;
membre correspondant de l'Académie royale de médecine de Madrid,
des Sociétés de médecine de Lyon, Rouen, etc.

—

SEPTIÈME ÉDITION

Revue et augmentée, ornée de gravures sur bois,
et d'un plan général de la ville.

PARIS

J.-B. BAILLIÈRE, LIBRAIRE DE L'ACADÉMIE DE MÉDECINE

RUE HAUTEFEUILLE, 19;

A VICHY, CHEZ TOUS LES LIBRAIRES.

1864

GUIDE PRATIQUE

DES MALADES

AUX EAUX DE VICHY

Les eaux minérales sont une richesse
dont on doit compte à l'humanité.

ALIBERT.

Paris. — Typographie HÉNNUYER ET FILS, rue du Boulevard, 7.

Tableau indiquant le nom des Hôtels et Logeurs en garni.

Numéros d'ordre.	
1	des Bains.
2	Guillermin.
3	de Paris, Durin.
4	Burnol.
5	Maison Pouillien.
6	Velay, Germot.
7	Mombrun.
8	Givois Prêtre, Tulat.
9	Bonnet.
10	Sornin-Bessay.
11	Hôtel du Parc, Germot.
12	de la Paix, Laurent-Boisson.
13	des Princes, Favier.
14	Charmette.
15	des Thermes, Maussant.
16	des Ambassadeurs, place Roubeau.
17	Michard.
18	Moussant.
19	Garon.
20	de Nantes.
21	de Rome, Durin.
22	Pressinet.
23	de la Suisse-Gauthier.
24	de Lyon.
25	de la Côte-d'Or, Méry, George.
26	Paturet-Lutendu.
27	du Musée.
28	Dejoux.
28 bis.	Hôtel du Nord, Lalo.
29	d'Espagne.
30	du Beaujolais, Jorry.
31	du Rhône, Méry, George.
32	Dubessay.
33	de l'Univers, Chabassière.
34	de Rheims, Montaret jeune.
35	de la Couronne, Morel.
36	Bresson, Lebreton.
37	d'Orient.
38	du Louvre, Mignot.
39	de Suède, Duranton.
40	de l'Europe, Chaussard.
41	d'Orléans, Dumas.
42	du Petit-Saint-Thomas.
43	du Centre, Grenet.
44	de la Porte de France.
45	Parisien.
46	Desbret, Sornin.
47	Saint-James.
48	de Russie, Rocher.
48 bis.	de l'Union, Bertucat.
49	du Pont neuf.
50	Ramin, Prêtre.
51	d'Allemagne, Kunner.
52	du Falitot, Bignon.

Numéros d'ordre.	
53	de France, Thiolier.
54	du Parc, Chabanne.
55	Roux Colas.
56	de Londres, Sève.
57	Bargeau.
58	du Havre.
59	des Sources, Bonnet.
60	Villa des Célestins, Mianet.
61	des Célestins, Pouchol.
62	du Château-d'Eau, Rouat.
63	de la Fontaine des trois Cornets.
64	de Bordeaux, Jury.
65	de Genève, Roubeau Odin.
65 bis.	de Marseille, Larat.
66	Druelle aîné.
67	Roche Marien.
68	Morlat aîné.
69	Morlat jeune.
70	Valéry.
71	Barnichon, rue Lucas.
72	Soalhat, rue Lucas.
73	Hôtel Britannique, Léger.
74	Michel, rue Lucas.
75	Côte, rue Lucas.
76	Mme César, rue Lucas.
77	Maridet, rue Lucas.
78	les deux Châlets, rue du pont Tillard.
79	Maison du Châlet.
80	Leboeuf-Roubeau.
81	Baudon, rue du Pont.
82	George, rue du Pont.
83	Perraut, rue du Pont.
84	Bassot, rue du Pont.
85	Combe, rue du Pont.
86	Reignier-Busson, rue du Pont.
87	Lustrat-Busson, rue du Pont.
88	Soalhat (Pavillon Sévigné).
89	Gravier (vieux Vichy).
90	Noyer (vieux Vichy).
91	Noyer (vieux Vichy).
92	Sandrier, place Rosalie.
93	Favier, rue du Centre.
94	Solignat, rue du Centre.
95	Ballutaud, rue de Nîmes.
96	Hôtel Notre-Dame, rue du Centre.
97	Paput, place Rosalie.
98	Valéry, place Rosalie.
99	Colas, place Rosalie.
100	Méchin, place Falitot.
102	Veillard (Frédéric).
103	Prin (Châlet).
104	Jourde, rue de Ballore.
105	Faucheux, rue de Ballore.
106	Bresson, rue de Ballore.

Numéros d'ordre.	
107	Désarmagnac, rue de Ballore.
108	Gimet, rue de Ballore.
109	Charmay, rue de Ballore.
110	Ravidat.
111	Burnol-Faure, rue de Nîmes.
112	Charnay, rue de Nîmes.
113	Jourde, rue de Nîmes.
114	Colas, rue de Nîmes.
115	Hôtel du Louvre, Mignot, r. de Nîmes.
116	Givois, Prêtre, rue de Nîmes.
117	Dufourt, rue de Nîmes.
118	Larat, rue de Nîmes.
119	Tauraud, rue de Nîmes.
120	Roussel-Thomas, rue de Nîmes.
121	Randoin, rue de Nîmes.
122	Batillat, rue de Nîmes.
123	Renaudet, route de Nîmes.
124	Denier, route de Nîmes.
125	Randier-Lafont, route de Nîmes.
126	Albert, rue de la Chaume.
128	Gonnard-Busson.
129	Pallin, rue de Paris.
120	Chassin Dain, rue de Paris.
131	Beaupariant.
132	Laprugue.
133	Ducrot.
134	Jerbe.
135	Brousse.
136	Baffier, Bussonnet.
137	Barnichon, avenue du Roi.
138	Hôtel Richelieu.
139	Badoche, avenue du Roi.
140	Châlet Bru.
141	Maison Allègre.
142	Villa Henry.
143	Hôtel Victoria.
144	Hôtel-de-Ville.
145	Hôtel de la Poste et du Télégraphe.
146	Châlets de S. M. l'Empereur.
147	— de M. Fould.
148	— de M. Ernest André.
149	— de M. Clermont-Tonnerre.

SOURCES.

A	Grande-Grille.
B	Petit-Puits et Puits-Carré.
D	de Mesdames.
E	Lucas.
F	Hôpital.
G	du Parc.
H	Lardy.
I	des Célestins.

PLAN
DE
LA VILLE DE VICHY
Année 1864

Paris. — Typ. Hennuyer et fils.

Guide du docteur Barthez.

GUIDE PRATIQUE

DES MALADES

AUX EAUX DE VICHY

COMPRENANT

L'examen des propriétés médicales des Eaux,
leur mode d'action; l'étude des maladies qui s'y rattachent;
l'hygiène et le régime à suivre pendant
et après le traitement,

PRÉCÉDÉ

DE L'HISTOIRE ET DE LA TOPOGRAPHIE DE VICHY ET DE SES ENVIRONS

PAR F. BARTHEZ

Docteur en médecine de la Faculté de Paris;
médecin principal des armées; ex-médecin en chef
de l'hôpital du Gros-Caillou, à Paris, et de l'hôpital thermal militaire de Vichy;
commandeur de l'ordre impérial de la Légion d'honneur;
commandeur de première classe de l'ordre de la Croix d'honneur
de Schwarzbourg-Sondershauzen;
membre titulaire de la Société médicale des hôpitaux de Paris
et de la Société d'hydrologie;
membre correspondant de l'Académie royale de médecine de Madrid,
des Sociétés de médecine de Lyon, Rouen, etc.

—

SEPTIÈME ÉDITION

Revue et augmentée, ornée de gravures sur bois,
et d'un plan général de la ville.

———

PARIS

J.-B. BAILLIÈRE, LIBRAIRE DE L'ACADÉMIE DE MÉDECINE
RUE HAUTEFEUILLE, 19;

A VICHY, CHEZ TOUS LES LIBRAIRES.
—
1864

AVANT-PROPOS.

L'accueil favorable qu'on a fait aux six précédentes éditions de cet ouvrage, et la rapidité avec laquelle elles se sont
écoulées, en ont suffisamment démontré l'utilité. Encouragé
par ce succès et jaloux de m'en rendre de plus en plus digne, j'ai cherché à améliorer mon travail, en y faisant entrer des développements nouveaux et plus complets que
ceux qui se trouvent dans les premières éditions. J'en ai
élargi le cadre, en y introduisant un aperçu général des propriétés thérapeutiques, avec l'indication et la contre-indication de l'emploi des eaux. J'ai noté les effets nuisibles
produits sur l'organisme par l'influence des maladies chroniques, ainsi que les résultats statistiques obtenus concernant l'action des eaux à l'égard de chaque espèce de maladie, appuyés sur les effets consécutifs confirmés par le
temps, afin d'indiquer, aussi exactement que possible, les
limites de la puissance médicale de ces eaux, et d'éviter,
par ce moyen, l'abus général de présenter les eaux minérales comme des panacées propres à guérir toutes sortes
de maladies. Ce n'est, il faut le dire, qu'après une ou plusieurs années d'épreuves qu'il est permis d'apprécier la
valeur réelle d'une médication thermale quelconque; car
vouloir enregistrer comme vrais des résultats obtenus aussitôt après la cure, c'est, le plus souvent, le moyen d'exagérer ou de discréditer les effets salutaires des eaux, attendu
que les succès peuvent n'être qu'éphémères, et les insuccès obtenir plus tard des résultats complets de guérison. En
négligeant de s'appuyer sur des faits confirmés par une action ultérieure, c'est vouloir faire de la concurrence ou de
la spéculation en fait de santé, ce qui est mal.

J'ai exposé avec le plus de précision et de clarté possible les causes des maladies, ainsi que les soins hygiéniques
qu'elles réclament pendant et après la cure. Je me suis attaché également à écarter tous les termes techniques, afin
de me mettre à la portée des malades qui n'ont pas fait une

étude spéciale de la médecine; persuadé qu'il y a plus d'avantage à éclairer les gens du monde, sur la science médicale, qu'à leur cacher une foule de renseignements qui peuvent leur être utiles, et leur épargner dans un grand nombre de circonstances les dangers qu'il y a à négliger certains malaises, en apparence sans gravité, et qui plus tard finissent par des maladies mortelles.

C'est à l'opportunité, plus encore qu'au mérite de cet ouvrage, que je dois de pouvoir offrir aujourd'hui cette septième édition au public; c'est par les conseils qu'on y trouve sur le danger qu'il y a de prendre sans discernement des eaux douées de propriétés aussi actives que celles de Vichy, que ce guide est devenu indispensable aux personnes qui se proposent d'en faire usage; car tout remède qui peut faire beaucoup de bien, peut aussi, lorsqu'il est inopportunément administré, faire beaucoup de mal.

Les eaux minérales, il faut le dire, sont des médicaments, préparés de longue main par la nature, dont l'emploi fait avec prudence constitue, sans aucun doute, l'une des médications les plus puissantes que nous connaissions et les mieux appropriées en même temps à la délicatesse de nos organes. Les résultats de guérison obtenus par ce moyen sont si nombreux et si remarquables, que le gouvernement, ainsi que les sociétés savantes, encouragent l'étude et recommandent tous les ans l'emploi des eaux minérales, qui sont incontestablement pour quelques maladies les seules ressources de guérison. Les populations, de leur côté, sont si bien pénétrées de leurs salutaires effets, que le nombre des malades augmente annuellement dans tous les établissements d'eaux minérales; cet accroissement a pris des proportions telles, qu'il est difficile aujourd'hui d'en calculer le nombre, et cela est si vrai, que Vichy, où se réunissaient à peine deux mille malades en 1840, en attire aujourd'hui vingt-mille. Il est vrai qu'aucun établissement thermal n'est situé dans un pays mieux favorisé des dons de la nature et n'appelle à lui plus d'affections diverses.

J'ajouterai ici ce que je disais dans l'avant-propos d'une précédente édition : « J'ai cherché, par de nombreuses expériences, à mieux préciser qu'on ne l'a fait jusqu'à présent l'action physiologique que l'eau de Vichy exerce sur nos organes, soit dans l'état de santé, soit dans l'état de maladie ; à éclaircir et à mettre en ordre sous ce rapport quelques idées éparses ou peu connues, de manière à permettre aux médecins de mieux connaître la valeur thérapeutique de ces eaux, et aux malades de les prendre avec plus d'efficacité. J'ai fait de toutes ces expériences un résumé aussi précis que substantiel, que j'ai indiqué seulement, les bornes de cet ouvrage ne permettant pas de les rapporter dans leur entier développement.

« J'ai agrandi mon travail par un aperçu concernant les questions historiques, géographiques et géologiques de Vichy et de ses environs, dont les éléments ont été puisés dans les ouvrages des auteurs qui se sont le plus occupés de ces diverses questions : de tous ces travaux réunis je me suis efforcé d'extraire brièvement un tout harmonique afin de les compléter les uns par les autres, en y ajoutant mes appréciations personnelles.

« Je ne sais si j'aurai réussi à rendre cette dernière partie aussi intéressante que je me le suis proposé pour l'agrément des baigneurs, désireux naturellement de connaître d'avance les lieux qu'ils doivent habiter; mais toujours est-il que j'ai cherché de bonne foi à apporter dans ce livre toute l'exactitude désirable ; à réunir et à coordonner dans un seul et même volume tous ces éléments épars dont l'ensemble doit former un tout complet, de manière à offrir aux malades tout à la fois l'utile et l'agréable.

« Ce guide était d'autant plus nécessaire, que les ouvrages qui avaient été publiés sur les eaux de Vichy par les anciens médecins n'étaient plus au niveau des connaissances médicales de notre époque, et que les conseils donnés alors ne pouvaient aujourd'hui recevoir aucune application, par suite des changements qui, peu à peu, se sont introduits dans notre manière de vivre et dans nos habitudes.

« J'ai pensé, d'après ces considérations, qu'il serait également utile, pour les personnes qui se rendent à Vichy, de tracer les règles hygiéniques à suivre et d'indiquer sommairement ce qu'il convient de faire pour seconder l'action salutaire des eaux ; car, il faut bien le dire, si nous n'obtenons pas toujours des résultats favorables, si ces eaux restent souvent sans effet, ou deviennent parfois nuisibles, nous devons nous en prendre bien moins aux qualités incontestables qu'elles possèdent qu'à l'oubli, pendant le traitement, des précautions hygiéniques, du régime et de la nature des aliments, toutes choses indispensables au bienfait de la cure.

« Le travail que je présente est loin d'être parfait, je le sais ; mais si, malgré cet aveu, qui n'est pas celui d'une fausse modestie, il se trouvait encore des esprits disposés à le critiquer, je leur dirais que l'art de guérir n'est point une profession purement littéraire, mais bien une espèce de sacerdoce que chaque médecin doit pratiquer selon ses propres forces, sans trop se préoccuper des efforts de la critique, et sans perdre jamais de vue ces paroles d'Alibert : « Le médecin des eaux doit être le prêtre du temple ; il est « là pour éclairer les malades, les diriger par une bonne « méthode et rectifier les idées ou les préjugés qu'ils pour- « raient y apporter. »

C'est en se conduisant d'après ces principes que le médecin pourra remplacer aujourd'hui, auprès des baigneurs, le génie bienfaisant, la naïade compatissante, le souvenir d'un saint révéré, ainsi que tous les agents mystiques qui, chez les peuples anciens ou dans le moyen âge, présidèrent successivement aux propriétés bienfaisantes des eaux minérales.

GUIDE PRATIQUE

DES MALADES

AUX EAUX DE VICHY

Origine de Vichy ou Vichy d'autrefois.

Les premières notions historiques qui existent sur l'origine de Vichy sont enveloppées de ténèbres, comme tout ce qui se rapporte à des faits très-anciens ; elles ne reposent donc que sur des hypothèses, qu'il serait inutile, par conséquent, de chercher à approfondir ; car ce n'est véritablement qu'à partir du treizième siècle qu'il est permis de suivre, avec quelque certitude, les traces de son existence.

Disons d'abord, avant d'aller plus loin, d'où vient le nom de Vichy. D'après de vieilles chroniques, ce nom dérive de *gwich* ou *wich*, qui signifie, dans le langage druidique, *force, vertu*, et de *y*, *eau*. Selon d'autres, et cette origine me semble se rapprocher davantage de la vérité, Vichy viendrait de *vicus calidus* (village chaud). Quoi qu'il en soit, c'est sous le nom de *Aquæ calidæ* qu'on désigne Vichy dans la *Table théo-dosienne* ou *Table de Peutinger*.

L'histoire écrite, les routes romaines, les débris de toute espèce qu'on découvre journellement à Vichy, tels que piscines, baignoires, poteries, pilastres, chapiteaux, fragments de colonnes et de pierres taillées, urnes et lampes funéraires, statuettes en terre, petits bronzes du bas-empire, monnaies grecques et romaines, tout, en un mot, prouve suffisamment que Vichy formait autrefois un établissement considérable. Les plus belles médailles qu'on y ait rencontrées, en grand et moyen bronze, sont à l'effigie d'Auguste, d'Agrippa, de Claude, de Trajan et des Antonins.

Ces thermes, après avoir été très-fréquentés pendant le premier et le deuxième siècle, perdirent de leur importance vers le troisième.

César, dit l'histoire, aurait passé sur le pont de Vichy, situé sur l'Allier, en suivant la route romaine qui allait de Clermont à Roanne, à son retour du siége de Gergovie des Arvernes.

C'est au vainqueur de Vercingétorix qu'on fait remonter le premier établissement thermal, très-fréquenté par les Romains. Tous les édifices construits par eux furent détruits plus tard par les hordes du Nord, à l'époque où celles-ci firent irruption dans les Gaules. Il serait difficile de dire ce que devint Vichy pendant toutes ces guerres de dévastation : or, comme toutes ces recherches nous jetteraient encore dans le doute et le vague des hypothèses, il vaut mieux, je pense, aborder de suite la partie positive de cette histoire, et remonter d'un seul trait jusqu'au douzième siècle, puisque ce n'est qu'à partir de cette époque seulement que nous trouvons, suivant Coiffier (*Histoire du Bourbonnais*), que Vichy, dans ce temps-là, était déjà le siége d'une des châtellenies du Bourbonnais. Il est dit aussi qu'en 1208 une famille considérable, portant le nom de Vichy, descendant des seigneurs d'Albret, possédait la majeure partie des terres qui avoisinaient ces thermes, et que ces biens furent confisqués par le roi de France, sur les descendants de cette famille, vers le quinzième siècle.

A cette époque, la ville se divisait en plusieurs quartiers, à cause de son étendue. Le premier portait le nom de *Moustier*, point occupé aujourd'hui par l'établissement thermal ; le deuxième était appelé le *quartier des Juifs* : il était situé entre Vichy et Cusset ; le troisième portait le nom de *Ville ;* le quatrième, enfin, était connu sous le nom de *Château-Franc :* c'est ce quartier qui forme la ville actuelle.

En 1410, Louis XI, duc de Bourbon, qui fut, à toutes les époques de sa vie, le protecteur zélé de Vichy, fonda le monastère des Célestins, ainsi que son église, avec l'intention d'y finir ses jours au service de Dieu. Il fit paver les rues, creuser des fossés et élever des murs autour de la ville ; Vichy devint ensuite une place forte avec remparts, tours crénelées, fossés et pont-levis ; on y entrait par trois portes, dont la dernière a disparu en 1848. De sept tours qui existaient, il n'en reste plus qu'une, la plus élevée de toutes, qui se trouve placée au milieu de la ville actuelle. Cette tour servait ancienne- ment de vigie ; aujourd'hui elle sert de clocher et de support à l'horloge de la ville. On trouve encore, en parcourant les rues, quelques mai- sons offrant des traces de l'architecture du douzième siècle, ainsi que la fontaine des Trois- Cornets, sur la place de ce nom, qui porte le millésime de 1583.

De tous les anciens monuments il ne reste plus maintenant que l'église paroissiale, cha- pelle de l'ancien château, placée sous l'invoca- tion de saint Blaise, et la tour dont nous venons de parler.

En 1446, pendant la guerre de la Praguerie, dite *du bien public*, guerre dont Charles Ier, duc du Bourbonnais, fut le principal instigateur, le duc de Bourbon, alors dauphin, ayant manqué à la promesse qu'il avait faite de se soumettre, lui et les seigneurs ses complices, le roi Char- les VII, son père, mécontent de la conduite de son fils, rassembla ses états d'Auvergne, et partit, cette même année, de Clermont, pour étouffer la révolte. Vichy, une des places les plus fortes des rebelles, attira naturellement l'attention et le ressentiment du roi ; il se porta à marches forcées sur Vichy, dont il fit le siége, après avoir fait passer son armée sur le pont. Le commandant de la ville ouvrit les portes au roi, dès la première sommation. Les habitants, étrangers, comme toujours, à ces querelles de famille, demandèrent au monarque vainqueur, par l'organe de leurs magistrats, comme grâce spéciale, de n'être ni pillés ni égorgés, conditions, dit un écrivain du temps, que le monarque *bénignement leur octroya*, avec cette réserve toutefois que les vivres seraient partagés entre ses soldats, et que huit cents d'entre eux y tiendraient garnison : ce qui, dit également le même auteur, *revenait à peu près au même*.

Vichy ayant fait sa soumission, le roi partagea son armée en deux parties ; la première fut dirigée sur Varennes pour en faire le siége, et avec l'autre il marcha sur Cusset, où le dauphin s'était réfugié. La ville s'étant soumise au pouvoir du roi, ce fut alors qu'eut lieu la fameuse entrevue de Charles VII avec son fils, le dissimulé Louis XI, et le *chier* sire, duc de Bourbon, prince insubordonné, qui se soumit, disent les historiens, par la raison qu'il n'était pas le plus fort, et dont le pardon termina, fort heureusement pour les populations, la guerre du bien public.

En 1565, le couvent des Célestins fut pillé, à la suite de la bataille de Cognat.

En 1568, le 5 janvier, Vichy vit arriver dans ses murs l'armée des princes confédérés, forte de 6,000 hommes, venant du Forez et allant à Chartres, se joindre aux troupes du prince de Condé.

En 1576, le pont de Vichy, qui avait été rompu dans la guerre précédente, fut rétabli, car le prince palatin passa l'Allier sur ce pont, pour aller au secours du parti protestant. A son passage, la ville, selon l'usage, fut mise à contribution.

La même année, le couvent des Célestins fut encore complétement ruiné par les huguenots. Ces religieux adressèrent alors au roi Henri III une demande pour obtenir des secours. Ce prince, après un rapport favorable, ayant pris en grande considération les malheurs arrivés au couvent, releva le monastère de ses ruines. De nombreuses donations, faites par des personnages riches, qui se rendaient déjà tous les ans à Vichy, vinrent s'ajouter à la munificence royale. Au moyen de ces secours, de grandes réparations furent faites, le jardin fut planté d'arbres, l'enclos entouré de murs, et la bibliothèque remplie d'un grand nombre de volumes, pour occuper les religieux en dehors des moments consacrés à la prière.

En 1590, le grand prieur de France, qui, d'après une donation testamentaire faite par la reine Catherine de Médicis, disait avoir des droits sur le comté d'Auvergne, vint encore mettre le siége devant Vichy. Pendant ce temps, des excès de tout genre furent commis dans la ville, indépendamment des contributions que chaque parti lui imposait.

Le couvent, parfaitement situé pour la défense comme pour l'attaque, fut toujours le point de mire de l'ennemi, et, par conséquent, du pillage de tous les partis, depuis sa fondation en 1410 jusqu'à sa suppression en 1774.

Malgré toutes ces dévastations, et grâce aux revenus fixes en terres considérables apportées en dotation par les ducs du Bourbonnais, ce couvent resta toujours puissant. Les rétributions offertes par des personnes pieuses, qui demandaient à être enterrées dans cette sainte maison, venaient encore l'enrichir.

Au nombre des priviléges dont jouissait le couvent, se trouvait l'exemption de péage accordée à tous ceux qui venaient faire moudre leurs grains au moulin du Chisson, appartenant au monastère : ce privilége, accordé par le duc Louis de Bourbon, en 1410, fut renouvelé par Louis XIV.

Charles VI exempta à son tour le couvent de l'impôt sur le vin, en sorte, dit Coiffier, que de privilége en privilége les religieux étaient parvenus à ne payer aucun impôt. Cet historien ajoute qu'ils avaient encore le droit de prendre, sans payer de gabelle, trois setiers de sel au grenier de Vichy, auquel toutes les paroisses des environs venaient s'approvisionner ; ils avaient aussi, comme tous les couvents d'alors, le droit d'asile pour tous les criminels : ces droits et priviléges disparurent lors de la suppression du couvent, ordonnée par Louis XV.

En 1594, Henri IV confirma tous les priviléges accordés à ce couvent par l'édit du 5 octobre 1465, en vertu duquel Vichy jouissait de l'exemption de la gabelle, du logement des troupes, etc.

En 1603, ce même roi institua les inspections thermales, afin de remédier à divers abus dont la vente des eaux minérales était l'objet. Le titre d'*intendant,* qui, depuis la création, avait été donné aux médecins des eaux, fut changé à l'époque de la nomination de Lucas, en 1802, en celui d'*inspecteur.*

En 1614, un second couvent de capucins, ou mieux une maison de retraite, s'installa près de l'établissement thermal. Ces religieux avaient pour obligation de recevoir les malades de leur ordre qui se rendaient à Vichy pour y prendre les eaux. Une partie de ce couvent existait encore en 1853 ; l'Etat, qui en était propriétaire, a permis aux concessionnaires d'achever sa démolition, afin d'y construire le nouvel établissement des bains.

Mesdames de France, tantes de Louis XVI, pendant leur séjour à Vichy, en 1785, firent encore leurs dévotions dans la chapelle de ce couvent.

En 1696, Vichy était déjà très-fréquenté par les seigneurs de la cour. Dans cette même année, Louis XIV créa, par lettres patentes, un hospice appelé *hôpital des pauvres de Vichy*. Avant cette époque, les malheureux et les militaires étaient reçus dans une maison située au milieu de la ville et abandonnés à la bienfaisance publique. Cette maison ne pouvant recevoir tous les malades qui se présentaient, ni être agrandie, à cause de sa situation, l'hospice fut tranféré, en 1747, à la place Rosalie, où il existe en ce moment. Le local fut donné par M. Delabre, curé de Vichy, et le reste payé par l'administration, avec l'argent des bienfaiteurs ; mais Louis XIV, en créant cet établissement, y avait attaché certaines redevances, entre autres celle de dix-huit deniers perçue par l'administration de l'hospice par chaque bouteille d'eau transportée. Ce droit des pauvres n'a pas été aboli, il existe encore de nos jours.

En 1676, plusieurs personnages illustres vinrent visiter ces thermes. Tout le monde sait qu'à cette époque Mme de Sévigné vint y boire les eaux et y prendre les douches. On connaît aussi la manière dont elle parle de ce dernier mode de traitement, dans ses lettres à Mme de Grignan, sa fille, et la description qu'elle fait du séjour délicieux qu'offrent les environs de Vichy. On voit encore la maison, la chambre et le cabinet qu'elle occupait dans le vieux Vichy ; cette maison appartient aujourd'hui à Mme Soalhat ; elle est située sur la place de la Mairie.

L'éloquent Fléchier fit aussi, à la même époque, usage des eaux de Vichy ; mais comme les écrits de ce grand orateur ne sont pas aussi répandus que les lettres de Mme de Sévigné, je crois être agréable au lecteur en citant quelques fragments extraits du livre qu'il a laissé sur cette localité thermale.

« Il n'y a pas dans la nature, dit-il, de paysage plus beau, plus riche et plus varié que celui de Vichy. Lorsqu'on arrive, on voit d'un côté des plaines fertiles ; de l'autre, des montagnes dont le sommet se perd dans les nues et dont l'aspect forme une infinité de tableaux différents ; mais qui vers leur base sont aussi fécondes en toute sorte de productions que les meilleurs terrains de la contrée... Ce qu'il y a de plus remarquable en ce lieu, c'est qu'on n'y trouve pas seulement de quoi récréer la vue lorsqu'on le contemple et à s'y nourrir délicieusement lorsqu'on l'habite, mais encore à se guérir quand on est malade ; en sorte que toutes les beautés de la nature semblent avoir voulu s'y réunir avec l'abondance de la santé. »

En 1706, la ville comptait 190 feux et 700 habitants ; tandis que sous l'ancienne monarchie, alors que Vichy était le siége d'une châtellenie

royale, d'un grenier à sel, d'un bureau de traites, etc., on y comptait 1,431 feux. Ce bureau
de traites était établi pour percevoir les droits de
transport des marchandises qui voyageaient
jusqu'à destination sur la rivière d'Allier.

En 1774, après la suppression du couvent,
dans lequel il ne restait plus que six religieux,
l'évêque de Clermont s'empara de tous les biens
qui appartenaient à la communauté, en payant à
chaque religieux, jusqu'à sa mort, 1,800 livres
de pension ; le dernier de ces religieux mourut à
Vichy en 1802. Le couvent et ses dépendances
subirent pendant la Révolution le sort commun
à tous les établissements religieux, c'est-à-dire
qu'il fut démoli, et les matériaux vendus pour
la construction de divers hôtels de Vichy-les-
Bains. Il n'en reste plus aujourd'hui que la
portion que l'on voit au-dessus de la source des
Célestins, servant de grange et de hangar, et qui
bientôt disparaîtra, comme le reste de l'édifice,
par l'influence du temps.

En 1787, Mesdames Adélaïde et Victoire de
France vinrent encore à Vichy, pendant la saison
des eaux. Ces thermes, qui ont été fondés par ces
deux princesses, se trouvaient avant elles presque abandonnés ; une seule source était recueil-
lie, c'était celle du puits Carré ; on avait eu le
soin de la mettre à l'abri dans un petit bâtiment,
que l'on appelait alors la *Maison du Roi*.

Histoire de l'établissement thermal.

Le grand établissement thermal que l'on voit aujourd'hui, et dont la construction date, pour ainsi dire, de nos jours, a succédé à la *Maison du Roi*, dont nous venons de parler, laquelle renfermait dans son intérieur tout l'appareil balnéaire, des bains, des douches et des étuves. Le fermier des eaux avait pour obligation de tenir deux lits à la disposition des pauvres qui recevaient la douche. Sur la porte de ce modeste établissement on lisait :

Lava te, et porta grabatum.

Chacun pouvait alors y prendre des bains, c'était au premier occupant. Les buveurs n'y avaient aucun agrément, la seule promenade des malades se trouvait dans le couvent des capucins ; les riches et les pauvres étaient reçus indistinctement dans de mauvaises auberges. Le besoin de se guérir et l'efficacité des eaux faisaient oublier pendant la cure, aux riches leur fierté, aux nobles l'orgueil de leur naissance. Cinq ou six maisons particulières autour de la *Maison du Roi*, formaient les hôtels de l'époque ; les habitants du lieu tenaient à la disposition des personnes toutes les choses nécessaires pour « baigner et cornetter les malades, » dit Claude Mareschal, intendant des eaux.

C'est dans cet état que Mesdames de France, en 1785, trouvèrent l'établissement de Vichy. Elles résolurent alors de remédier à tous les inconvénients d'une pareille situation. L'architecte Janson fut chargé de dresser un plan, dans lequel se trouvait une galerie couverte, pour mettre les malades à l'abri des intempéries de l'air ; les baignoires d'hommes et de femmes, qui jusque-là étaient placées dans le même cabinet, au grand désagrément des baigneurs, furent séparées pour toujours. D'autres améliorations avaient été projetées par les fondatrices, dont la présence, dit le baron Lucas, fut un bonheur pour le pays, et surtout pour les pauvres ; mais la Révolution ayant tout détruit, Vichy resta sans secours jusqu'en 1806, époque à laquelle les thermes et les terres qui les environnaient, sur lesquelles on a bâti plus tard le grand établissement actuel, devinrent la propriété de l'Etat.

En 1812, Napoléon, pendant la campagne de Russie, affecta, par un décret daté de Gumbinnen, une petite somme aux thermes de Vichy : cette somme fut employée à l'acquisition des maisons qui gênaient les abords de l'établissement, ainsi qu'à celle du terrain du parc, sur lequel, à la même époque, on a dessiné et planté ces belles allées d'arbres qui font aujourd'hui les délices des baigneurs.

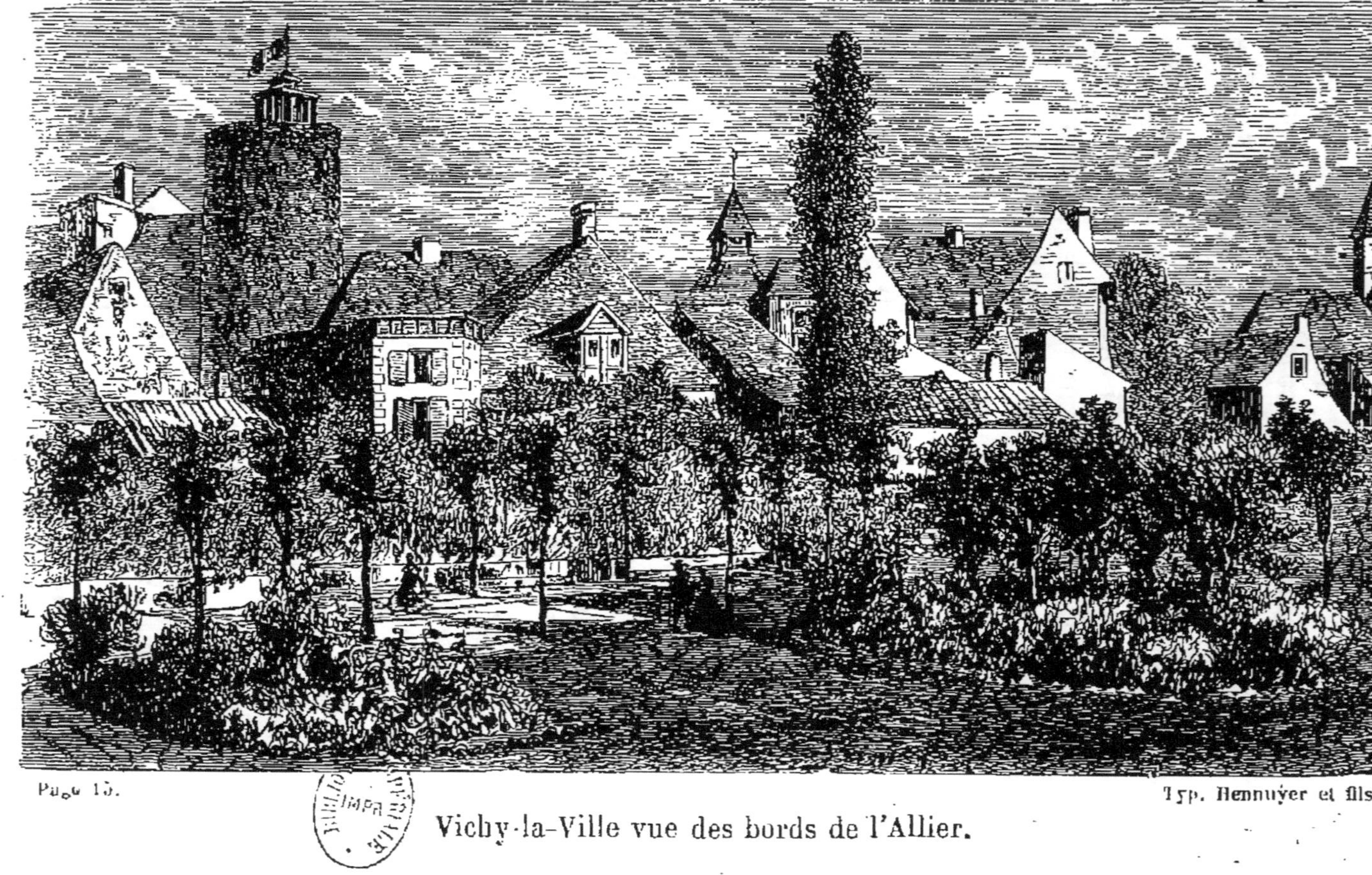

Page 15. Imp. Hennuyer et fils.

Vichy-la-Ville vue des bords de l'Allier.

En 1814, Mme la duchesse d'Angoulême étant venue à Vichy, des projets d'embellissement et d'agrandissement furent de nouveau arrêtés, ce qui permit à la duchesse de poser la première pierre de l'établissement actuel, et de contribuer de ses propres deniers à la construction de cet édifice, d'après les plans de M. Rose-Beauvais, dont les dispositions devaient s'adapter aux anciennes constructions. Ces plans ayant été approuvés, les travaux furent commencés et terminés en 1829 ; ils ont donné pour résultat l'édifice que l'on voit aujourd'hui en face du parc. Mme la duchesse était venue de nouveau à Vichy en 1830, pour y reprendre les eaux, lorsque la révolution de Juillet éclata. C'est de là qu'elle partit pour se rendre en exil.

En 1846, M. Cunin-Gridaine, alors ministre du commerce, encouragé par la prospérité toujours croissante de ces thermes, introduisit dans l'établissement des améliorations importantes ; il y fit exécuter des embellissements dirigés avec goût par M. Isabelle, architecte du gouvernement, dans les salons de la rotonde.

Cet établissement avait été construit en prévision d'avoir à fournir de 45,000 à 50,000 bains par saison ; mais comme l'affluence des malades a dépassé toute prévision, et que vers 1852 le nombre des baignoires devenait insuffisant, c'est alors que le gouvernement, ne voulant pas lui-même pourvoir aux besoins urgents de la

situation, a abandonné à une compagnie, comme nous le verrons plus loin, l'exploitation des bains et sources de Vichy.

Au nombre des personnes qui ont le plus contribué à la prospérité de Vichy, nous ne devons pas oublier le célèbre Strauss ; c'est lui qui, venu à Vichy en 1843, fit le plus de bien au pays et donna la plus grande impulsion à ses thermes, en y attirant par sa réputation musicale et ses brillantes soirées, données dans l'établissement thermal, l'élite de la société parisienne ainsi qu'un grand nombre de visiteurs venus de toutes parts ; depuis lors Vichy n'a fait que grandir dans des proportions considérables. Ce précédent nous conduit à dire que la reconnaissance des malades pour les bons effets des eaux augmente sans doute le nombre des baigneurs, mais qu'il ne faut pas oublier non plus que les distractions, les bals, les fêtes, soit dans l'établissement, soit dans les hôtels, constituent aussi la publicité la plus séduisante que l'on puisse faire agir. Avec de pareils éléments de succès, à peine est-il besoin de publicité extérieure par les annonces et les affiches ; c'est du reste ce que le directeur de l'établissement thermal, M. Callou, a parfaitement compris.

Vichy d'aujourd'hui.

L'ancienne et petite ville de Vichy, située sur la route impériale de Paris à Nîmes, à 245 mètres au-dessus du niveau de la mer, fait partie du département de l'Allier (arrondissement de la Palisse, canton de Cusset) ; elle est à 78 lieues de Paris, à 16 lieues de Moulins, à 15 lieues de Clermont-Ferrand, à 38 lieues de Lyon, et par le chemin de fer, à huit heures de Paris, à une heure de Moulins et de Clermont-Ferrand et à six heures de Lyon.

La situation de ces thermes dans un joli vallon, orné d'une végétation des plus riantes, offre de tous côtés des boulevards et des promenades très-variées ; ses abords sont faciles. Grâce à l'embranchement de chemin de fer construit par la compagnie du chemin de fer de Paris à Lyon, partant de Saint-Germain des Fossés pour venir se terminer par une belle gare au milieu de Vichy. Cette ville aujourd'hui se trouve en rapport direct avec tous les chemins de fer de l'Europe. Des omnibus appartenant à l'administration ou des voitures particulières conduisent les arrivants à l'hôtel que chaque voyageur désigne.

Vichy se divise en deux parties : *Vichy-la-Ville* et *Vichy-les-Bains;* elle est assise sur la rive droite de l'Allier, dont la direction, par rapport à la ville, est du sud au nord. La vallée qui l'entoure est riche en productions de toute espèce ; l'air y est pur, le climat doux et tempéré. Les habitants y sont polis, bons et affables, qualités qu'ils doivent sans doute au contact annuel du grand monde et de la noblesse qui de tous les pays se donnent rendez-vous à ces thermes si justement renommés. Les personnes qui recherchent les eaux dans le but d'étendre leurs relations sociales doivent se rendre particulièrement à Vichy : c'est là en effet que l'on rencontre la bonne compagnie, et les plaisirs qu'on y trouve font naître tous les ans des mariages imprévus, ou des affections qu'on dit être constantes.

Les habitants, au nombre de 5,000 environ, sont généralement d'une taille peu élevée, d'un tempérament plutôt lymphatique que sanguin ; leur système musculaire est peu développé.

On n'y a jamais vu de maladies épidémiques, et quoique plusieurs personnes, en 1849, y soient mortes du choléra qu'elles y avaient apporté, cette cruelle maladie n'a pu s'y propager.

La nature sablonneuse du sol et la digue de protection construite pour empêcher toute inondation rendent plus que jamais Vichy hors de toute inquiétude de maladies endémiques.

Les femmes sont d'une taille moyenne, plus jolies que belles, d'une franchise amicale et naturelle qui plaît ; elles ont la peau blanche, de beaux yeux, la physionomie agréable, douce, spirituelle, et de belles dents.

Indépendamment de la campagne, qui offre au baigneur le plus riant séjour, des routes agréables, bien entretenues et faciles viennent y aboutir de toutes parts.

Autrefois, dit M. Bourdon, une riche héritière se réservait presque toujours, par clause expresse insérée au contrat de mariage, d'être conduite, une fois au moins, aux eaux de Pyrmont, alors si célèbres par leur affluence et leurs plaisirs ; aujourd'hui, c'est pour aller à Vichy que cette clause devrait être imposée aux fiancés, dans ces sortes de contrats.

« Cette situation est si belle, disait en 1676 Mme de Sévigné, alors que Vichy n'était qu'une pauvre bourgade, que si les bergers de *l'Astrée* étaient encore dans ce monde, il ne faudrait pas les chercher ailleurs qu'à Vichy. » Que dirait aujourd'hui cette femme célèbre, s'il lui était permis de revoir ces thermes ? Avec quel charme elle raconterait, dans son style imagé et parfois louangeur, les embellissements que la civilisation y a apportés depuis cette époque et dont la plus grande part est due à la présence de S. M. Napoléon III, qui, par sa haute intelligence et sa générosité personnelle pour tout ce qui peut agrandir son règne aux yeux de la France et de l'étranger, a su transformer, avec une rapidité miraculeuse, l'avenir de Vichy !

Un aperçu des travaux exécutés par les ordres de Sa Majesté fera mieux ressortir encore la reconnaissance des habitants et les droits de l'Empereur au titre du plus grand et du plus magnanime des bienfaiteurs de cette cité. Napoléon III, venu à Vichy pour la première fois en 1861, pour y prendre les eaux, a, par un décret du 27 juillet de la même année, doté les thermes de Vichy d'un grand nombre de bienfaits et d'embellissements. La teneur de ce décret dit : « Considérant que l'importance toujours croissante de Vichy rend nécessaire le développement des voies de circulation, etc., avons décrété et décrétons ce qui suit :

« 1° Il sera procédé à l'exécution de routes thermales établissant des voies de communication entre les divers quartiers de Vichy.

« 2° Un nouveau parc d'une étendue de onze hectares sera créé le long de la digue de l'Allier.

« 3° Une église avec son presbytère et un hôtel de ville seront construits dans la commune de Vichy.

« 4° Il sera procédé au rachat du pont à péage établi sur l'Allier. »

Tous ces projets aujourd'hui sont terminés, et le nouveau parc, avec ses ruisseaux et ses lacs qui le baignent en serpentant dans toute son étendue, offre déjà une des plus agréables promenades à ses nombreux visiteurs. En supprimant le péage du pont, qui était très-onéreux à la classe pauvre, l'Empereur a rendu un service immense aux deux rives de l'Allier. Par cette exonération, l'approvisionnement de Vichy est devenu plus facile, les cultivateurs et les jardiniers de toute la contrée, beaucoup plus riches.

Après une seconde saison passée à Vichy en 1862, Sa Majesté, désirant prendre droit de domicile parmi nous, chargea M. Lefaure, architecte, de lui construire un chalet dans le genre des cottages anglais, qu'il a habité pendant la saison de 1863 ; un nouveau chalet, communiquant avec le premier, a été construit en 1864, pour être prêt à l'arrivé de l'Empereur. M. le comte de Clermont-Tonnerre, S. Exc. M. Fould, ainsi que M. E. André, ont fait construire, dans le voisinage de l'habitation impériale, des chalets analogues.

A toutes ces constructions nous devons ajouter la création d'un hôtel pour la poste aux lettres, un autre pour l'administration du télégraphe, et une écurie pour soixante chevaux, destinée à mettre à l'abri les chevaux et les équipages de l'Empereur.

Sa Majesté, en arrivant à Vichy le 4 juillet 1861, en réponse au discours du maire, lui dit : « Je tâcherai que mon séjour soit favorable à Vichy. » Ces paroles, comme nous venons de le voir, se sont complétement réalisées, et Vichy désormais n'a plus rien à désirer pour être le premier établissement thermal de l'Europe.

Nous n'avons pas à nous occuper ici de toutes les misères cachées que Sa Majesté à soulagées,

ni d'exprimer toute la respectueuse gratitude
de tous ceux qui l'ont approchée ; disons seulement qu'aucun des bienfaiteurs de Vichy n'a
mérité autant de reconnaissance de la part de la
population et de l'humanité. Ajoutons encore
que Vichy manquait d'eau douce potable et que
l'Empereur a fait construire sur un point très-
élevé, sur le plateau des Garets, propriété de
M. Bulot, un réservoir couvert pouvant conte·
nir 2,000 mètres cubes d'eau d'une excellente
qualité puisée dans l'Allier, pour alimenter la
ville pendant toute l'année. Tous ces travaux,
comme ceux des voies de communication, ont
été exécutés sous l'habile direction de M. Ra-
doult de Lafosse, ingénieur des ponts et chaus-
sées du département.

Vichy-la-Ville se ressent de son antiquité : elle
est d'un aspect triste et malheureux ; les rues y
sont étroites, désagréables, escarpées, et la plupart mal pavées. Plusieurs maisons tombent en
ruine ; mais de nouvelles constructions, fort élégantes et à plusieurs étages, les remplacent
tous les jours. On trouve néanmoins dans les
maisons, malgré leur triste apparence, des appartements et des chambres qui ne laissent rien
à désirer aux malades, sous le rapport des soins,
de la propreté et des prévenances des maîtres
du logis.

Vichy-les-Bains se distingue, au contraire,
par l'élégance de ses nombreux hôtels et la co-

quetterie de ses maisons particulières, propres, bien tenues, ayant toutes un jardin d'agrément. Les rues y sont larges, et l'air y circule librement. Les tables d'hôtes sont servies avec recherche et abondance.

La vie y est facile et pas plus dispendieuse qu'ailleurs; les produits de tout genre y abondent; le pauvre et le riche y trouvent une nourriture, un logement et les soins convenables. Les indigents, indépendamment de l'hôpital civil, qui au besoin pourrait les recueillir, peuvent s'y loger et y être nourris moyennant 1 franc par jour; la dépense journalière du riche, pour y être convenablement nourri et logé, est de 6 à 12 francs.

De nombreux marchands des villes voisines, et même de Paris, viennent, pendant la saison, ouvrir des magasins où l'on trouve toutes sortes de produits, parmi lesquels on distingue particulièrement les incrustations ou pétrifications de Saint-Nectaire ou de Saint-Alire, près Clermont, ainsi que les dentelles du Puy.

Des salons publics destinés à la lecture des journaux, des livres les plus instructifs et les plus amusants, sont à la disposition des étrangers; et des voitures élégantes, des chevaux et des ânes sont à toute heure de la journée aux ordres des baigneurs.

L'industrie du pays consiste à tenir un hôtel ou des appartements garnis, des chambres ou des maisons particulières ; il en résulte que le nombre des visiteurs constitue la bonne ou la mauvaise fortune des habitants ; car, une fois la saison terminée, chaque propriétaire ferme sa demeure et va solitairement se réfugier dans un coin de sa maison, attendant silencieusement le retour de la saison prochaine. Les rues elles-mêmes sont désertes, le parc est silencieux, et ce n'est qu'à de longs intervalles qu'on rencontre, le soir, quelques habitants attardés. Mais aussitôt que le soleil du mois d'avril apparaît, Vichy s'anime tout à coup d'une physionomie de fête. Chacun s'apprête à recevoir la foule de baigneurs que le chemin de fer amène tous les jours, en disposant de la manière la plus séduisante et la plus coquette les hôtels, les chalets et les appartements meublés, qu'ils espèrent louer aux étrangers.

Le produit du sol suffit ordinairement à la nourriture des habitants, qui sont très-sobres ; chacun récolte à peu près pour la consommation de son année, en sorte que Vichy n'a véritablement d'importance que celle qu'elle tire de ses eaux, les plus fréquentées de France, et qui font incontestablement de cette ville la métropole de nos établissements thermaux.

Grand établissement thermal.

L'établissement que l'on voit aujourd'hui en face du parc, et dont nous venons de faire l'historique, offre un parallélogramme rectangle, ayant cinquante-sept mètres de côté sur soixante-seize de large. La façade principale regarde le midi ; elle présente dix-sept arcades qui donnent entrée dans une galerie au rez-de-chaussée ; au premier étage existe un nombre égal de fenêtres cintrées ; l'intérieur, au niveau du sol, contient des cabinets de bain très-élégants, garnis de tout le confortable nécessaire à la toilette, enrichis de peintures, ornés de glaces, revêtus de carreaux de porcelaine, avec des étuves à côté, pour y chauffer le linge. Cet édifice renferme actuellement cent baignoires ; huit douches avec baignoires, quatre à percussion et quatre ascendantes. Des promenades ou salles d'attente règnent autour des cabinets ; ces salles communiquent entre elles par une galerie centrale, d'où l'on découvre quatre cours ornées de fleurs. La partie du bâtiment en face de l'hôtel des bains est consacrée aux dames, tandis que le côté opposé est réservé au service des hommes.

Au premier étage, donnant sur le parc ainsi que sur une partie de la grande galerie de communication du rez-de-chaussée, se trouvent de vastes salons, décorés avec le meilleur goût et la plus grande richesse. A côté de ces beaux

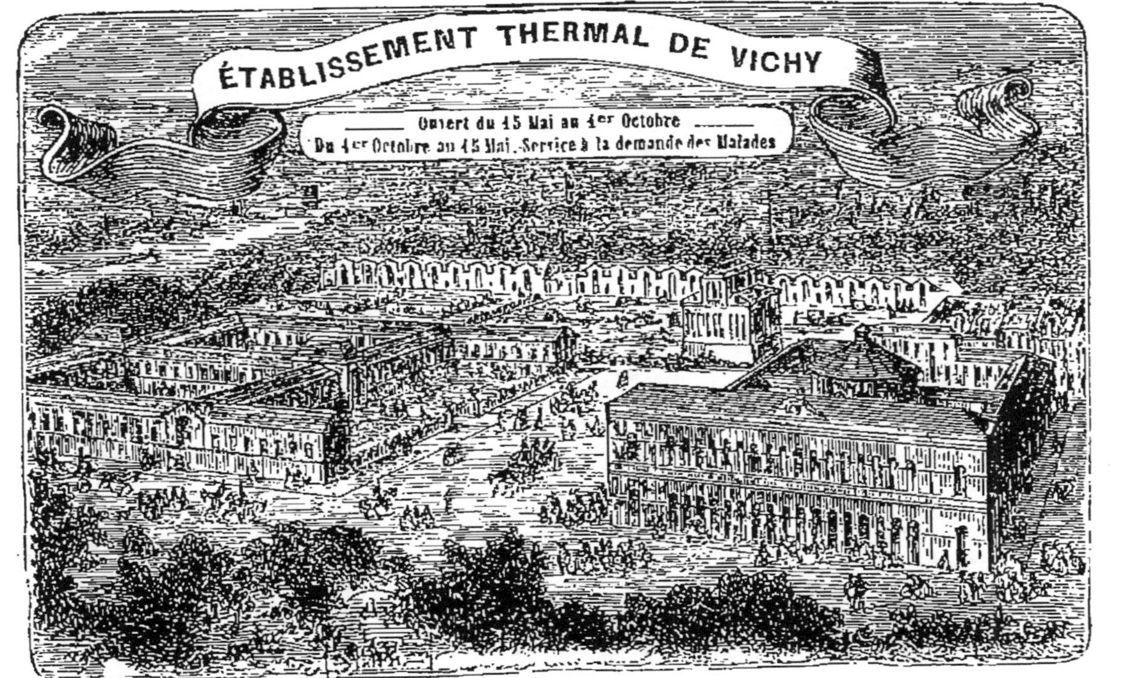

Typ. Hennuyer et fils.

Vue générale de l'établissement thermal de Vichy.

salons on voit également un cabinet de lecture avec tous les journaux, une salle de billard et au milieu une vaste rotonde qui sert de salle de bal, de théâtre et de concerts ; elle est ornée de glaces et enrichie de superbes peintures allégoriques.

La façade principale de ce bâtiment donne sur le parc, qui s'ouvre aux promeneurs par cinq grandes allées plantées de beaux platanes, de tilleuls, et ornées de fleurs. Dans celle du milieu, on voit plusieurs rangs de chaises où viennent s'asseoir les malades, pour respirer l'air frais du jour et attendre, le soir, l'heure du concert.

Du côté gauche de cet établissement, en face de l'entrée réservée aux dames, on voit la nouvelle rue Montaret, ornée de riches magasins, dans lesquels on trouve tout ce que peuvent offrir en objets utiles et de bon goût les galeries parisiennes les mieux assorties, tels que bijoux anciens ou modernes, livres de choix, lingerie, modes, toilettes de femmes les plus ravissantes, venant de Paris ou fabriquées à Vichy par des mains parisiennes. Comme produits de la localité, on y trouve également les étoffes des Grivats, les incrustations, ainsi que le fameux sucre d'orge de Larbaud et Mercier.

Sur ce même côté, longeant l'établissement thermal jusqu'à la source de la Grande-Grille, on voit aujourd'hui, à la place de l'ancien hôtel des postes, un nouvel édifice à trois étages, façade style Louis XIII, ornée de balcons, portant pour enseigne : *Hôtel des Bains*, dont l'élégance, l'espace donné aux chambres et l'aération ne peuvent qu'être favorables à la santé des malades.

Plus loin, à l'angle nord de la galerie des sources, on remarque, de l'autre côté de la rue, un grand pavillon servant à loger les réservoirs d'eau minérale et d'eau douce des deux établissements de bains, pour le service courant des bains et des douches. A gauche, on remarque un vaste laboratoire, dans lequel se préparent, par l'évaporation des eaux minérales, les sels naturels de Vichy ; plus loin, de vastes constructions, où se trouvent la buanderie, la lingerie, les magasins pour l'expédition des eaux transportées et la machine à vapeur. Au-dessous de toutes ces dépendances se trouvent de vastes réservoirs ou bâches de réserve, creusés et maçonnés dans la terre, dans lesquels viennent se rendre les eaux du puits Lucas, de la Grande-Grille et du puits Carré, formant ainsi une masse d'eau considérable, pour assurer le service et tenir en réserve le chiffre de dix mille bains.

Nouvel établissement thermal.

Le nouvel établissement, exécuté sur les plans de M. Badger, architecte de la ferme en 1858, est un vaste rectangle de soixante-sept mètres de longueur sur une profondeur de soixante-deux mètres. La façade de devant regarde l'est, et fait, pour ainsi dire, la continuation du côté ouest du grand édifice thermal ; il s'ouvre par un jardin que sépare de la voie publique une grille en fer. On y compte quatre galeries, dont deux latérales et deux transversales, où sont placés les cabinets de bain. La galerie principale règne dans toute la profondeur de cette vaste construction. Toutes les conditions d'hygiène ont été parfaitement observées. La hauteur des voûtes, la grandeur des cours, qui mesurent chacune six cent vingt-cinq mètres carrés, contribuent à l'aération si essentielle à un établissement de bains. Les cours elles-mêmes sont destinées à recevoir des plantations utiles à la salubrité de l'atmosphère. Deux pavillons semblables terminent chaque extrémité de la grande galerie. Les pilastres et le fronton peuvent être rapportés à l'ordre toscan. Le centre du frontispice est orné d'un écusson sur lequel se trouve la date de 1858. Le nouvel établissement thermal renferme cent cinquante baignoires et vingt cabinets de douches ; d'où il résulte qu'en ne consacrant que douze heures aux bains, on peut en donner, par jour, dix-huit cent quarante-huit de plus. Les malades, par conséquent, trouvent aujourd'hui des heures plus favorables au résultat de leur traitement. On a joint en 1864, à cet établissement trente-six baignoires pour les bains à 60 centimes, conformément au décret du 23 mai 1863.

Etablissement balnéaire de l'hôpital civil.

En 1819, on créa, comme annexe, l'établissement thermal de l'hôpital, bâti sur une portion du jardin appartenant à l'hospice, et situé sur la place Rosalie. Cet établissement se compose d'une jolie salle d'attente, de onze cabinets de bain et de sept cabinets de douches ascendantes, ainsi que d'une élégante piscine destinée aux dames, pouvant contenir seize personnes. Ces cabinets renferment actuellement vingt-cinq baignoires. L'eau minérale qui alimente cet établissement provient de la source que l'on voit au milieu de la place, et qui porte le nom de source de l'Hôpital.

Depuis le 26 juillet 1830, époque à laquelle Mme la duchesse d'Angoulème quitta Vichy, le gouvernement n'a pas cessé de faire des sacrifices considérables pour l'entretien des bâtiments et la conservation des sources.

En 1833, les frères Brosson devinrent, à titre de fermiers, adjudicataires des eaux pour neuf ans, moyennant une somme annuelle de 26,000 francs. Mais, à partir du 1er février 1842, l'État a administré pour son compte, jusqu'au mois de juin 1853. Depuis cette époque, le gouvernement a cédé ses droits à une compagnie fermière, représentée par MM. Lebobe et Callou, pour une durée de trente-trois ans, en leur imposant des charges et des conditions dont nous ne devons pas nous occuper ici, mais qu'on trouvera dans le *Bulletin des lois* du 10 juin 1853. Il nous suffira de dire que de grands travaux ont été faits, que d'importantes améliorations et perfectionnements ont été introduits dans le service des bains portés à trois cent six baignoires, avec quarante cabinets de douches diverses, par MM. les concessionnaires, afin de remplir leurs obligations envers l'État et de venir au secours des malades, pour lesquels l'administration est pleine de sollicitude.

A cette époque aussi, par suite d'immenses travaux de captage exécutés sous la direction de l'ingénieur en chef des mines M. François, on a obtenu une augmentation dans le débit des sources. De l'ensemble de ces améliorations il résulte que les malades envoyés à Vichy sont certains d'y trouver, sinon la guérison, du moins une facilité plus grande dans le traitement, et un bienfait plus notable dans les résultats de la cure.

Le gouvernement toutefois s'est réservé le droit exclusif des travaux d'aménagement, de l'entretien et de la conservation des sources, sous la direction de l'ingénieur des mines du département de l'Allier.

2.

Tarif des eaux minérales.

Le prix de l'exportation des bouteilles d'eau minérale est fixé à 60 centimes le litre, emballage compris, et à 50 centimes le demi-litre.

Chacun peut, en outre, faire remplir des bouteilles d'un litre ou d'un demi-litre, à raison de 30 centimes pour les premières et de 25 centimes pour les autres, plus 5 centimes pour la capsule et le bouchon.

Tarif des bains, des douches et du linge supplémentaire, d'après la loi du 10 juin 1853 et du décret du 23 mai 1863.

(Extrait du cahier des charges.)

Les bains et douches de 1re classe avec fond de bain, un peignoir, deux serviettes et une robe de chambre.   3 fr.   » c.

Les bains et douches de 2e classe avec peignoir et deux serviettes.....................   2   »

Douche ascendante sans linge.................   »   40 c.

Bain de pieds sans linge......................   »   20

Linge supplémentaire ou pris séparément.

Un fond de bain........................   20 centimes.

Un peignoir...........................   15

Une serviette..........................   10

Selon les besoins, le service des bains et des douches peut commencer à quatre heures du matin et se prolonger jusqu'à neuf heures du soir.

La durée des bains est d'une heure quinze minutes, y compris le temps nécessaire pour la toilette ; au delà d'une heure quinze minutes, le bain doit être payé double.

Les bureaux sont ouverts au public depuis huit heures du matin jusqu'à cinq heures du soir, excepté les dimanches et fêtes.

La délivrance des cartes, pour bains gratuits, a lieu depuis une heure jusqu'à quatre heures du soir.

Des mesures sont prises pour donner des bains à domicile, en cas de besoin.

Quelques baignoires sont réservées, pour donner des bains d'eau douce, au prix de 75 centimes.

Les cachets de bains et de douches, pour les deux établissements, sont distribués dans la grande galerie de l'établissement.

Le nombre de bains donnés par l'administration progresse tous les ans d'une manière si remarquable, qu'en 1855, seconde année de l'exploitation de la Compagnie, elle a donné 139,737 bains, et qu'en 1863, le chiffre s'est élevé à 180,000.

Les bouteilles d'eau transportées ont suivi également ce mouvement ascensionnel : en 1855 il a été expédié, des diverses sources de Vichy, 557,540 bouteilles d'eau ; sur ce nombre,

19,738 pour l'étranger, dont 11,000 pour l'Angleterre ; en 1856, 656,271 ; sur ce nombre il y en a eu 50,384 expédiées à l'étranger, dont 38,000 en Angleterre ; en 1857, 674,482, dont 85,369 hors de France, et sur ce nombre, 67,000 pour l'Angleterre ; en 1858, 795,000, dont 195,000 pour l'étranger, y compris l'Angleterre pour 82,000 ; en 1863, le total des bouteilles expédiées s'est élevé à 1,460,000.

D'après une nouvelle convention passée entre le ministre de l'agriculture et du commerce et la Compagnie fermière, annexée au décret impérial du 23 mai 1863, il a été convenu que la Compagnie exécuterait à ses frais, risques et périls, pour suppléer à l'insuffisance des salons de l'établissement, un casino garni de meubles en rapport avec sa destination, à reconstruire les bains de l'hôpital, dans l'ancien parc, devant contenir trente baignoires au moins. Ce casino, situé à l'autre extrémité du parc, sera terminé en 1865.

« Dès que le nouveau bain de l'hôpital, dit le décret, aura été construit dans l'emplacement indiqué au paragraphe 4 de l'article 1er, la Société installera le service des indigents dans l'établissement actuel de l'hôpital et elle y amènera à ses frais l'eau minérale nécessaire à ce service.

« La Compagnie devra, dans le délai d'un an, à dater du décret qui homologuera la présente convention, établir en prolongement de l'établissement thermal n° 2 deux salles contenant chacune douze baignoires au moins, séparées par des cloisons dont la hauteur sera fixée par le ministre, l'une pour les hommes, l'autre pour les femmes, et où le prix de chaque bain, avec deux serviettes, ne dépassera pas 60 centimes.

« Par dérogation à l'article 3 du cahier des charges annexé à la loi du 10 juin 1853, la Compagnie est autorisée à n'avoir, à l'avenir, dans l'établissement thermal de Vichy, que des bains et des douches de deux classes.

« La première classe, avec un fond de bain, un peignoir, deux serviettes et une robe de chambre, payera 3 francs.

« La deuxième classe, avec peignoir et deux serviettes, payera 2 francs.

« Le prix des bouteilles de demi-litre d'eau minérale expédiées par la Compagnie, qui est fixé à 35 centimes, par le cahier des charges ci-dessus rappelé, est porté à 50 centimes.

« La Compagnie est en outre autorisée à percevoir pour l'emballage des caisses contenant moins de cinquante bouteilles de litre ou demi-litre, un droit fixe de 1 franc.

« Il n'est rien changé d'ailleurs au nombre de trois cents baignoires fixé par le cahier des charges annexé à la loi du 10 juin 1853.

« Indépendamment des avantages stipulés au profit de la Compagnie, dans les articles 7 et 9 ci-dessus, la durée du bail fixée à trente-trois ans, par le cahier des charges annexé à la loi du 10 juin 1853, est augmentée de dix-huit années et portée à cinquante et un ans.

« La Compagnie s'engage à verser au Trésor public, en sus de son prix de ferme, qui est de 100,000 francs par an, au 1er janvier et au 1er juillet de chaque année, tant pour les grosses réparations de l'établissement thermal que pour les frais d'entretien des routes thermales, du nouveau parc, de la rivière qui le traverse et des serres qui doivent y être construites, une somme de 55,000 francs.

« Toutes ces dispositions sont applicables à partir du 1er janvier 1864.

« Toutes les clauses du cahier des charges annexé à la loi du 10 juin 1853, auxquelles il n'est pas dérogé par la présente convention, continueront de recevoir leur pleine et entière exécution. »

La Compagnie fermière, créée en vertu de la loi du 10 juin 1853, sous la raison sociale *Lebobe, Callou et Cⁱᵉ*, a été transformée en société anonyme. Par décret du 27 décembre 1862, un conseil d'administration de douze membres a été formé parmi les actionnaires, lesquels ont désigné M. A. Callou comme directeur. Un commissaire spécial du gouvernement, M. Leroy, maire de Vichy, est chargé de veiller à la stricte exécution des obligations imposées à la société fermière et à l'expédition des eaux, qui doivent être puisées et mises en bouteilles, scellées et expédiées par les concessionnaires sous la surveillance de l'administration.

Hôpital militaire.

Cet hôpital a été ouvert le 1ᵉʳ juillet 1847, pour y recevoir tous les militaires, particulièrement ceux qui revenaient d'Afrique ou des colonies.

Le ministre de la marine envoie également à cet hôpital les malades de son département, dont le nombre est aussi considérable que celui de l'armée de terre, par suite du séjour que les marins font dans les diverses régions des pays chauds, localités où les maladies du foie, de l'estomac et des intestins sont si fréquentes, et pour lesquelles les eaux de Vichy sont si salutaires.

En 1843, trente officiers, jusqu'au grade de capitaine seulement, pouvaient être dirigés sur Vichy ; ils se logeaient à leurs frais et recevaient gratuitement les bains de l'établissement.

En 1844, M. le baron Dubouchet, intendant militaire de la division, ayant vu à Vichy un simple soldat prendre les eaux sous les habits d'indigent, écrivit immédiatement au ministre

de la guerre, M. Moline de Saint-Yon, pour
réclamer en faveur des sous-officiers et soldats
une position officielle et digne en tout point
d'hommes qui sacrifient leur santé pour soutenir l'honneur de leur pays et défendre les
intérêts de la nation. M. le ministre, secondé
par M. le baron Martineau des Chenez, sous-
secrétaire d'État, partageant la sollicitude de
M. l'intendant de la division, il fut décidé que
les sous-officiers et soldats seraient envoyés
officiellement à Vichy dans un établissement
militaire, et que ces derniers jouiraient des
mêmes avantages que MM. les officiers.

Par suite de ce concours unanime, une commission fut organisée, composée d'un sous-in-
tendant, M. Duplantier, d'un capitaine du génie,
M. Davoust, et d'un médecin militaire, l'auteur
de ce livre. Cette commission s'étant réunie à
Vichy vers la fin de la saison de 1846, et ayant
reconnu que l'hôtel Cornil, qu'elle avait pour
mission d'examiner, convenait sous tous les
rapports à la destination d'un établissement
hospitalier, le marché fut conclu, moyennant
la somme de 140,000 francs.

M. le ministre du commerce, désirant, de son
côté, concourir à cette œuvre de bienfaisance en
faveur de l'armée, s'empressa de concéder le
droit de puiser 24,000 litres d'eau ; 12,000 au
puits Lucas et 12,000 au puits Carré, pour l'u-
sage des malades de cet hôpital.

L'hôtel Cornil, transformé en hôpital, ne possédait alors pour toute construction que le bâtiment **A**, que l'on trouve en entrant, et quelques dépendances, il ne pouvait recevoir en tout que trente officiers et soixante sous-officiers ou soldats. Depuis lors, grâce à la sollicitude incessante de l'Empereur pour venir au secours de toutes les institutions qui se rattachent au bien-être de l'armée, ou qui peuvent soulager toutes les classes de la société, cet hôpital, tout d'abord de modeste apparence, s'est successivement agrandi par de vastes constructions, et complété en 1861, sur les indications fournies par Sa Majesté, sous la direction du génie militaire. Cet hôpital aujourd'hui se compose de sept bâtiments. Quatre sont destinés au logement des malades. Les rez-de-chaussée sont occupés, dans le premier en entrant, par la pharmacie, la dépense et les réfectoires des sous-officiers et soldats ; dans le second, le plus important de tous, se trouvent la cuisine, la salle à manger de MM. les officiers, le salon de conversation, la salle de jeu et le fumoir.

Les étages supérieurs sont divisés en chambres ; chaque chambre est occupée par un seul officier, toutes sont meublées, non pas avec luxe, mais avec tout le confort désirable, et la plupart sont ornées de cheminées de marbre, utiles quelquefois au commencement ou à la fin des saisons.

Le bâtiment carré qui se trouve à gauche

avant d'arriver à l'escalier qui conduit à la terrasse du jardin, renferme la machine à vapeur,
la buanderie, avec un séchoir à air chaud, ainsi
que les réservoirs de distribution d'eau douce
et minérale pour le service des bains.

Dans le jardin, à droite de l'allée des tilleuls,
on voit un pavillon qui renferme vingt-quatre
chambres d'officier ; à gauche, on aperçoit l'é-
tablissement des bains qui, en outre de ses
grandes galeries construites dans le sous-sol,
présente au rez-de-chaussée deux séries de
cabinets de bain séparées par une grande galerie centrale servant de promenoir. Ce bâtiment contient cinquante baignoires, quatre cabinets de douches de toute espèce et un cabinet
pour les bains de vapeur avec son sudatorium.

Les dispositions actuelles de cet hôpital permettent de recevoir cent quatre-vingts malades,
cent vingt officiers et soixante sous-officiers ou
soldats par saison. L'Empereur, pour venir au
secours d'un plus grand nombre de malades, a
ordonné, sur diverses propositions qui lui ont été
adressées par le service médical, que l'ouverture
de l'hôpital, à partir de 1862, aurait lieu tous les
ans du 1er mai au 1er octobre. Cet intervalle de
cinq mois, divisés, comme cela a lieu, en quatre
saisons, donne à chaque malade trente-huit jours
pour faire sa cure, ce qui permet de recevoir six
cent quarante malades par saison.

Une alimentation variée de bonne nature et

appropriée à l'état des malades, vient seconder ensuite l'action des eaux et consolider le bienfait de la cure.

Ajoutons ici que cet établissement n'est pas seulement réservé à l'armée de terre et de mer, mais qu'il reçoit également, par assimilation, les employés du ministère de la guerre, de l'administration de la douane, ainsi que les malades des divers services civils de l'Algérie.

Hospice civil.

L'hospice civil de Vichy, situé sur la place Rosalie, peut recevoir toute l'année soixante et dix malades, vieillards ou enfants des deux sexes. Sa chapelle, dont la façade style moyen âge est d'assez mauvais goût, reçoit plus particulièrement, pendant la saison, les dévotions des étrangers. En 1848, un étage a été ajouté au bâtiment de droite en entrant dans la cour, de façon à pouvoir y loger commodément et sainement soixante malades indigents, venus de toutes les parties de la France. Dans ce nombre, trente lits sont destinés aux hommes et autant aux femmes ; mais ce nombre se trouve réduit à cinquante-quatre, à cause de six lits réservés par droit de fondation.

Si, pendant la saison, quelques malades quittent l'hôpital, par suite de guérison ou par tout autre motif, d'autres peuvent les remplacer immédiatement, jusqu'à la fin de la saison, laquelle commence le 1er juin et finit le 1er septembre. Les malades se baignaient autrefois dans des piscines qui n'existent plus ; aujourd'hui ils prennent leurs bains dans le petit établissement consacré à l'assistance publique.

Pour être admis à jouir du bénéfice de l'admission à l'hospice, le malade, dont la cure est de vingt jours, doit être muni d'un certificat d'indigence, délivré par le maire de sa commune et légalisé par le sous-préfet ; ou bien d'un certificat du percepteur des contributions, légalisé par le maire, constatant que la personne n'est pas imposée à plus de dix francs. Si le malade est mineur, il doit être porteur d'un extrait des impositions du père ou de la mère. Il est nécessaire toutefois, pour que les malades soient assurés d'y trouver de la place, en arrivant à Vichy, qu'ils adressent à l'avance leur demande par l'intermédiaire du préfet de leur département, lequel est prévenu, par l'administration de l'hospice, de l'époque à laquelle le malade pourra être reçu.

Cet hospice est aujourd'hui desservi par sept sœurs de charité de l'ordre de Saint-Vincent de Paul. Elles préparent dans leur pharmacie, qui est parfaitement tenue, d'excellentes pastilles de Vichy, dont le produit sert à augmenter leurs ressources pour le soulagement des pauvres ; elles dirigent en même temps une école gratuite de jeunes filles, fondée en 1785.

Etablissement hydrothérapique.

Il existe également à Vichy, depuis 1858, un établissement de douches froides, dirigé par le docteur Jardet ; ce nouveau moyen de secours ne pourra qu'être utile aux malades et favorable, par conséquent, aux habitants de Vichy.

Excursions.

Toutes les promenades des environs de Vichy peuvent se faire à pied, à âne ou en voiture. Tous les jours, après chaque repas, des troupeaux d'ânes bien harnachés et des voitures élégantes viennent stationner à la porte des principaux hôtels, et offrir aux baigneurs le plaisir de faire une promenade ou une excursion dans les environs.

La montagne Verte.

Cette promenade, à 4 kilomètres de Vichy, est la plus fréquentée des environs ; c'est aussi une des plus faciles, à cause de la distance. On peut s'y rendre à pied, en voiture ou à âne ; le chemin qui y conduit commence à la rue Ballore ; quelques pas plus loin, on traverse les deux bras du Sichon, qui verse, non loin de là, son tribut à la rivière de l'Allier ; puis on com-

mence à gravir, au milieu des vignes, des ver-
gers et des fermes, un chemin agréablement
accidenté, qui conduit à un petit village appartenant à la commune de Creuzier-le-Vieux.
Lorsqu'on a atteint les limites de ce hameau,
on tourne à droite, et quelques instants après
on est au pied d'un monticule entouré de vignes, au sommet duquel se trouve un plateau,
limite de l'excursion, d'où la vue jouit du panorama ravissant qu'offrent le bassin de Vichy,
les détours fantasques de l'Allier, les bois et
les villages environnants à plusieurs lieues à la
ronde. Depuis quelques années, un habitant du
hameau voisin a construit sur le plateau un
kiosque, où l'on trouve à satisfaire tout à la
fois la vue, la soif et la faim.

Allée de Mesdames.

Cette promenade, la plus rapprochée de Vichy,
est située au bout de la rue Ballore, en face de
l'établissement hydrothérapique ; c'est la plus
fréquentée, comme aussi la plus favorable aux
rêveries de l'imagination. Elle consiste en une
belle allée plantée de très-beaux peupliers, qui
rappellent le séjour de Mesdames Adélaïde et
Victoire de France, en l'honneur desquelles
furent commencées, en 1785, les premières
plantations, restaurées par les soins du docteur
baron Lucas lors du premier séjour de la duchesse d'Angoulême.

Indépendamment de l'air pur et frais qu'on y respire, la vue s'étend sur un paysage charmant. Rien, en effet, n'est plus capricieux que ces belles prairies émaillées de fleurs ; l'oreille, en même temps, se trouve agréablement flattée par le bruit des eaux vives du Sichon, bordé d'arbres ombreux, qui ornent ses deux rives jusqu'au pont de Cusset.

Le premier objet qui se présente à la vue du promeneur est un moulin à farine, autrefois destiné au blanchiment des toiles ; plus loin est un moulin à farine, à huile et à cidre, le même qui jadis procurait de si grands bénéfices à la communauté du couvent des célestins. On rencontre ensuite, à côté d'un autre moulin désigné sous le nom de *moulin de Presle*, une humble et bien triste fabrique destinée à carder et à filer une laine grossière pour tisser des draps de même nature, vendus aux habitants de la campagne ; plus loin, l'élégante usine à gaz et la fabrique hydraulique de chocolat de MM. Larbaud et Mercier. A droite, entre le Sichon et la grande route, on voit un chalet renfermant l'ancienne source Pajot, dont les eaux alcalines ferrugineuses et gazeuses jaillissent aujourd'hui sous le nom de *source de Mesdames*, à l'angle nord de la grande galerie des sources de l'établissement des bains. En continuant cette belle avenue on arrive aux portes de Cusset.

Cusset.

La ville de Cusset est située à 3 kilomètres de Vichy, entre deux petites rivières que l'on appelle : l'une, le Sichon, et l'autre, le Jolan. Elle est dominée de tous côtés, excepté du côté de l'ouest, par les dernières parties des montagnes du Forez.

Cusset est le chef-lieu du canton et le siége du tribunal de première instance. Son nom lui vient, dit-on, de *Cuzey*, qui, en langue celtique, signifie *caché*.

Cette ville est très-ancienne ; son existence remonte au neuvième siècle ; une foule d'événements qu'il est inutile de rapporter ici, mais que le lecteur trouvera dans l'ouvrage du docteur Giraudet, se rattachent à son histoire.

Nous dirons cependant, à cause des monuments qui existent encore et qui rappellent ces époques reculées, que ce fut à Cusset qu'eut lieu, en l'année 1440, la fameuse entrevue de Charles VII avec le dauphin son fils, plus tard Louis XI, et le duc de Bourbon. La maison où ces personnages illustres se réunirent est située sur la place ; elle appartient à M. Bélot. Les personnes qui l'habitent se font un vrai plaisir d'admettre les étrangers à la visiter. Il en existe une autre de la même époque, du côté opposé ; toutes deux sont reconnaissables à leur construction particulière, style du quinzième siècle, moitié en bois, moitié en maçonnerie; leurs toits sont très-aigus et soutenus par de gigantesques pignons faisant saillie au dehors.

L'église, qu'on aperçoit en face, est un ouvrage du douzième siècle; elle va bientôt disparaître pour faire place à une nouvelle, dont l'architecture et les développements seront plus en rapport avec notre époque et l'accroissement de la population. Napoléon III, dans une visite faite à Cusset, et comme toujours plein de sollicitude pour tout ce qui entoure Vichy, a donné 80,000 francs pour l'achèvement de cette église. A droite on voit le couvent des chanoinesses avec son cloître, dont quelques parties datent de l'époque romane ; il est aujourd'hui occupé par le tribunal et la mairie ; la chapelle a été transformée en halle au blé.

On remarque encore avec intérêt, dans les diverses rue de Cusset, quelques maisons construites dans le style de la fin du quinzième siècle.

En venant de Vichy, après avoir passé le pont pour entrer dans Cusset, on aperçoit à droite une tour noire, massive, profondémeut enracinée dans le sol, et dont les murs ont vingt pieds d'épaisseur jusqu'à la plate-forme, laquelle, autrefois garnie de créneaux et de mâchicoulis, abrita Louis XI pendant la guerre du Bien public. C'est la dernière des quatre tours qui servaient à défendre l'entrée d'une des quatre portes principales de la ville, la plus fortifiée sous Louis XI ; ce monarque en fit une place d'armes revelant de son autorité royale, et bien lui en prit, dit l'histoire, car, lors de la révolte des seigneurs du Bourbonnais, de l'Auvergne et du Berry, Cusset tint bon et resta fidèle à son protecteur. L'intérieur de cette tour sert aujourd'hui de prison ; les étages sont voûtés et les cachots placés dans ces divers étages sont taillés dans l'épaisseur des murs.

Les rues de la ville sont étroites et tortueuses. Dans beaucoup de maisons les habitants du rez-de-chaussée se trouvent au-dessous du niveau du sol, et les ruisseaux nombreux qui sillonnent les rues, contribuent à entretenir une humidité nuisible dans ces maisons.

Les promenades publiques sont larges, aérées et garnies de très-beaux platanes.

Le blé et le vin sont les seules productions du pays. Ce dernier, qui est fortement chargé en couleur, s'acidifie très-promptement.

Cusset possède également plusieurs puits artésiens d'eau minérale alcaline, ferrugineuse et gazeuse, ainsi qu'un établissement de bains appartenant à M. Bertrand, garni de vingt-cinq baignoires, connu sous le nom d'établissement thermal Sainte-Marie. Ces bains ne sont guère fréquentés que pendant le trop plein de la saison de Vichy.

L'Ardoisière.

Cette excursion, une des plus agréables des environs, à 9 kilomètres de Vichy, commence au delà du faubourg de Cusset ; le trajet se fait sur une route neuve, qui se rend à Ferrières et à Bourbon-Busset. Le chemin que l'on a à parcourir se trouve encaissé et dominé à droite et à gauche par deux séries d'épaisses montagnes, dont les pentes inférieures descendent jusqu'au bord du Sichon. Celles de gauche sont formées par des roches primitives de porphyre verdâtre, ou d'un brun rougeâtre quartzifère, parsemées de cristeaux de feldspath, de quartz et de talc, entièrement arides et sans traces de végétation. Le chemin est formé par des accidents de terrain d'une imposante majesté, variant à chaque instant d'aspect. A droite et en bas on voit l'eau du Sichon, qui se rend à l'Allier, couler à travers les plis profonds de la vallée, au milieu d'une luxuriante verdure, d'abord en nappes tranquilles, plus loin en se précipitant comme un torrent et se brisant avec fracas à travers les rochers ; de ce côté s'élèvent rapidement de hautes montagnes, les dernières de la chaîne du Forez, recouvertes d'arbustes et de chênes toujours verts, dont l'aspect forme, avec l'aridité du sol du côté opposé, un contraste frappant. L'ensemble de cette délicieuse vallée a quelque chose de si majestueux, qu'elle n'a rien à envier aux sites les plus pittoresques de la Suisse. Le premier objet qui jadis arrêtait le voyageur dans cette promenade était un rocher connu sous le nom de *Saut de la Chèvre.*

Comme tous les historiens qui ont écrit sur Vichy font mention d'une légende qui s'y rattache, je crois nécessaire d'en dire ici un mot, bien que ce rocher n'existe plus, la mine l'ayant fait disparaître depuis 1846, pour ouvrir un passage plus large à la nouvelle route. Voici cette légende : « Sur ce lieu existait jadis un rocher qui fermait l'entrée de la vallée. Un jour, sur la partie la plus élevée, une chèvre s'était avancée pour y brouter quelques restes d'une maigre végétation, mais à peine avait-elle achevé, qu'un loup affamé s'élançait pour en faire sa proie. La lutte ne pouvant être égale, la chèvre se précipita dans l'espace et vint tomber, *sans accident,* sur le bord du Sichon. Le loup voulut en faire autant; mais, moins heureux que la chèvre, *il se tua* dans sa chute. » Avant la destruction du rocher, une pauvre femme, Gilberte, avait fait de cette histoire son gagne-pain ; placée là pendant toute la saison des eaux, elle racontait cette légende pour prouver que Dieu protége toujours la douceur et l'innocence contre le projet d'une action mauvaise ou cruelle, et l'auditeur, en partant, lui laissait toujours un témoignage de sa charité.

Bientôt, après avoir franchi cet espace, on arrive au hameau des Grivats, à 5 kilomètres de Vichy, connu par sa belle filature de coton et sa fabrique d'étoffes communes, mais très-estimées. Cette fabrique, qui occupe ordinairement de deux cent cinquante à trois cents ouvriers, est d'une grande ressource pour le pays, à cause du travail qu'elle procure à toutes les familles pauvres des environs, à l'exception des étrangers, qui n'y sont pas admis.

En avançant de plus en plus dans la vallée, d'autres sites, toujours plus pittoresques, conduisent jusqu'au pont jeté sur le Sichon. Après l'avoir franchi, on gravit un chemin assez escarpé, du haut duquel on aperçoit l'Ardoisière; jolie petite maison bâtie au milieu d'un jardin anglais, entourée des eaux vives du Sichon; elle est voilée, dans son bas fond, par un rideau de verdure d'une hauteur prodigieuse et impénétrable par la richesse de sa végétation.

L'hôte et l'hôtesse, du nom de Guibard, viennent à votre arrivée vous offrir, dans les bosquets ou les salons de l'hôtel, un déjeuner ou un dîner confortable, dans lesquels entrent comme mets particulier les truites succulentes du Sichon.

A peu de distance de l'habitation se trouve la cascade connue sous le nom de Gour-Saillant, formée par les eaux du Sichon, qui se précipitent d'une auteur de plusieurs mètres et se transforment en poussière d'eau à travers une gorge de rochers. On arrive à la cascade par un chemin bordé par le Sichon d'un côté, et de l'autre par d'énormes quartiers de roches tapissés de mousse, plantés d'arbres et réunis par des lianes, qui couvrent la montagne. L'Ardoisière, qui a donné son nom à cette excursion, est une immense excavation pratiquée dans le flanc de la montagne vers la fin du dernier siècle pour l'exploitation de l'ardoise ; mais, les produits ayant été trouvés d'une nature trop fragile, l'exploitation fut abandonnée. Un large puits d'une grande profondeur se trouve au fond de la caverne ; ce puits, qui est constamment rempli d'une eau noire et glacée, devrait être entouré d'une grille, pour la sûreté des curieux, qui ne manquent jamais de rendre visite à ce puits abandonné.

En sortant de la grotte creusée au pied de la colline, on aperçoit, en montant, les ruines d'un vieux château que la chronique du pays dit avoir appartenu à l'ordre des Templiers : c'est le mont Peyroux ; la vue qu'on découvre de là est si étendue, qu'on se trouve suffisamment dédommagé de ce surcroît de fatigue ascensionnelle en voyant autour de soi les plus riches perspectives, et au delà un horizon d'une splendide beauté.

Malavaux et le Casino.

Après avoir quitté l'Ardoisière, du haut des ruines du château des Templiers, on voit en face une vallée profonde, étroite, triste et aride : c'est la vallée du Jolan ; son aspect lugubre lui a valu, dans le langage populaire, le nom de Malavaux ou vallée Maudite.

Si, au lieu de rétrograder, comme c'est l'usage, on désire continuer le chemin qui est tracé sur la crête de la montagne pour rejoindre Cusset, on se trouve sur un terrain qui porte le nom de la côte de Justice, à cause des exécutions capitales, qui avaient lieu autrefois sur cette colline. A cette localité se rattache un autre souvenir, celui d'une jeune fille qui, victime, il y a seulement quelques années, d'un trop violent amour, et honteuse de sa faiblesse, se précipita dans un lac voisin. Une croix de bois a été posée, en souvenir, dans ce lieu abandonné, qui n'offre au visiteur, pour tout dédommagement, qu'un de ces immenses panoramas trop communs aux environs de Vichy·pour aller en chercher un aussi loin.

Mais si, au lieu de suivre le chemin de l'Ardoisière lorsqu'on arrive aux dernières maisons du faubourg en sortant de Cusset, on prend à gauche le chemin qui gravit la montagne jusqu'au sommet, on parvient au Casino, lieu de distraction dont la vue est des plus ravissantes ; les beaux salons et l'excellent buffet font de ce séjour le plus agréable lieu de rendez-vous. En suivant cette route, on se trouve bientôt aussi au milieu des gorges sauvages de la vallée Maudite, à 7 kilomètres de Vichy.

La côte Saint-Amand.

On appelle côte Saint-Amand une belle colline située à 4 kilomètres de Vichy. Cette promenade, qui est une des plus fréquentées, ne peut se faire qu'à pied ou à âne. Cette excursion a pour avantage d'offrir au visiteur, de ce point élevé, les plus beaux sites qu'il soit possible de voir. Du côté de l'ouest, on aperçoit à ses pieds le flanc de la colline, entièrement planté de vignes, qui s'étendent jusqu'au village d'Abrest ; plus loin, et dans la même direction, le cours sinueux de la rivière d'Allier, le village et les sources de Hauterive, la forêt de Randan, et, à l'horizon, la riche et fertile Limagne d'Auvergne. Si la transparence de l'air le permet, on découvre également, de ce point élevé, les tours de la cathédrale de Clermont, le puy de Dôme, le mont Dore et le Cantal ; à gauche, les montagnes de Thiers et le sombre Montoncelle ; à droite, Vichy, son établissement thermal, ses beaux hôtels entourés de jardins ; au delà, le Sichon, et plus loin enfin les vignes du Creuzier.

Château de Randan.

Ce château est situé au milieu de la forêt de ce nom, à 16 kilomètres de Vichy. Sur la rive gauche de l'Allier, un chemin facile et bien entretenu conduit, à travers la forêt, à cette résidence princière.

L'histoire du château nous apprend qu'il a été bâti et occupé par les religieux de l'ordre de Saint-Benoît, vers le sixième siècle ; mais d'autres historiens pensent qu'il a été commencé sous François Ier ou sous Henri II, son fils. Quoi qu'il en soit, Grégoire de Tours rapporte que ce couvent était célèbre par les vertus de ses religieux. Vers le douzième siècle, il fut transformé en château féodal, et devint en 1491 la propriété d'Anne de Polignac, veuve du comte de Sancerre, tué à la bataille de Marignan.

En 1518, cette veuve ayant épousé François de La Rochefoucauld, cette terre passa, par héritage, dans cette maison.

En 1566, elle fut érigée en comté, et en 1590 elle devint la propriété du comte de Randan.

Ce n'est qu'en 1821 que ce domaine, vendu un si grand nombre de fois, fut acheté par Mme la princesse Adélaïde d'Orléans, sœur du roi Louis-Philippe, à M. le comte de Choiseul-Praslin. De grands travaux et des embellissements ont été exécutés dans cette belle résidence pendant la vie de la princesse, qui l'a léguée par testament à M. le duc de Montpensier, son neveu. Cette propriété appartient aujourd'hui à M. le duc de Galiera.

En arrivant, on voit en face la cour d'honneur, garnie d'une belle grille en fer soutenue par des piédestaux que surmonte un lion combattant un serpent. Au fond est la façade du château, élevé de deux étages couronnés par des tourelles en briques. La façade du côté opposé présente trois étages, d'où l'on voit le panorama le plus agréable des environs. A droite et à gauche, l'œil s'étend dans une vallée baignée par les eaux de l'Allier, et enrichie par une abondante végétation. La grosse tour de l'ouest est la seule partie qui reste des anciennes constructions ; elle est occupée par les appartements désignés sous le nom de *logis du roi*. Les autres parties de ce château ont été modifiées suivant le goût moderne, et les fossés entièrement comblés.

L'intérieur est remarquable par sa décoration, ses riches peintures et ses armoires garnies d'une foule d'objets de curiosité. Après avoir parcouru le grand salon de famille, la bibliothèque et la chambre dite du Roi, on passe sur une terrasse qui conduit à la chapelle. Cette chapelle fixe l'attention des visiteurs par ses belles verrières, représentant les trois vertus théologales, la Foi, l'Espérance et la Charité. Dans un petit oratoire, on remarque également un tableau de grand prix, représentant le martyre de sainte Dorothée ; les personnages qui ont servi de modèles sont Mme de Genlis et ses trois élèves : Louis-Philippe, alors âgé de douze ans, et ses deux frères.

La salle à manger actuelle, anciennes cuisines du château, manque d'élévation et de lumière ; les salons qui la précèdent sont revêtus de stuc imitant, par la diversité des couleurs, les plus beaux marbres connus, et ornés d'arabesques décorant les voûtes et les panneaux.

Le parc est de toute beauté ; l'air y est toujours frais ; des allées, grandes et bien sablées, laissent voir de temps en temps de petites chaumières ou des cabinets rustiques. Les bois qui font partie de ce séjour lui donnent une valeur considérable, dont le revenu était consacré, tous les ans, à l'amélioration ainsi qu'à l'agrandissement du domaine, au grand avantage des petits propriétaires voisins. La princesse était la bienfaitrice des pauvres de Randan et des villages environnants. Elle avait fondé des maisons d'asile pour les vieillards et des écoles pour les enfants. Un registre, qu'elle s'empressait de consulter à son arrivée à Randan, est encore déposé dans le salon pour recevoir les noms des visiteurs du château.

Naguère cette riche habitation offrait un intérêt de plus par les tableaux de famille, les aquarelles, les trophées d'armes et les curiosités de toute espèce rapportées des voyages lointains. Tous ces objets ont disparu aujourd'hui des salles qu'ils ornaient autrefois

Maumont.

En sortant de Randan, on peut se diriger vers le château de Maumont, ou rendez-vous de chasse, dépendance de Randan, à 6 kilomètres de distance. Ce monument, modèle de château gothique, avec tourelles, donjon, créneaux et armoiries, a été bâti par les ordres de Mme Adélaïde, pour être agréable à ses neveux, sur l'emplacement d'une ancienne commanderie de Templiers. On l'a surnommé le rendez-vous de chasse, parce que telle était sa destination, lorsque dans la belle saison les princes venaient rendre visite à Mme Adélaïde. En quittant Maumont, on peut regagner Vichy par la route de Nîmes, en traversant l'Allier sur le beau pont de Ris, dont l'architecture moyen âge s'harmonise parfaitement avec Maumont, bâti à la même époque.

Château d'Effiat.

Le château du maréchal d'Effiat, père de Cinq-Mars, exécuté à Lyon, par ordre de Richelieu, le 12 septembre 1642, est situé à 20 kilomètres de Vichy. Pour s'y rendre, on traverse le pont de Vichy, le village de Vesse, le bois Garot et une partie de la forêt de Randan, on arrive ensuite sur le sol de la riche Limagne, et bientôt après on est en vue du château d'Effiat, de ses pavillons couverts d'ardoises, tels qu'ils existaient dès 1557.

On se rendait, il y a quelques années, au château d'Effiat pour y voir la chambre à coucher du maréchal. Tout y était alors parfaitement conservé, bien que plus de deux siècles eussent passé par là. On y voyait encore le lit et le fauteuil qui avaient servi au maréchal, le tout orné de riches tentures en velours et soie cramoisis brodés d'or et d'argent. Tous ces objets ayant été vendus, depuis cinq ou six ans le public a dû renoncer à cette excursion, qui n'offre plus aujourd'hui à la curiosité des visiteurs que les murs et les dispositions des salles de l'ancien château.

Châteldon.

La petite ville de Châteldon est située à 21 kilomètres environ de Vichy, arrondissement de Thiers, sur la route de Paris à Nîmes et sur la droite de l'Allier. On traverse, avant d'y arriver, les villages d'Abrest, de Saint-Yorre et de la Maison-Blanche ; à peu de distance de là, et après avoir passé le second pont, on prend le premier chemin à gauche, qui vous conduit directement à Châteldon. Cette petite ville est

bâtie au bas d'une colline, sur un sol granitique ;
les rues sont étroites, les maisons noires et mal
construites, le tout d'un aspect triste et malheureux : un ruisseau d'eau vive, le Vauziron,
qui baigne les maisons, traverse la ville dans
toute sa longueur. La population y est souffre-
teuse ; on y voit un grand nombre de femmes
affectées de goîtres, maladie attribuée à l'eau
du torrent, dont les habitants font usage. Toutes
les collines environnantes sont couvertes de
vignes, et le vin qu'on y récolte est, sans
contredit, le meilleur de l'Auvergne : il est
léger et agréable au goût. Du haut de ces coteaux on découvre un magnifique panorama :
les montagnes de Thiers, la chaîne du Forez, le
vieux Montoncelle et ses riches sapins, les châ-
teaux de la Motte, de Chabannes, du Périger et
de Randan, le mont Dore, Clermont, Riom, le
puy de Dôme et les montagnes du Cantal.

Dans la partie supérieure du village se trouve
le vieux château, monument du moyen âge,
d'un aspect sombre. L'épaisseur des murs, l'entrée des portes, la distribution intérieure des
salles et des corridors, tout retrace le souvenir
des vieux manoirs de la féodalité. On y voit encore un de ces puits obscurs appelés *oubliettes*,
au fond desquels la mort par la faim arrivait
lentement aux malheureuses victimes que la
barbarie du temps y précipitait.

Les chroniques du pays rapportent que c'est

en 1108, sous le règne de Louis le Gros, que fut bâtie cette forteresse.

L'église, que l'on aperçoit en entrant dans le village, faisait partie de l'ancien couvent des cordeliers ; elle a été bâtie, dit-on, en 1557. Dans tous les cas, il est facile de voir qu'elle est fort ancienne, aux sculptures du moyen âge que l'on remarque sur son portail, lesquelles représentent d'un côté un moine, et de l'autre un satyre écorché.

Châteldon est principalement connu par ses sources d'eau minérale froide et ferrugineuse, dont les propriétés sont depuis longtemps justement appréciées. Ces sources sont au nombre de deux : celle des vignes et celle de la montagne ; toutes les deux sont placées sur le bord du torrent dont nous avons parlé. La première appartient à la famille du docteur Desbrest, de Cusset ; et la seconde, à M. Papon, propriétaire du château. L'analyse chimique qui en a été faite a constaté que cette eau ferrugineuse avait la plus grande analogie avec les eaux de Spa, avec cette différence que celles de Châteldon renferment beaucoup plus de matières salines. On les boit peu sur place, parce qu'elles supportent très-bien le transport et se conservent en bouteilles plusieurs années sans se décomposer. On trouve auprès des sources un petit hôtel avec deux cabinets de bain, pour y recevoir les quelques malades qui s'y présentent tous les ans.

Château de Busset.

Cette belle propriété, à 14 kilomètres de Vichy, est bâtie sur les dernières montagnes du Forez. La partie la plus élevée du château est une tour gothique, dans le style du quatorzième siècle ; elle est connue sous le nom de tour de Riom. Ce château présente tous les caractères d'un manoir féodal ; l'entrée principale, étroite et flanquée de deux grosses tours carrées, conduit à la première cour.

L'histoire rapporte qu'en 1374 Guillaume de Vichy en était le seigneur ; que de cette famille ce château passa dans la maison d'Allègre et enfin dans celle des ducs de Bourgogne, dont les propriétaires actuels sont les descendants, par suite du mariage de Marguerite d'Allègre avec Pierre de Bourbon-Busset. Cette branche de la maison de Bourbon eut pour auteur Louis de Bourbon, fils de Charles Ier et d'Agnès de Bourgogne, nommé évêque de Liége, ce qui ne l'empêcha pas d'épouser la veuve du duc de Gueldres, ni d'obtenir plus tard que ce mariage fût déclaré légitime, par lettres patentes du roi Louis XIII, sur la demande de Philippe de Busset, en 1618. Les descendants de Louis de Bourbon furent reconnus légitimes héritiers de la maison royale de Bourbon, et qualifiés du titre de cousins du roi, titre qui leur fut confirmé, en 1661, par Louis XIV.

De loin, ce château offre une perspective d'une grande étendue, et le panorama qui se présente à l'horizon, lorsqu'on est arrivé sur la vaste terrasse qui s'étend sur le côté occidental de la cour, forme le tableau le plus ravissant et le plus varié des environs de Vichy.

Les points principaux vus de ce site élevé et sur lesquels l'œil s'arrète avec le plus de plaisir sont : Saint-Jore et ses eaux minérales, l'élégant pont de Ris, le château de Maumont, la Limagne tout entière, et puis, au loin, la cathédrale de Clermont, le puy de Dôme, le mont Dore et le cours sinueux de l'Allier, qui tantôt se montre, et tantôt disparaît sous la verdure des taillis.

L'intérieur du château est remarquable par le bon goût qui a présidé à sa décoration ; les salles, les corridors et les terrasses offrent dans leur ensemble le type le plus parfait des beaux et riches manoirs d'autrefois.

Cette propriété appartenait au général François-Louis-Joseph comte de Bourbon-Busset, mort le 14 décembre 1856 à Paris, transporté à Busset le 15 septembre 1857, au milieu d'une nombreuse population accourue de toutes parts pour lui adresser un dernier adieu et le remercier de tous ses bienfaits. Dans ce cortége funèbre se trouvait également le corps de sa belle-fille, la femme de son fils Gaspard, morte quelques jours auparavant par suite d'un accident affreux, au printemps de sa vie.

Les deux cercueils furent déposés le même jour dans le caveau de famille creusé dans la chapelle du château nouvellement construite, où l'on remarque quelques peintures anciennes et une tribune élégante qui communique avec une des salles du château, réservée à la famille pendant l'office divin.

MM. Charles et Gaspard de Bourbon-Busset, les deux fils jumeaux du général, nés le 21 janvier 1819, habitent aujourd'hui ce château où les visiteurs sont sûrs de trouver un accueil courtois ; le premier est marié avec la petite-fille de Mme la duchesse de Gontaut-Biron, dont la présence est si utile aux pauvres du pays, qui, par ses soins, trouvent dans cette demeure bienveillance, secours et protection.

Château de Charmeil.

Ce château, situé sur la route de Saint-Pourçain, à 6 kilomètres de Vichy, sur la rive gauche de l'Allier, est une des plus jolies propriétés des environs. sa Situation est des plus agréables : du côté de l'Allier, la vue, après avoir parcouru une étendue considérable de belles prairies, vient se reposer agréablement sur les coteaux du Creusier ; à droite et à gauche, on voit, dans l'espace, un horizon charmant formé par les jardins, les bois et les terres de ce beau domaine.

La construction du château n'est pas très-ancienne ; elle date du temps de Louis XV, si l'on en juge par les peintures placées sur les parties supérieures des portes et des cheminées, représentant des sujets de Boucher et de Watteau. La distribution intérieure est parfaite, et l'ameublement d'un très-bon goût.

Le château de Charmeil appartenait à Mme la marquise douairière d'Evry, morte en 1851. Elle venait tous les ans l'habiter pendant la saison des bains.

Ce domaine appartient actuellement à Mme d'Evry, sa belle-fille, aujourd'hui Mme la marquise de Monteynard, dont le nom continue, comme autrefois, à être béni par tous les malheureux du pays.

Géologie.

Par sa situation, Vichy fait incontestablement partie de l'Auvergne connue sous le nom de Limagne. On suppose que la vallée de Vichy, depuis Cusset jusqu'à Gannat, a été longtemps submergée ; qu'elle formait un grand lac dont l'eau s'est peu à peu dirigée par des rivières et des ruisseaux jusqu'à la mer, et qu'enfin toutes ces voies d'écoulement se sont réunies en une seule pour former l'Allier.

Les diverss produits souterrains trouvés à

toutes les époques dans cette contrée ont donné un grand poids à cette opinion. Ces produits, par leur nature, indiquent que ce bassin était rempli par une eau douce : ce sont des cailloux roulés et trouvés sur des montagnes, des assises calcaires, des traces de squelettes d'animaux antédiluviens, de poissons d'eau douce, d'oiseaux aquatiques et de plantes inconnues, enfouis et conservés par la chaux dans les dépôts calcaires. Ce grand lac se trouvait borné par des montagnes de diverses natures, mais particulièrement de nature granitique, et des roches primitives, comme celles que l'on trouve sur la route de l'Ardoisière.

On pense aussi que le niveau de ce lac aurait été déplacé par des secousses dues à des mouvements volcaniques, et que des montagnes se seraient montrées par suite de ces ébranlements souterrains. Dans tous les cas, c'est ainsi que se seraient manifestées ces masses calcaires, dures, compactes et verticalement ondulées d'arragonite que nous voyons au-dessus de la source des Célestins. On trouve dans les diverses parties du sol de Vichy, qui appartient aux terrains diluviens et postdiluviens, le calcaire siliceux et argileux pouvant fournir d'excellente chaux hydraulique. Le sol proprement dit est formé par de l'argilo-calcaire plus ou moins plastique ; il appartient au terrain tertiaire moyen et au terrain d'alluvion.

Du climat et de la végétation de Vichy.

Le climat de Vichy est doux et tempéré ; pendant l'hiver, on y voit souvent de la neige, à cause du voisinage des montagnes de l'Auvergne ; le printemps, néanmoins, y commence de bonne heure. C'est pourquoi les malades feraient bien, dans l'intérêt de leur santé, de se rendre à Vichy à partir du mois de mai, qui est ordinairement le plus beau et le plus agréable de la saison. Les bords de l'Allier et du Sichon sont alors plus fleuris qu'à toute autre époque de l'année.

Pendant l'été, on y éprouve parfois des chaleurs assez fortes, mais qui heureusement se trouvent tempérées le soir par la brise de l'Allier et du Sichon ; des orages violents éclatent souvent aussi, à cause des hautes montagnes de l'Auvergne. En automne, le mois d'octobre est ordinairement très-beau, et ce n'est qu'au mois de novembre que des brouillards, venant des plaines de la Limagne, s'étendent parfois comme un voile épais sur la vallée de Vichy.

Les espèces végétales qui croissent dans les environs sont semblables à celles du Bourbonnais et de l'Auvergne. La flore de Vichy diffère peu de celle de Paris, attendu que l'élévation de Cusset au-dessus du niveau de la mer, dit le docteur Giraudet, est égale à celle de Paris, ainsi que la moyenne des deux températures.

Du règne animal.

Il suffira, je pense, pour atteindre le but que je me suis proposé, de donner un aperçu des diverses espèces animales qu'on trouve dans les environs de Vichy, afin de faire connaître aux visiteurs les ressources du pays. Au nombre des produits de ce genre, j'aurai à signaler particulièrement parmi les *crustacés :* l'écrevisse commune ; parmi les *poissons*, fournis par le Sichon, l'Allier et le Jolan, ainsi que par les étangs environnants : le saumon, la truite, le brochet, la carpe, le goujon, la tanche, l'anguille et la lamproie.

Dans la famille des *oiseaux* on voit : le canard sauvage, la sarcelle, le pluvier, le vanneau, la bécasse, le foulque des bords des étangs, la perdrix rouge et la grive.

Parmi les *quadrupèdes*, on trouve, comme partout ailleurs, le mouton, dont l'espèce est petite, ainsi que le bœuf. Les veaux seraient de très-bonne qualité si, pour économiser le lait des vaches, les propriétaires ne les vendaient pour être abattus aussitôt après leur naissance, à ce point qu'à Vichy le veau le plus âgé n'a jamais plus d'un mois.

Le sanglier y est très-rare. Parmi les animaux nuisibles on rencontre la vipère, le loup et le renard.

Du règne minéral.

Vichy est bâti en grande partie sur un terrain qui a pour base principale une roche calcaire, formée par les dépôts salins successifs et ascensionnels laissés par les diverses sources thermo-minérales qui sourdent de toutes parts ; le rocher d'arragonite de la source des Célestins en offre un exemple indiquant suffisamment les phénomènes qui ont dû s'opérer anciennement sous ce rapport.

La découverte des puits artésiens nous met heureusement à l'abri des inquiétudes qu'il serait permis d'avoir, au sujet de l'occlusion future des sources naturelles, occlusion qui ne pourrait se produire que dans un temps fort éloigné.

La roche des Célestins est une sorte de muraille de huit à dix mètres d'épaisseur, et de plus de cent mètres de largeur ; sa disposition représente une suite de couches concentriques, peu épaisses et complétement verticales, à surface mamelonnée. Sa composition est de calcaire cristallisé, basilaire et translucide, dont les fibres sont perpendiculaires aux plans des couches ; sa texture est fibreuse ou compacte, ayant la forme et les propriétés de l'arragonite. Sur d'autres points, on voit des cellules oblongues, produites sans doute par un dégagement de gaz, au moment où la matière calcaire était encore à l'état de pâte.

On a vu, en creusant le puits de Lardy, dans l'enclos des Célestins, que plus profondément cette couche verticale devient tout à fait horizontale. Ce travertin, ou masse calcaire concrétionnée, est exploité comme moellon ; le plus récent, qui est cristallisé et grisâtre, sert à faire de la chaux. Il est composé de carbonate de chaux, de magnésie, de fer, de manganèse et d'argile.

Il est permis de croire, d'après les divers trous de sonde qui ont été pratiqués, depuis quelques années, dans les environs de Vichy, que l'étendue de la nappe d'eau minérale peut avoir 10 kilomètres de superficie.

D'après le docteur Giraudet, le terrain de Vichy est formé de marne grisâtre dans les environs du Sichon, et partout ailleurs de calcaire blanchâtre.

Sur la hauteur de la côte Saint-Amand, on trouve un terrain peu épais, formé de marne jaunâtre, avec des débris de roches primitives, de quartz et de galets ; plus bas, tous ces produits sont mélangés avec une grande quantité de sable, des scories volcaniques de diverses couleurs, des grès ferrugineux, des fragments de porphyre quartzifère variés et des poudingues anciens.

Le lit de l'Allier est formé par du sable, du quartz et des galets ; la nature de ce sol et le cours rapide de la rivière, dans les environs de

Vichy, sont deux circonstances qui ne permettent pas, comme quelques personnes l'ont avancé, de supposer qu'on doive attribuer à l'Allier les nombreuses fièvres d'accès qui se manifestaient autrefois vers l'automne. Tout indique, au contraire, que le territoire de Vichy est un pays très-sain ; mais il faut dire aussi que le rouissage du chanvre qu'on y cultivait jadis, opération dont on connaît l'insalubrité, devait être considéré comme la cause déterminante des fièvres dont on a tant parlé, et ce qui le prouve, c'est que, depuis que cette culture a diminué dans les environs de Vichy, les fièvres ont disparu.

Origine des sources.

Que de théories n'a-t-on pas imaginées pour expliquer la chaleur constante des eaux minérales ! Mais comme il serait trop long d'entrer dans des détails à ce sujet, je me contenterai de rapporter les explications qui paraissent se rapprocher le plus de la vérité, et qu'on doit admettre comme vraies, jusqu'à ce que des faits plus positifs soient venus nous démontrer le contraire.

Plusieurs ingénieurs des mines, M. Tetra en particulier, ont remarqué depuis longtemps que plus on s'enfonce dans la terre et plus sa tempéture est élevée, dans la proportion de 1 degré de chaleur par 25 ou 30 mètres de profondeur.

M. Arago a également constaté ce fait dans le forage du puits artésien de Grenelle, dont l'eau, à une température de 32 degrés centigrades, provenait d'un sondage qui avait 540 mètres de profondeur, ce qui prouve qu'il existe au centre de notre globe un foyer de calorique, dont le maximum de température doit nécessairement tenir tout en fusion, même les métaux les moins fusibles. Nous voyons également, d'autre part, que les matières vomies par les volcans nous arrivent toutes en fusion. Ces faits étant parfaitement démontrés, il doit en résulter, par conséquent, que les eaux pluviales, en s'infiltrant plus ou moins profondément dans le sein de la terre, s'échauffent d'autant plus, qu'elles arrivent plus près de ce foyer central, et qu'à leur retour sur la surface du globe elles ont suivi, en même temps, une direction plus perpendiculaire. Cette théorie explique évidemment la cause probable de la chaleur toujours égale des eaux minérales.

Il existe, en outre, une grande différence entre les eaux thermo-minérales et les eaux douces, en ce que celles-ci augmentent ou diminuent suivant que les pluies sont plus ou moins abondantes, tandis que rien de semblable n'a lieu avec les eaux thermales, dont le débit ne varie pas. Un autre fait également constant, c'est que, quelle que soit la température de l'atmosphère, celle des eaux thermales ne varie jamais. Une seule circonstance, cependant, peut la faire varier; c'est un grand tremblement de terre ou une éruption volcanique. Nous ajouterons enfin, comme dernière remarque, que toutes les sources d'eaux thermales se rencontrent généralement dans les environs des lieux où existent des foyers volcaniques.

Il est prouvé aussi que toutes les eaux minérales de Vichy, même les sources jaillissantes de Hauterive, sourdent du calcaire d'eau douce, calcaire qui forme le fond de la vallée de l'Allier, et qu'elles proviennent des terrains primordiaux qui, d'après M. Boulanger, constituent, avec le dépôt lacustre, une nappe plus ou moins étendue, d'où elles arrivent ensuite à la surface du sol, après avoir traversé les couches des terrains tertiaires par des fissures naturelles.

Dans un rapport adressé en 1852 à M. le ministre du commerce, par M. Dufrénoy, inspecteur général des mines, il est dit : « Partout où l'on a sondé dans une étendue de 10 kilomètres autour des sources de Vichy, on a trouvé des sources alcalines gazeuses analogues à celles de Vichy. Il y a donc dans ce bassin une quantité d'eau minérale considérable. Les sondages ont appris que ces différentes sources sortent toutes d'un terrain d'alluvion qui couvre la vallée de l'Allier ; elles se sont arrêtées à une couche argileuse rougeâtre, paraissant régner partout au même niveau et divisant le terrain d'alluvion en deux parties. La sonde, après avoir traversé cette couche, a, en effet, constamment rapporté des sables analogues à ceux de la partie supérieure. On peut donc considérer le terrain d'alluvion situé au-dessous de la couche argileuse comme formant une espèce d'éponge, qui reçoit les eaux minérales de la cheminée d'ascension, et les transmet à la surface, soit par des puits artésiens naturels, comme le puits Carré, soit par des ouvertures tubulaires qu'on pratique dans sa masse au moyen de forages. »

D'après M. Bouquet, la proportion de sels fournis par les seize sources d'eau minérale du bassin de Vichy amenées à la surface du sol, est évaluée par ce chimiste à 5,102 kilogrammes par jour, ce qui fait 1,862,230 kilogrammes par année, dont la plus grande partie se perd dans les eaux de l'Allier.

TABLEAU indiquant les diverses températures qui ont été observées à diverses époques à Vichy.

NOMS des SOURCES.	TEMPÉRATURES OBSERVÉES PAR							Le docteur Barthez,		
	Lassonne, le 18 juillet 1775.	Desbrest, le 27 avril 1777.	Berthier et Puhis, le 3 juillet 1820.	Longchamps, en juin 1825.	François, en octobre et novembre 143.	François et Boulanger, janvier et mars 1844.	François et Boulanger, août 1844.	en août 1857.	en décembre 185 et janvier 1853.	en novembre 1858.
Gr. puits Carré.	48,75	46.25	45,00	44,88	44,90	43.75	»	46	48	45
Puits Chomel ..	43,13	36,25	40,00	39,26	37,90	28,65	»	41	42	41
Grande-Grille .	48,75	40,63	38,50	39.18	34,20	32,25	»	35	36	42
Hôpital.........	36,25	36,25	»	35,25	31,60	29,90	»	31	31	31
Acacias	31,25	28,13	»	27,25	27,70	24,20	»	»	»	»
Lucas..........	»	»	»	29,75	28,45	28,00	»	29	32	30
Célestins......	27,50	22,19	»	19,75	16,85	8 à 9	22,20	16	»	»
Puits Lardy....	»	»	»	»	»	»	»	27	26	23

Le résultat de toutes ces expériences démontre que la température de la source de la Grande-Grille, après avoir sensiblement diminué, a beaucoup augmenté, ainsi que son débit, depuis les nouveaux travaux de captage. La diminution de la température des eaux minérales, dit M. Boulanger, paraît tenir à la variation du produit des sources, dont le refroidissement naturel serait d'autant plus puissant, qu'il s'exercerait sur une masse d'eau moins considérable.

Produit ou jaugeage des sources.

NOMS des SOURCES.	PRODUITS DES SOURCES DE VICHY EN 24 HEURES, D'APRÈS LES OBSERVATIONS DE						
	Berthier et Publs, en 1820.	Rose Beauvais, en 1825.	François, en 1843.	François et Boulanger, en janvier 1844.	François et Boulanger, en février, mars, avril et mai 1844.	François, en novembre 1854.	Pigeon, en octobre 1858.
	m.c.	m.c.	m.c.	m.c.	m.c.	m.c.	m.c
Gr. puits Carré.	172,00	180,00	174,594	107,802	140,951	212,544	»
Puits Chomel ..	2.50	»					
Grande-Grille..	15,50	»	8.082	6.833	6.277	98,054	»
Hôpital........	56,00	51,00	56,620	55,005	63,005	65,730	»
Aracias........	6,50	»	2,692	»	54,080	101,200	»
Lucas.........	6,50	»	6,508	»			»
Célestins......	6,50	»	0,455	»	0,800	»	508
Idem, nouvelle source	»	»	»	»	»	»	7 470
Puits Lardy....	»	»	»	»	30.000 lit.	»	»

On voit, d'après ce tableau, que les sources
d'eau minérale de Vichy ont très-peu varié sous
le rapport de leur volume, et que l'augmentation qui est indiquée dans les dernières colonnes
doit être attribuée aux grands travaux de captage, habilement exécutés en 1854 par M. l'ingénieur François, et plus tard par M. Pigeon.

Des propriétés physiques et chimiques des eaux de Vichy en général.

Les propriétés physiques des eaux alcalines
de Vichy sont d'abord d'être chaudes, excepté

celles de la source des Célestins ; claires, limpides et gazeuses : la quantité de gaz acide carbonique que ces eaux renferment est si considérable, qu'en s'échappant, ce gaz les rend bulleuses et bruyantes, comme l'eau qui bout. Elles ont un goût piquant, aigrelet, d'une saveur légèrement alcaline, lixivielle, au dire des anciens, caractère distinctif et dominant de toutes les fontaines minérales de Vichy. Cette saveur alcaline n'a d'ailleurs rien de désagréable, à cause de l'acide carbonique qui se dégage lorsqu'on la boit. Cet acide se trouve mélangé avec une certaine quantité d'air atmosphérique, plus oxygéné que celui de l'atmosphère. Les médecins qui ont écrit anciennement sur les eaux de Vichy s'accordent pour attribuer à toutes les sources l'odeur d'hydrogène sulfuré. Cette odeur n'existe plus aujourd'hui d'une manière sensible, si ce n'est à la source Lucas, à la source Chomel, et au puits Lardy. Elles laissent déposer sur les bords des bassins du sous-carbonate de chaux, tenu en dissolution par l'acide carbonique libre, avec quelques traces d'oxyde de fer et d'arsenic. On remarque également une matière verte de nature végéto-animale qui se développe à la surface de l'eau, sous l'influence directe des rayons solaires, et qu'on ne remarque pas dans le sein de la terre ; elle est surtout très-apparente à la source de l'Hôpital ; Berzélius l'a trouvée aussi dans les eaux de Carlsbad. Elle a été décrite sous le nom de *tremella thermalis*, parce qu'on la rencontre dans toutes les eaux minérales chaudes ; on y aperçoit en outre de la glairine et de la sulfuraire. Elles colorent en bleu le papier de tournesol rougi par un acide faible ; mais il faut attendre, pour que l'effet soit complet, l'entier dégagement de l'acide carbonique libre.

Voici, d'après l'analyse qui en a été faite en 1825 par M. Longchamps, les substances qu'elles contiennent par litre :

SUBSTANCES contenues DANS LES EAUX.	SOURCES.						
	Grande-Grille.	Chomel.	Grand-Bassin.	De l'Hôpital.	Des Acacias.	Lucas.	Des Célestins.
Acide carbonique.	lit. 0,477	lit. 0,499	lit. 0,534	lit. 0,494	lit. 0,649	lit. 0,540	lit. 0,562
Carbonate de soude	gr. 4,9814	gr. 4.9814	gr. 4,9814	gr. 5,0513	gr. 5,0513	gr. 5,0863	gr. 5,3240
— de chaux...	0.3490	0,3488	0,3429	0.5223	0,5068	0,5005	0.6103
— de magnésie	0,0849	0,0852	0,0867	0,0952	0,0972	0,0970	0,0725
Muriate de soude .	0,5700	0,5700	0,5700	0,5426	0.5426	0.5463	0.5790
Sulfate de soude..	0,4725	0,4725	0,4725	0,4201	0.4202	0 8933	0,2752
Oxyde de fer.....	0 0029	0,0031	0,0066	0,0020	0,0176	0,0029	0,0059
Silice..	0,0736	0,0721	0,0726	0,0178	0,0510	0,0415	0,1131
TOTAUX...	6,5351	6,5331	6,5327	6,6814	6,7461	6,6678	6,9802

TABLEAU général donnant la composition de plusieurs sources de Vichy, établie pour un poids de 1,000 grammes de liquide (1 litre).

PRINCIPES MINÉRALISATEURS.	PAR M. O. HENRY, EN 1850.			PAR M. BOUQUET, EN 1852.			
	Grande-Grille	Du Parc.	Lardy.	De l'Hôpital.	Des Célestins.	Lucas.	De Mesdames
				gr.	gr.	gr.	gr.
Acide carbonique libre	0,231 lit.	0,272 lit.	0,501 lit.	1,067	1,049	1,751	1,908
Bicarbonates anhydres — de soude	4,900 gr.	4,840 gr.	4,137 gr.	5,029	5,103	5,400	4,016
de potasse	indices.	indices.	indices.	0,440	0,315	0,282	0,189
de chaux	0,107	0,094	0,277	0,570	0,434	0,545	0,604
de maguésie	0,065	0,057	0,210	0,200	0,328	0,275	0,425
de strontiane	traces.	traces.	traces.	0,005	0,005	0,005	0,003
de lithine	id.	id.	id.	»	»	»	»
Sulfates anhydres — de soude	0,469	0,410	0,170	0,291	0,291	0,291	0,250
de potasse	0,020	0,004	0,020	»	»	»	»
Chlorures — de sodium	0,538	0,500	0,358	0,518	0,534	0,518	0,355
de potassium	0,004	0,003	0,022	»	»	»	»
Iodure / Bromure — alcalins	sensibles.	sensibles.	sensibles.	»	»	»	»
Phosphate de soude	?	?!	?	0,046	0,091	0,070	0,003
Nitrate	?	?	?	»	»	»	»
Silicate — de soude ou silice	0,400	0,340	0,120	0,050	0,060	0,050	0,032
d'alumine	0,230	0,233	inapprécié.	»	»	»	»
Fer et manganèse	0,001	0,001	0,001	0,004	0,004	0,004	0,026
Matière organique	indices.	indices.	indices.	traces.	traces.	traces.	traces.
Borate de soude	»	»	»	traces.	traces.	traces.	traces.
Arséniate de soude	»	»	»	0,002	0,002	0,002	0,003
Substances fixes	6,734	6,482	5,315	8,222	8,244	8,797	7,811

Outre ces produits, M. Henry ajoute qu'il a trouvé l'iode, la lithine et la strontiane ; plus tard, d'autres chimistes, tels que MM. Chevallier, Gobley, Poggiale, Bru et Bouquet, ont signalé la présence de l'arsenic dans toutes les sources de Vichy. Ce dernier a reconnu que l'acide arsénique est d'autant plus abondant, que les eaux sont plus ferrugineuses, et qu'il se concentre en quantité considérable dans les dépôts que l'on remarque autour des sources. La proportion quantitative déterminée par ce chimiste s'élève à 0^{gr},001 par litre, pour les eaux non ferrugineuses. C'est dans un litre d'eau provenant de la Grande-Grille qu'il a trouvé cette quantité d'arsenic, et 0^{gr},002 pour celles qui admettent des quantités notables de protoxyde de fer. Ces proportions sont plus considérables dans les dépôts spontanés des sources, ceux qui ont été recueillis aux sources ferrugineuses de Vichy présentent une richesse de 5,08 pour 100 de son poids d'acide arsénique.

M. Grandeau a constaté l'année dernière, à l'aide de l'analyse spectrale, dans les eaux mères très-concentrées de Vichy la présence du cécium et du rubidium, substances ignorées des médecins et inconnues jusqu'à présent des chimistes.

L'analyse des eaux de Vichy rapportée dans le tableau général prouve qu'elles n'ont pas éprouvé de variation notable depuis un tiers de siècle, ce qui démontre leur parfaite stabilité de composition chimique.

On a constaté en outre, mais ceci s'applique également à toutes les sources minérales naturelles de Vichy, qu'à l'approche des orages, pendant que l'atmosphère est violemment agitée, les eaux sont plus lourdes, plus pesantes, et plus difficiles à digérer. « Dans les temps d'orage, dit le baron Lucas, il faut les boire avec précaution, car elles sont d'une digestion laborieuse ; elles causent un ballonnement du ventre, incommode et tellement apparent, qu'on le regarde comme précurseur d'un changement qui doit s'opérer dans l'atmosphère. »

Ce fait, qui a été observé dans toutes les eaux gazeuses et dont on n'a pu se rendre jusqu'à présent un compte bien exact, trouve aujourd'hui son explication dans le dégagement plus considérable des gaz et la diminution, par conséquent, de l'air oxygéné et de l'acide carbonique contenus naturellement dans l'eau des sources.

Les expériences récentes de M. Doyère sur la véritable constitution de l'air atmosphérique viennent en outre nous donner la clef de ce changement remarquable dans la digestibilité des eaux. En effet, comme il est prouvé que les sources de Vichy renferment de quarante à cinquante fois leur volume d'air, plus oxygéné que celui de l'atmosphère, et qu'il résulte de ces mêmes recherches, que plus la pression atmosphérique est grande, plus aussi les proportions d'air dans l'eau sont considérables, je pense, d'après ces faits, que, si les sources de Vichy sont plus agitées à l'approche des orages, cela tient à ce que la pression atmosphérique étant plus faible, ainsi que le démontre le baromètre, une plus grande quantité d'air oxygéné et d'acide carbonique s'échappe dans cet intervalle, ce qui doit nécessairement rendre les eaux plus lourdes et plus difficiles à digérer, en faisant remarquer que les propriétés particulières d'un air plus oxygéné sont de réveiller précisément l'action vitale de nos organes.

Des propriétés particulières à chaque source.

Certains esprits forts diront, ainsi que je l'ai souvent entendu répéter : « A quoi bon se donner la peine d'aller boire à une source plutôt qu'à une autre? Toutes n'ont-elles pas les mêmes propriétés? La chimie n'a-t-elle pas reconnu qu'elles renfermaient les mêmes éléments? Sans doute, les chimistes ont bien rencontré quelques petites différences dans les quantités, quelques légères variations dans leur température; mais tout cela est trop minime au fond pour donner lieu à des changements dans leurs propriétés médicinales. » Il est vrai que, si nous ne devions nous en rapporter qu'à l'analyse chimique, cette opinion pourrait avoir quelque apparence de vérité; mais, malheureusement pour les incrédules, les faits sont là pour démontrer les résultats divers qui, tous les jours, viennent frapper l'attention des malades.

Il est évident que les eaux, chimiquement, n'ont pas entre elles de différences bien tranchées, et cependant nous voyons souvent qu'elles conviennent à telle personne plutôt qu'à telle autre, et qu'il s'établit, sans que nous puissions nous en rendre compte, une sorte d'affinité entre certains tempéraments et certaines sources. Sans doute, personne ne peut nier que, depuis Bayle, l'analyse des eaux minérales n'ait fait d'immenses progrès; mais il nous est démontré également, par cette même science, qu'on est encore loin de connaître exactement les éléments qui entrent dans la composition des eaux en général. Ainsi, d'une part, les divers modes d'action produits chez les malades; de l'autre, l'impuissance de la chimie à nous faire connaître la composition exacte des eaux, nous autorisent à penser qu'il existe des variétés d'action qui sont inhérentes à chaque source. Et, sans aller plus loin, nous pourrions nous arrêter à la différence de leur température, qui devrait suffire, ce nous semble, pour nous convaincre de cette vérité; car de cette modification seule découlent une foule de considérations qu'il est impossible de nier. Ainsi, par exemple, une température plus élevée indique déjà une profondeur plus grande de la source, par conséquent, des points de contact plus multipliés dans son trajet, des propriétés dissolvantes plus énergiques, et enfin une chaleur qui à elle seule peut déterminer, selon le tempérament, des effets bien différents sur l'appareil digestif.

D'après toutes ces considérations, je pense donc qu'il est utile et sage de s'en tenir à ce que l'expérience nous apprend journellement, et d'écouter la voix de la nature, qui se révèle à nous par les divers effets salutaires ou nuisibles ressentis par les malades eux-mêmes. Voici d'ailleurs quelle était l'opinion des anciens médecins sur les propriétés particulières attribuées aux diverses sources de Vichy ; et cette opinion, que je vais faire connaître en décrivant chaque source, a pour moi, je dois le dire, une grande valeur, attendu qu'elle est basée sur l'observation d'un grand nombre de faits, recueillis, comme le faisaient les anciens, avec la plus minutieuse attention.

Source du grand puits Carré.

Cette source est située au milieu de la galerie nord, à l'extrémité de la grande galerie de communication, à droite en entrant sous le vestibule du grand établissement thermal. C'est elle

qui fournit la plus grande partie de l'eau nécessaire au service des bains.

La source du puits Carré n'est plus fréquentée
par les buveurs, à cause de sa disposition peu
commode pour y puiser l'eau directement. L'eau
de cette source a été employée dans tous les
temps contre les maladies des voies digestives,
compliquées d'affections pulmonaires; et si la
digestion en paraissait quelquefois difficile, on
avait soin de la couper avec un tiers de lait.
C'est, selon le docteur Desbrest, la plus douce
et la moins incendiaire de toutes les fontaines
minérales de Vichy.

Les anciens médecins la recommandaient
également aux personnes maigres, sèches et
nerveuses.

Source du puits Chomel.

Cette fontaine est située vers le milieu de la
galerie nord du grand établissement, à droite
en arrivant à la porte grillée qui conduit dans
la grande galerie de communication, et à 4
mètres environ du puits Carré. Elle est aujourd'hui élevée au niveau du sol à l'aide d'une
petite pompe aspirante, dont le mécanisme permet de conserver à l'eau tous ses principes naturels.

Cette source, d'après les renseignements qui
m'ont été fournis par M. François, ingénieur
des mines, a une origine commune et se trouve

solidaire avec la source du puits Carré, dont
nous venons de parler; c'est pour cela qu'elle
est administrée avec un grand succès, en boisson, dans les mêmes affections que la précédente. Je ne puis cependant passer sous silence
les propriétés signalées par les anciens médecins, que le temps n'a fait que confirmer. A cet
effet, je laisserai parler ici de préférence le médecin dont la source porte le nom, à cause de
la découverte qui en fut faite en sa présence,
pendant que les ouvriers creusaient les fonda-
tions du bâtiment neuf, en 1775.

« Je ne rapporterai pas, dit Chomel, les effets
merveilleux que les eaux de cette source ont
produits; il suffit de dire que tous ceux qui en
ont bu s'en sont bien trouvés, particulièrement
ceux qui sont affectés de la poitrine et de l'estomac, et les Anglais qui sont sujets à la maladie
de consomption les boivent avec plaisir. Je les
ai vus souvent les mélanger avec du lait et du
thé, et s'incliner sur les eaux pour en respirer
les parties volatiles. »

Source de la Grande-Grille.

Cette source, ainsi nommée à cause d'une
grande grille de fer qui l'entourait encore en
1853, est située à l'extrémité est de la galerie
nord du grand établissement, à gauche en en-

trant par l'arcade de la rue Cunin-Gridaine, en face de l'hôtel des bains.

Si nous devons nous en rapporter, ainsi qu'il convient de le faire, aux écrits publiés par les anciens intendants des eaux sur les vertus particulières de cette source, nous dirons qu'elle était réputée alors comme renfermant beaucoup plus de sels que les autres fontaines, et qu'elle possédait à un très-haut degré la propriété de remédier aux vices des premières voies, au dérangement des organes de la digestion, ainsi qu'aux obstructions des viscères abdominaux.

« Cette source, dit le docteur Desbrest, doit être préférée toutes les fois qu'on a besoin d'agir et de remuer plus efficacement la machine, et de mettre ses organes dans le plus grand jeu. »

Elle est employée aujourd'hui avec succès, principalement dans les pesanteurs d'estomac, dans les mauvaises digestions, l'inappétence, les borborygmes; mais plus particulièrement encore pour dissoudre les engorgements du foie et de la rate; dissiper les coliques hépatiques; favoriser l'écoulement de la bile, et faire disparaître par conséquent les traces de la jaunisse.

L'eau de cette fontaine détermine quelquefois de légères purgations. Elle est prise en bains et en boisson, et celle que l'on met en bouteilles peut être transportée dans les diverses contrées de l'Europe, et se conserver sans altération appréciable.

Source de Mesdames.

Cette source, dont l'écoulement se fait remarquer dans la galerie du grand établissement, à l'extrémité opposée, faisant pendant à la source de la Grande-Grille, présente, d'après l'analyse chimique, une composition analogue à l'eau du puits Lardy; toutes deux sont ferrugineuses, et renferment, d'après M. Bouquet, 12 milligrammes de protoxyde de fer par litre d'eau; son jaillissement a lieu également par suite d'un forage artésien.

Cette eau, d'une température de 16 degrés centigrades et d'un produit de 22,000 litres par jour, a été amenée à Vichy pendant la saison de 1855, au moyen d'un tube en fonte qui protége et conserve dans tout son parcours ses éléments gazeux. Pour obtenir ce résultat, on a placé à l'origine de la source un appareil composé d'une colonne ascensionnelle, terminée par deux cuvettes dont l'ensemble forme, avec la soupape fixée au centre de la vasque qui reçoit l'eau à son jaillissement un joint hydraulique complet, de telle sorte qu'elle est soumise, par ce moyen, à une pression gazeuse constante depuis sa source jusqu'à son arrivée à Vichy, ce qui garantit sa parfaite conservation. Des analyses faites par M. O. Henry, à l'émergence de la source et à la buvette de Vichy, prouvent, dit ce chimiste, qu'il y a identité de principes minéralisateurs, et que le dépôt ocracé de la buvette est arsenical comme aux autres sources.

Dans cet état, cette eau possède toutes les propriétés médicales que l'on reconnaît aux sources alcalines ferrugineuses de Vichy, c'est-à-dire qu'elle est très-utile aux personnes chlorotiques, qu'elle améliore et favorise le retour des règles et remonte l'organisme. La constitution des malades de l'hôpital qui en ont bu était généralement détériorée, avec mollesse et souvent infiltration des tissus, ou bien sous l'influence d'une cachexie paludéenne : c'est, sans aucun doute, à la réunion de l'alcali et du fer que cette eau renferme que nous devons attribuer les résultats favorables que ces malades en ont obtenus.

Source Lucas.

Cette source, située en face de l'hôpital militaire, à 10 mètres de distance, était autrefois celle des Acacias, laquelle, après des travaux de captage exécutés en 1844, par M. François, ingénieur des mines, a été réunie à la source Lucas. Par suite de nouveaux travaux pratiqués en 1854, ces deux fontaines réunies donnent, par vingt-quatre heures, d'après une note qui m'a été remise par M. l'ingénieur François, 105 litres d'eau au lieu de 55 qu'elles fournissaient auparavant. Il paraît que cette source aurait été occupée autrefois par une piscine romaine. Des restes de constructions, trouvés pendant les travaux de captage, ne laissent aucun doute à cet égard.

Cette eau renferme particulièrement une quantité très-notable d'hydrogène sulfuré. Cet acide n'est appréciable qu'à la source, il disparaît complétement par le transport; car l'analyse qui en a été faite à Paris, peu de temps après son puisement, par M. Bussy, en 1850, sur la demande de M. le ministre du commerce, a démontré qu'il n'en existait pas les plus légères traces dans les bouteilles, ce qui prouve que cet acide n'est là qu'accidentellement, et qu'il est dû, sans doute, à la fermentation de quelques substances organiques que les eaux traversent; ce qu'il y a de certain, c'est qu'il n'y est pas combiné, comme dans les sources véritablement sulfureuses.

Son action est très-énergique; elle favorise activement toutes les sécrétions, et l'impression qu'elle produit sur l'estomac est tellement vive, que l'appétit, dit Longchamps, se perd bientôt si on la prend en trop grande quantité.

Elle est très-utile dans les maladies de la peau, sans inflammation de la partie malade. Lorsqu'on la prend en boisson, on doit faire en sorte que l'estomac ne soit pas irrité. Il faut, dans tous les cas, la boire avec ménagement, la couper

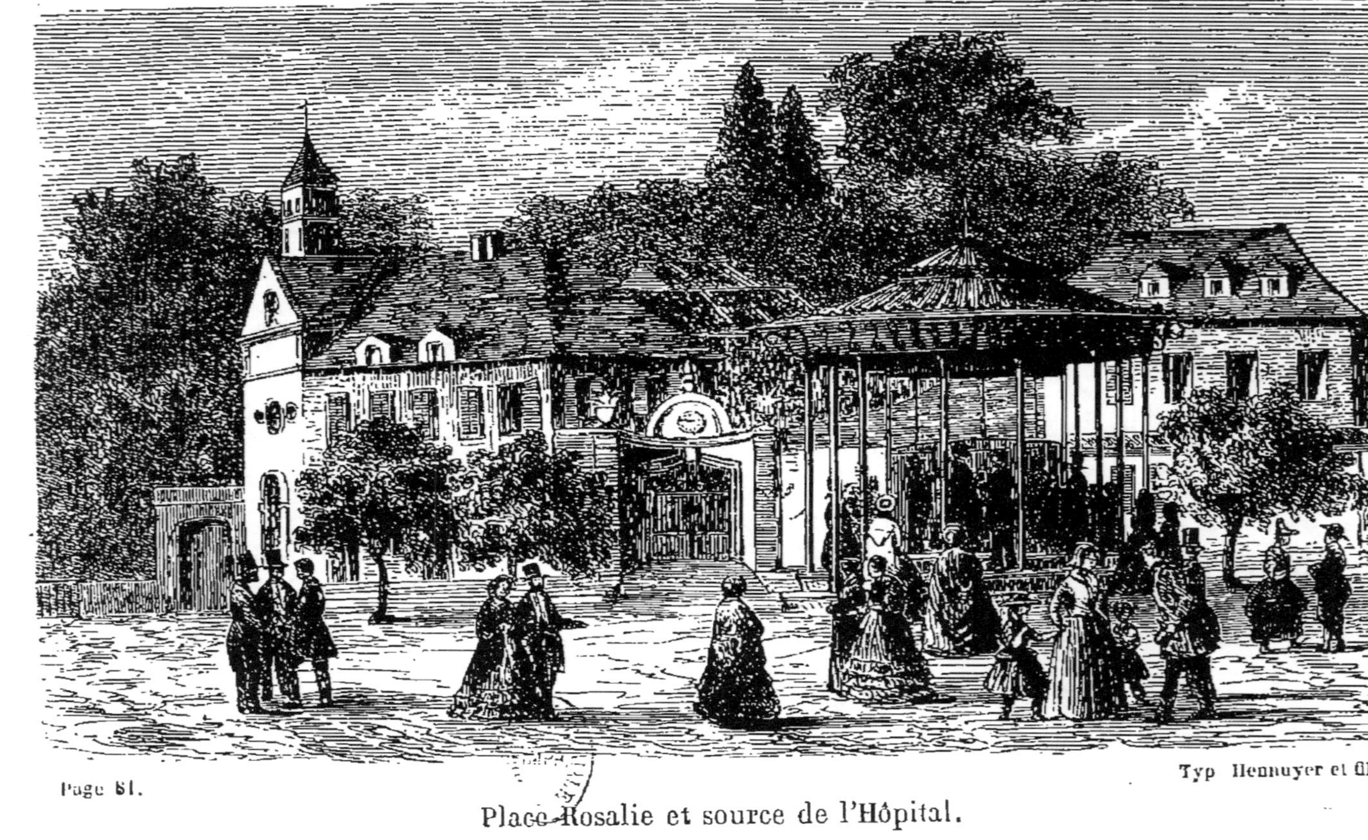

Page 61.

Typ Hennuyer et fils.

Place Rosalie et source de l'Hôpital.

avec du lait ou une infusion de tilleul, ou, mieux encore, avec de l'eau ordinaire gommée. Son efficacité est surtout très-grande lorsque l'affection gastrique succède à une maladie cutanée, dartreuse ou galeuse. Elle sert, en outre à alimenter les bains du grand établissement.

Source de l'Hôpital.

Son voisinage de l'hôpital civil a valu à cette source le nom qu'elle porte ; elle est située sur la place appelée Rosalie, ainsi désignée en l'honneur de la duchesse de Mouchy, qui, en 1819, fit exécuter à ses frais, sur cette place, de grands travaux d'assainissement, rendus nécessaires par suite des eaux stagnantes, qui détrempaient les terres et rendaient fangeux les abords de la fontaine. Un large bassin en pierre, élevé de 2 mètres au-dessus du sol, de forme ronde, sert à contenir l'eau de cette source, protégée, en outre, par une grille en fer surmontée d'une élégante coupole du même métal. Cette fontaine va être abaissée et entourée d'un parterre en forme de square ; par ce moyen, les pieds et les robes des dames n'auront plus rien à craindre des eaux de la buvette.

Cette source a conservé jusqu'à présent la réputation, méritée d'ailleurs, d'agir principalement dans les affections des voies digestives, en ranimant les forces vitales des organes de la digestion depuis longtemps affaiblies ; de régulariser les digestions dépravées ; de dissiper les jaunisses anciennes avec dégoût et inappétence. Elle est très-efficace aussi dans la gastralgie et la dyspepsie, autrement dit dans les maladies de l'estomac, caractérisées par un affaiblissement des forces nerveuses de cet organe, ou bien par une exhalation surabondante de gaz après le repas, sans que les sécrétions gastrique et biliaire paraissent en être altérées.

Le docteur Desbrest nous dit qu'elle était autrefois recommandée également dans les engorgements des ovaires et de la matrice, dans les coliques bilieuses et venteuses, les coliques néphrétiques et les suppressions des urines et des règles. Chomel pensait qu'elle était plus purgative que les autres, et que son action s'exerçait de préférence sur les personnes replètes, remplies d'humeurs, ayant la fibre lâche, molle et inerte ; qu'elle convenait surtout lorsqu'il fallait ébranler les solides, diviser et atténuer les fluides.

Il était d'usage à cette époque de prendre, dans les maladies invétérées, un tiers de cette source et deux tiers de la source de la Grande-Grille. Beaucoup de malades se servent encore, de nos jours, des eaux de ces deux sources simultanément. Sa propriété digestive est en effet très-remarquable, et beaucoup de buveurs, dont l'estomac digère difficilement, viennent chaque jour, après leur repas, en prendre une petite quantité en guise de café.

Source des Célestins.

La fontaine qui porte ce nom est située à l'extrémité de l'ancien Vichy, sur la rive droite de l'Allier. Avant 1844, cette source, qui était renfermée dans un petit pavillon, ne donnait qu'une très-faible quantité d'eau ; depuis cette époque, des travaux exécutés avec soin en ont augmenté le débit. On y a construit un pavillon commode, qui met à l'abri de la pluie et du soleil les malades qui se rendent à la source ; on y trouve aussi une salle de billard pour l'agrément des buveurs. Un chemin facile, pratiqué dans le roc, et un autre, longeant le nouveau parc, conduisent à cette fontaine et la placent aujourd'hui dans des conditions qui ne laissent sous ce rapport rien à désirer.

L'eau de la source des Célestins est la plus chargée de toutes en acide carbonique et en substances salines. Avant que l'analyse chimique en eût fait connaître les principes constants, on avait pour habitude d'y envoyer les malades chez lesquels les médecins craignaient d'irriter trop vivement le système nerveux, comme aussi de trop augmenter la circulation du sang. On ne dirigeait sur cette source que les personnes qu'on ne devait remuer que doucement, afin de tempérer la lymphe, d'enlever les obstructions légères et de préparer les malades à l'administration des eaux chaudes, considérées, à cette époque, comme les plus énergiques de Vichy.

Aujourd'hui, l'analyse chimique et l'expérience ont démontré que de toutes les sources celle des Célestins est la plus énergique, et que, bien loin d'y appeler les personnes faibles et délicates, il faut, au contraire, les en éloigner avec le plus grand soin, ainsi que les personnes nerveuses, irritables, les femmes hystériques, vaporeuses ou trop sensibles.

Le docteur Desbrest avait parfaitement apprécié l'énergie de cette source, car il nous dit qu'elle convient plus particulièrement aux individus lymphatiques, à constitution humide, avec relâchement général des tissus, sur lesquels il est nécessaire d'agir avec force et vigueur, et dont les nerfs ont perdu une partie de leur sensibilité ; et son opinion relativement à l'action de cette eau est telle, que « si elle contenait, dit-il, ainsi que celle des autres sources, de l'esprit sulfureux volatil, et qu'elle fût thermale, elle ne serait peut-être d'aucun usage, à cause des dangers que courraient ceux qui voudraient la prendre. » D'après cela, il pensait qu'il ne fallait avoir recours à cette fontaine que lorsque les autres étaient restées sans efficacité.

Aujourd'hui, la source des Célestins n'est fréquentée que par les malades qui sont atteints

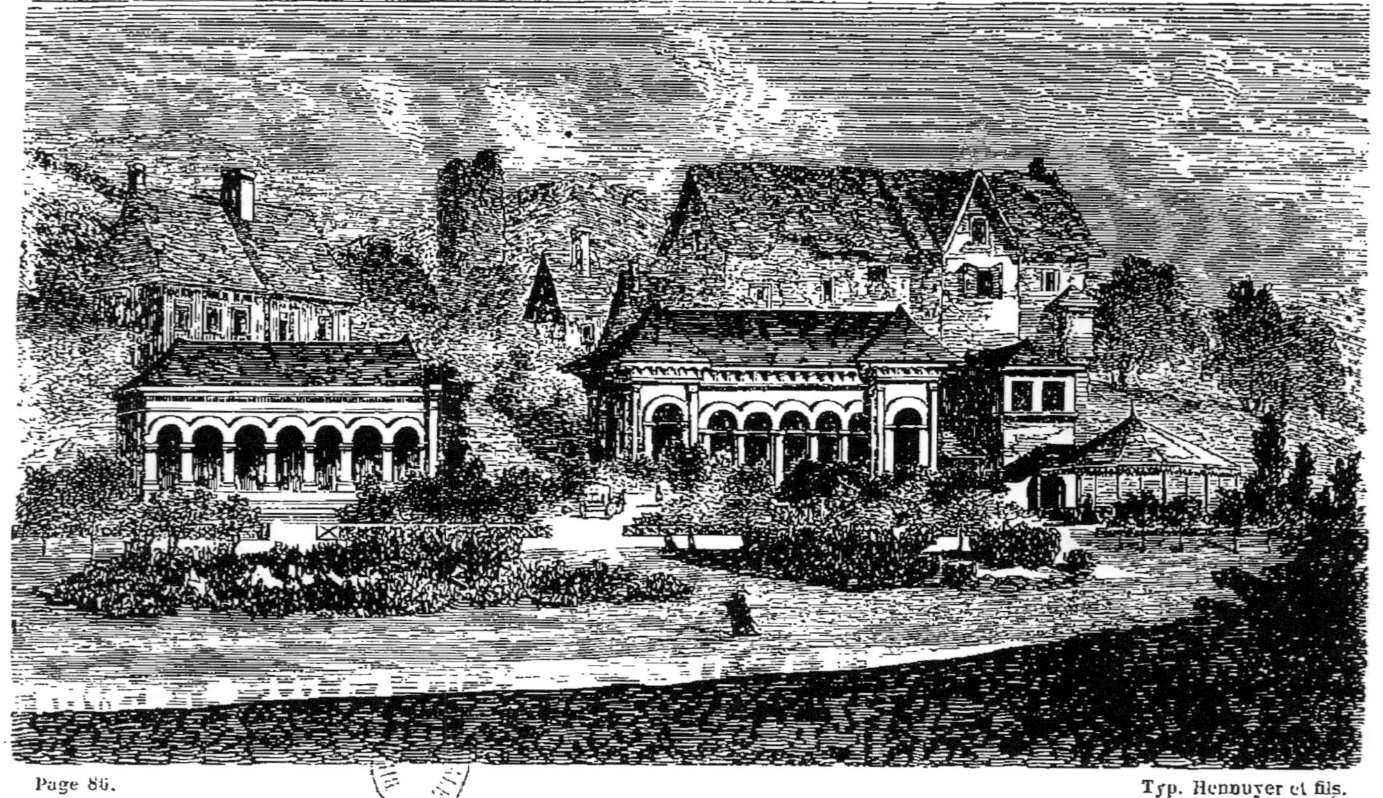

Sources et ancien couvent des Célestins.

Typ. Hennuyer et fils.

d'affection des reins, de la vessie, de la gravelle, de la pierre ou de la goutte. C'est elle qui favorise le plus la sécrétion urinaire. Son efficacité dans les trois premières maladies n'est aujourd'hui contestée par personne ; mais il n'en est pas de même à l'égard des deux dernières ; aussi ai-je pensé, d'après l'importance de ces affections et les diverses opinions médicales qui ont été émises par des hommes aussi recommandables par leur savoir que par leur longue expérience des eaux qu'il était nécessaire d'examiner cette question ; ce que j'ai fait avec le plus grand soin, ainsi qu'on le verra, lorsqu'il sera question de la goutte et de la pierre.

Nouvelle source des Célestins.

La nouvelle source des Célestins est située à gauche de l'ancienne source ; elle a été découverte dans le mois d'avril 1858, par M. Pigeon, ingénieur des mines ; cette fontaine est l'objet d'une sollicitude toute particulière, vu le rendement insuffisant de l'ancienne source, au moment où les malades sont les plus nombreux. L'eau jaillit directement des parois d'une masse de rochers d'arragonite, avec un volume de 7,470 litres par jour ; ses abords sont protégés par une grotte d'un effet imposant ; elle est précédée d'une galerie en portique de sept arcades, soutenue par dix colonnes et deux pilastres, d'après le plan de M. Lefaure, architecte du gouvernement. L'intérieur de ce gracieux édifice sert de salle d'attente, d'abri et de promenoir aux malades : le tout est précédé d'un joli parterre, sillonné par deux avenues, qui permettent aux voitures d'arriver jusqu'à la grotte.

L'analyse chimique a démontré que les eaux de ces deux sources sont identiques.

Source du puits artésien Lardy.

Cette source, qui a 150 mètres de profondeur, est située dans l'enclos des Célestins, à quelques mètres au-dessus de la fontaine qui porte ce nom. Son eau se distingue par sa nature à la fois ferrugineuse, alcaline et gazeuse. L'analyse qui en a été faite par M. Henry, et que l'on trouve au tableau général, fait voir qu'elle renferme tous les éléments des sources naturelles alcalines.

L'expérience nous a prouvé que cette eau jouit en effet des mêmes propriétés, en y ajoutant celles du fer, substance qui est démontrée par le dépôt abondant qu'elle laisse sur son trajet. On reconnaît à l'odorat la présence bien manifeste de l'hydrogène sulfuré ; cette odeur est plus sensible à l'approche des orages.

Les propriétés médicales de cette source sont très-énergiques ; certains tempéraments ne peuvent la supporter ; elle agite sensiblement le

système nerveux, cause de l'insomnie et produit chez quelques malades, chez les femmes en
particulier, les mêmes phénomènes çérébraux
que le vin de Champagne. Elle convient particulièrement aux personnes chlorotiques, aux
constitutions molles, lymphatiques, ainsi que
dans l'aménorrhée : dans ces sortes d'affections,
le principe ferrugineux de l'eau vient augmenter la matière colorante et la richesse du sang,
ce dont ces sortes de constitutions ont un grand
besoin.

Source du Parc.

Il existe à Vichy, depuis le mois de janvier 1844, une seconde source d'eau minérale
jaillissante, connue sous le nom de source Brosson, aujourd'hui du Parc. Elle a une profondeur
de 40 mètres et une température de 23 degrés
centigrades. Cette source, qui a été achetée par
MM. les fermiers, fait partie aujourd'hui des
sources de l'Etat. D'après l'analyse qui en a été
faite officiellement par M. O. Henry, et qu'on
trouve au tableau général d'analyse, cette eau,
étant composée des mêmes éléments minéralisateurs que celles des sources découvertes à Hauterive et à Vichy, doit nécessairement, son origine
étant la même, jouir des mêmes propriétés médicales. Ce puits artésien coule aujourd'hui d'une
manière intermittente, mais peu régulière. Sur
un des côtés du parc, un kiosque de $2^m,50$ de hau-

teur protége les abords de la source ; l'eau qui s'échappe du tube est reçue dans une vasque octogone placée au centre du pavillon.

Source de Hauterive-lès-Vichy.

Il existait jadis à Hauterive, petit village situé à 4 kilomètres de Vichy, sur les bords de l'Allier, deux petites fontaines, qui s'écoulaient lentement au niveau du sol ; elles n'avaient d'autre usage que d'être employées en boisson par les habitants de la localité. Une de ces sources, que l'on croyait perdue dans les sables voisins, ayant cessé de couler, MM. Brosson, qui en étaient propriétaires, se livrèrent à des travaux de sondage qui donnèrent naissance à deux sources jaillissantes que l'on voit aujourd'hui.

Le rendement de la source principale est, dans les vingt-quatre heures, d'environ 86 mètres cubes, et sa température de 14 à 15 degrés centigrades. L'analyse, qui en a été faite par ordre du gouvernement, prouve que sa composition est analogue à celle des sources de Vichy.

Ces deux sources ont été achetées par les fermiers de Vichy pour être réunies à celles de l'Etat.

Source de Saint-Iore.

On connaît depuis longues annés à Saint-Iore, petite commune à 6 kilomètres de Vichy, sur la route de Nîmes, deux sources minérales naturelles, dont l'eau a la plus grande analogie avec celles de Vichy. Ces eaux sont froides, d'une température de 12 degrés, gazeuses et alcalines : elles coulent avec un débit de 10,000 litres par jour : les gens du pays s'en servent depuis longtemps avec succès pour les besoins de la médecine.

Sur la demande de M. Larbaud, l'Académie de médecine a chargé M. O. Henry d'en faire l'analyse ; et la conclusion de son rapport a été que rien ne s'opposait à ce que l'autorisation d'exploiter les sources de Saint-Iore, au point de vue médical, fût accordée au propriétaire, attendu que les produits de ces sources peuvent répondre, dit ce chimiste, à certaines exigences maladives.

Depuis le mois de mai 1857, M. Larbaud, pharmacien à Vichy, propriétaire de ces sources, les exploite avec un très-grand avantage.

Phénomènes physiologiques qu'on observe généralement chez les personnes qui font usage des eaux minérales de Vichy en bains et en boisson.

Règle générale : pour bien connaître les effets physiologiques d'un médicament, il faut les observer sur un sujet jouissant d'une parfaite santé, chez lequel l'équilibre des organes et des fonctions ne laissent rien à désirer. C'est pourquoi j'ai cru nécessaire de soumettre à cette épreuve plusieurs personnes bien portantes, qui ont consenti à me prêter leur concours à cet effet ; mais comme il serait trop long de rapporter en détail toutes les observations qui s'y rattachent, j'ai pensé qu'il me suffirait d'indiquer les conclusions que j'ai pu en tirer.

D'après un tableau comparatif renfermant un grand nombre d'expériences que je ne puis rapporter ici, comme trop étendu, mais dont je ferai l'analyse, sur l'action de l'eau minérale pure administrée sous forme de bains de piscine, pendant une heure et demie de durée, il résulte que ces expériences, qui avaient pour but de faire connaître l'influence de l'eau minérale sur la circulation du sang, ont démontré que sur quatre-vingt-dix épreuves, cinquante fois la circulation du pouls a été plus élevée que dans l'état normal, plusieurs heures après le bain ; trente fois elle a été au-dessous ; et neuf fois dans un état complet d'égalité. Sur trente épreuves faites sous l'influence de l'eau minérale refroidie, vingt fois la circulation du pouls a été plus élevée, plusieurs heures après le bain, que dans l'état normal ; huit fois elle a été au-dessous, et deux fois dans un état complet d'égalité.

Ces expériences ont été entreprises dans le but de connaître l'action de l'eau minérale sur la circulation du sang, action qui, d'après l'opinion qui m'avait été communiquée par plusieurs de mes confrères, devait produire une diminution très-considérable dans les battements du pouls. L'expérience a prouvé qu'il n'en était pas ainsi, de même qu'après les bains de trois et quatre heures de durée.

Nous devons cependant ajouter que, encore bien que la circulation du sang soit augmentée, par suite de l'excitation que l'eau alcaline détermine sur la peau, excitation qui dure encore, vingt-quatre heures après, chez certains malades, ce phénomène n'empêche pas l'action dynamique hyposthénisante de se produire sur le système musculaire, ainsi que le remarquent en général les malades, après quelques jours de traitement.

A l'extérieur, les eaux alcalines de Vichy produisent sur la peau une excitation parfois suivie de rougeur. Cet effet n'a lieu ordinairement que lorsqu'on prend plusieurs bains de suite avec l'eau minérale pure. Ces rougeurs sont suivies de vives démangeaisons et de picotements ; le sommeil est agité, souvent avec un peu de fièvre. Il est prudent, dans ce cas, de suspendre les bains, ou mieux d'y ajouter un tiers ou moitie d'eau douce en commençant. Toutes les constitutions n'éprouvent pas les mêmes phénomènes ;

car on rencontre des personnes qui peuvent prendre un grand nombre de bains d'eau pure sans en être incommodées. Toutefois l'effet le plus remarquable des eaux, sous cette forme, indépendamment de son absorption, est de favoriser la perspiration cutanée, de donner à la peau de la douceur et de l'onctuosité, en dissolvant la matière écailleuse épidermique qui la recouvre.

L'effet salutaire et gradué que font éprouver ces eaux, lorsqu'on les prend intérieurement, à doses modérées, et que leur emploi trouve sa véritable indication, se traduit de la manière suivante : l'estomac est légèrement excité, au bout de peu de jours l'appétit se réveille ; la digestion est plus facile, plus régulière, plus prompte ; toutes les fonctions s'exécutent avec plus de facilité, et le malade éprouve un sentiment de bien-être et d'agilité qu'il ne ressentait pas auparavant : les aigreurs d'estomac disparaissent, la bile devient plus fluide, son écoulement plus facile ; l'assimilation des substances réparatrices ou alimentaires est plus complète ; les selles, par conséquent, sont plus rares et plus consistantes ; la nutrition se fait mieux ; les chairs prennent plus d'embonpoint et de fermeté ; le teint devient plus frais, plus coloré ; le malade est plus dispos ; il s'aperçoit enfin que l'organisme a reçu un grand bienfait, et que les eaux ont rendu aux organes la force fonctionnelle dont ils étaient privés, et qu'elles ont calmé leur état de souffrance par un effet sédatif général.

Par leur absorption sous les deux formes précédentes, soit en bains, soit en boisson, elles déterminent au bout de quelques minutes, d'autres fois au bout de quelques heures, l'alcalinité des urines, lesquelles deviennent en même temps plus abondantes, claires, limpides ; et le dépôt sédimenteux rouge, qu'on voyait sur les parois du vase, cesse en même temps de se produire.

La sueur devient alcaline, elle augmente ainsi que la salive ; la circulation, la respiration sont plus libres ; les plaies, les dartres vives s'irritent, s'enflamment à leur contact, et les douleurs que les malades en éprouvent les obligent souvent à suspendre l'usage des eaux.

L'action chimique de l'eau est plus sensible, du moins en apparence, sur nos humeurs que sur nos solides ; mais puisque les sécrétions sont modifiées, il faut bien reconnaître aussi que les organes sécréteurs ou autres le sont également.

Les traces de la soude, chez les individus qui ont été alcalisés pendant plusieurs jours de suite, ont une durée variable après la cessation de tout traitement. C'est ainsi que nous avons vu des malades conserver des urines alcalines pendant huit ou dix jours, alors même qu'ils n'avaient pris pour arriver à l'alcalinité que de très-faibles doses d'eau, deux verres, par exemple, en vingt-quatre heures. Pour maintenir l'état alcalin des urines d'une manière durable pendant la cure avec une quantité d'eau minime, il est essentiel alors que les malades éloignent toutes les causes d'irritation physique ou morale, qu'ils s'abstiennent d'acides, et qu'ils observent un régime convenable, tant sous le rapport des quantités qu'à l'égard de la nature des aliments.

Un fait remarquable et digne d'attention, c'est que les urines, alcalines avant les repas, cessent de l'être chez la plupart des malades dès que la digestion commence, à moins que cette fonction ne soit très-facile, pour ne reprendre leur alcalinité qu'après qu'elle est terminée. Cet état dure quelquefois de cinq à six heures, suivant que la digestion est plus ou moins longue à se faire. Ce fait physiologique pourrait servir également à constater la durée du travail digestif chez les divers individus. Ce changement assez curieux ne peut s'expliquer qu'en admettant que l'alcalinité du sang, fournie par les eaux de Vichy, se trouve détruite pendant l'acte de la digestion, durant lequel toutes les matières introduites dans l'estomac passent à l'état acide, ainsi que le prouvent d'ailleurs les belles expériences de Montègre. Le suc gastrique, disent également MM. Tiedmann et Gmelin, est peu acide et en petite quantité avant la digestion ; mais il augmente, sous ce double rapport, après l'ingestion des substances alimentaires ; or, dès que cette fonction est terminée, le sang ne recevant plus ses principes acides qui détruisaient son alcalinité artificielle, les produits sécrétés reprennent alors leurs propriétés alcalines, momentanément suspendues. Le mouvement fébrile que détermine la digestion, n'est pas étranger non plus à ce changement passager de l'alcalinité des fluides.

Les forces musculaires se trouvent bien plus affaiblies, par suite de l'usage prolongé des bains alcalins, contre l'opinion de Petit, que par les bains d'eau douce. Des exemples nombreux sont venus confirmer mon opinion à cet égard, car j'ai vu les mêmes faiblesses se produire chez des malades qui n'avaient fait usage des eaux qu'en boisson. On remarque le plus ordinairement, vers le vingtième jour de traitement, un sentiment de lassitude et quelquefois de dégoût pour les eaux, qui indique qu'il faut suspendre le traitement ou l'interrompre tout à fait, suivant l'état du malade ; cette satiété vers le vingtième jour a fait penser aux anciens médecins que la cure était terminée, et que la nature alors avait horreur de l'eau. On a observé généralement aussi qu'aux approches des troubles atmosphériques, ou des orages, les personnes qui font usage d'eau minérale, éprouvent un ballonnement de l'estomac et un anéantissement des forces physiques, qui démontre que les eaux, sous cette influence atmosphérique, ne sont pas aussi bien digérées et qu'elles sont plus lourdes que pendant les temps de calme.

Sous l'influence des eaux de Vichy, le système nerveux est vivement excité ; chez quelques malades, la tête devient lourde et pesante, avec propension au sommeil ; d'autres fois, c'est une espèce d'ivresse que les malades éprouvent : les femmes surtout sont plus influencées sous ce rapport que les hommes. Quelques-unes comparent cette excitation à l'effet que produit le vin de Champagne sur le cerveau ; ce phénomène est dû à la présence de l'acide carbonique, très-abondant dans les eaux de Vichy, prises à la source.

L'appareil génital est modifié chez les femmes par l'exhalation plus considérable et plus précoce de la menstruation ; les eaux calment les douleurs qui la précèdent ou l'accompagnent. C'est probablement aussi à l'excitation exercée tant sur les organes génito-urinaires que sur les nerfs de ces parties, qu'est due l'opinion généralement répandue et très-souvent motivée, qu'elles favorisent la conception.

Elles passent pour être peu favorables ou contraires aux affections pulmonaires. Je dois dire à cet égard que, parmi les nombreux malades que j'ai observés, je n'en ai vu qu'un seul, atteint de bronchite chronique, qui ait ressenti une augmentation dans les symptômes de la maladie ; les autres n'en ont éprouvé aucun résultat fâcheux, et beaucoup ont été soulagés.

Prises en petite quantité, ces eaux paraissent favoriser l'artérialisation du liquide sanguin, et augmenter par là la vitalité générale et la décarbonisation du sang veineux. En général, c'est par petites doses, longtemps administrées et sans excitation générale sensible qu'il faudra agir, si l'on veut remédier complétement à l'altération d'un organe malade, ou détruire un principe morbide inhérent à la constitution.

Il est inutile d'ajouter, comme observation générale s'adressant à tous les malades, que les influences dont nous venons de parler, apparentes avec des doses élevées, sont à peine sensibles lorsqu'on prend les eaux à des doses modérées, ce qui, dans tous les cas, est préférable, car elles peuvent alors être administrées pendant un temps plus long, et, par conséquent, avec des avantages et des résultats beaucoup plus favorables.

Mes observations démontrent qu'il est convenable de faire cesser tout traitement après quarante jours rigoureusement employés, ou même avant, si l'état de lassitude ou d'hyposthénisation musculaire vient à se manifester plus tôt. Dans tous les cas, quelques jours de repos paraissent nécessaires aux malades, après le vingtième jour de traitement.

Disons enfin qu'il est impossible de faire usage avec succès des eaux minérales de Vichy si on les prend à trop haute dose, comme aussi si on introduit dans l'estomac une grande quantité d'aliments pendant la cure.

Expériences ayant pour but de constater l'action chimique des eaux sur divers tissus animaux.

Dans les expériences comparatives que j'ai faites avec l'eau minérale de la source des Célestins et l'eau ordinaire, sur divers tissus animaux, chaque partie soumise à l'expérience pesait 200 grammes ; l'immersion dans des vases contenant un litre d'eau a duré un mois et demi, et l'eau de chaque côté a été renouvelée trois fois dans cet espace de temps.

EAU MINÉRALE.	EAU ORDINAIRE.
TISSU GRAISSEUX.	**TISSU GRAISSEUX.**
N'a rien perdu de son poids ; est devenu presque friable ; s'est saponifié et transformé pour ainsi dire en stéarine.	N'a rien perdu de son poids ; a conservé son aspect et pris une consistance spongieuse très-élastique.
MEMBRANES DE L'ESTOMAC.	**MEMBRANES DE L'ESTOMAC.**
La membrane muqueuse est comme de la bouillie. Sécheresse et friabilité pour ainsi dire des couches subjacentes.	Ramollissement léger de la membrane muqueuse ; couches subjacentes spongieuses.
POUMONS.	**POUMONS.**
Réduits en putrilage.	Réduits en putrilage.
FOIE.	**FOIE.**
Il ne reste plus au fond du vase que quelques grammes d'une substance réduite en bouillie grise, très-molle.	Il a perdu 95 grammes de son poids ; sa consistance et sa couleur n'ont éprouvé aucun changement sensible.

RATE.	RATE.
Même résultat que pour le foie.	Transformée en une substance très-molle, sans changement de forme.

TISSU MUSCULAIRE.	TISSU MUSCULAIRE.
Il a perdu 109 gramm. de son poids ; sa couleur rouge a pâli, et sa consistance est devenue très-molle. Les parties graisseuses qui s'y trouvaient mêlées se sont saponifiées.	Il a perdu 45 gramm. de son poids ; sa consistance et sa couleur sont restées les mêmes, ainsi que les parties graisseuses qui s'y trouvaient mêlées.

CAILLOT DE SANG (100 grammes).	CAILLOT DE SANG (100 grammes).
Dans cette expérience, l'eau alcaline a été renouvelée tous les jours, pendant quinze jours. Ce caillot a perdu 20 gramm de son poids ; il s'est ramolli après avoir pris une teinte brune foncée presque noire, sans pellicule fibrineuse autour du caillot.	Dans cette expérience, l'eau ordinaire a été renouvelée tous les jours pendant quinze jours. Il a perdu 60 grammes de son poids ; il s'est rapetissé : sa consistance est devenue plus ferme ; il était entouré d'une pellicule blanchâtre fibrineuse assez épaisse.

Je dois ajouter que l'effet des eaux doit être, à circonstances égales, plus prononcé sur les parties mortes que sur les parties vivantes, à cause de la résistance qu'oppose la force vitale à l'action des agents extérieurs ; en faisant remarquer qu'elles n'opèrent pas seulement comme le ferait un neutralisant chimique, mais bien comme un modificateur des tissus organiques.

Propriétés médicales des éléments des eaux de Vichy en particulier.

D'après l'analyse chimique rapportée plus haut, il nous sera facile de nous rendre compte des vertus médicales que possèdent les sources en général, en passant en revue les propriétés chimiques, physiologiques et thérapeutiques des substances qui entrent, en particulier, dans leur composition.

Mais avant d'aller plus loin, il est indispensable de faire remarquer que, lorsqu'un principe prédomine d'une manière frappante, comme cela a lieu pour le bicarbonate de soude dans les eaux de Vichy, ce principe doit imprimer non-seulement un caractère distinctif à cette source, mais encore donner à l'eau une action particulière et plus importante que les autres principes minéralisateurs qu'elle renferme. C'est pourquoi nous croyons pouvoir établir les règles suivantes, en disant.

1° Le bicarbonate de soude donne aux eaux de Vichy la propriété de modifier dans leur nature chimique, comme s'il était libre de toute association, les fluides du corps en les alcalisant, d'augmenter les sécrétions, de diminuer la plasticité morbide du sang et d'empêcher, d'après les expériences de M. Baron, par une action locale directe ou prises en boisson, la formation des pseudo-membranes dans la diphthérite et l'angine couenneuse ; de se combiner avec l'albumine, le mucus et la matière biliaire, de manière à les empêcher d'être coagulés par les acides qui existent dans l'estomac ou qui se produisent dans le sang ; de favoriser le ramol-

lissement et la transformation en fibrine de l'é-
lément albumineux de certains aliments, dans
l'acte de la digestion, et de rendre, par conséquent, cette fonction plus facile. Le bicarbonate
de soude, en contact avec la membrane de l'estomac, paraît augmenter la quantité de suc gastrique ; il saponifie, par une action chimique,
les matières grasses ; il aide les sucs gastriques,
hépatiques et pancréatiques, à transformer les
aliments, de manière à rendre leur assimilation
plus facile.

Le bicarbonate de soude possède également
des propriétés altérantes des vices, cachexie ou
âcretés du sang, ainsi qu'une action fondante à
l'égard des engorgements ou obstructions du
foie, de la rate, des ganglions mésentériques, de
la matrice et des reins ; en faisant disparaître
peu à peu les matériaux épanchés et en ramenant leur tissu à l'état normal, résultats démontrés d'ailleurs par de nombreuses observations
cliniques.

Sous le rapport physiologique, on a reconnu,
en outre, que la soude était indispensable à
notre existence et à notre santé, puisque les aliments qui n'en renferment pas ne peuvent servir à entretenir la vie, ce qui a été reconnu
toutes les fois qu'on a voulu nourrir des animaux
avec des aliments qui étaient privés de ce sel ; et
la preuve qu'il en est ainsi, c'est que la soude,
combinée avec divers acides, fait partie inté-

grante de tous nos organes et que, sans la présence de cette substance, il ne pourrait se former ni sang, ni fibrine musculaire, ni os, ni lait, etc. C'est pourquoi aussi les matières nutritives, pour constituer de bons aliments, doivent contenir des sels alcalins dans les proportions convenables pour satisfaire à la reproduction normale du sang, et cela est si vrai, que les aliments végétaux, tels que les navets, les pommes de terre et la plupart des substances alimentaires dont nous faisons habituellement usage, renferment précisément, dans les mêmes proportions, les mêmes éléments incombustibles que le sang des animaux.

Les alcalis, outre leur utilité comme agents de nutrition, sont également indispensables dans l'acte de la respiration ; car il est bien reconnu aujourd'hui que l'alcalinité du sang est une des premières conditions de la combustion pulmonaire, et consécutivement aussi de la chaleur animale, de la transmutation et de la reconstruction de nos organes. C'est ainsi que beaucoup d'agents de respiration, tels que l'amidon, le sucre ou la gomme, ne brûlent pas, dit M. Chevreul, s'ils ne se trouvent au contract d'un alcali libre ou d'un carbonate alcalin ; l'incombustion, dans ces cas, ajoute ce célèbre chimiste, tient au manque d'alcalinité, laquelle est l'intermédiaire indispensable de l'oxygène de l'air, dans la combustion pulmonaire.

Le bicarbonate de soude existe dans les sources de Vichy dans une proportion si considérable, qu'il est impossible de ne pas lui attribuer la plus large part dans la vertu des eaux. Ce sont les seules, en Europe, qui renferment 5 grammes par litre de ce sel ; celles d'Ems, qu'on met en parallèle, en Allemagne, avec celles de Vichy, n'en contiennent pas la moitié.

2° L'acide carbonique, de son côté, agit dans l'état de liberté sur la peau, la membrane muqueuse gastro-intestinale ou vésicale, en déterminant une excitation vive, locale, analogue à celle que tous les acides produisent, quand ils reviennent de l'estomac par éructation, sur les poumons, sur les yeux ou le nez.

En ce qui concerne ses effets thérapeutiques, l'acide carbonique, employé comme médicament, possède des propriétés rafraîchissantes ; on l'administre avec succès dans toutes les maladies inflammatoires. Tout le monde connaît d'ailleurs l'effet favorable de ce gaz sur l'estomac, à la suite d'une alimentation trop copieuse. Il produit alors une excitation prompte mais passagère sur le système nerveux et sur les organes de sécrétion ; il agit comme les spiritueux, en produisant un trouble léger vers le cerveau, avec cette différence qu'il ne laisse point de traces d'irritation, mais bien des effets sédatifs très-prononcés, que l'on remarque surtout dans les affections hystériques, ou dans les douleurs nerveuses de la matrice par défaut d'écoulement des règles ; on l'administre dans ce cas, directement, sous la forme de douches. Cet acide, dont les eaux de Vichy renferment une si grande proportion, prend une part notable dans le résultat de la cure. La compagnie fermière, désirant utiliser sous ce rapport la richesse de ses sources, a établi un cabinet destiné à recevoir les douches et les bains de ce gaz.

3° La quantité d'hydrochlorate et de sulfate de soude qui se trouve dans ces eaux étant très-faible, leur action par conséquent doit être peu sensible.

4° Quant au brome et à l'iode, ces deux corps donnés à petite dose, ainsi qu'on les trouve précisément dans les sources de Vichy, exercent une action fondante sur le système ganglionnaire.

L'iode modifie aussi nos humeurs viciées. C'est précisément dans un état de combinaison alcaline semblable à celle qui existe dans les eaux de Vichy, que, d'après les expériences de M. Dorvault, cette substance modifie l'albumine et la fibrine. C'est le sédatif des douleurs osseuses, et le fondant par excellence des engorgements glandulaires. M. Gendrin se loue beaucoup de l'emploi de l'iode dans le traitement de la goutte, soit aiguë, soit chronique ; ce célèbre médecin dit avoir vu les plus vives attaques disparaître en quelques jours et les nodosités diminuer, sous l'inflence de cet agent uni à la soude ou à la potasse.

5° L'arsenic, donné également à petites doses, ainsi qu'il existe dans ces eaux, a été préconisé par mon collègue Boudin comme un excellent antipériodique dans les névralgies et les fièvres d'accès, et par Fowler comme un moyen puissant de guérison des maladies de la peau, du rhumatisme, de la syphilis, des exanthèmes et des affections cancéreuses.

6° Le fer qu'on y trouve modifie l'état du sang, dont il augmente la matière colorante et la richesse ; il soutient aussi les forces physiques, dans les convalescences des maladies avec débilité ou inertie des organes, de même que dans l'anémie et la chlorose par suite de pertes de sang trop abondantes.

Nous passerons sous silence les autres substances que renferment les eaux de Vichy, les propriétés qu'elles possèdent nous étant peu connues, ainsi que les autres principes que la chimie n'a pu encore y découvrir. Ajoutons cependant, comme fait général d'observation, que les médicaments associés par la nature, tels qu'on les trouve dans les eaux minérales, voient souvent leurs effets se décupler; c'est ainsi qu'il faut de 30 à 40 grammes de sulfate de magnésie pour obtenir un effet purgatif, lorsqu'il est isolé, tandis que 10 à 15 grammes de ce sel, contenu naturellement dans l'eau de

Pulna, suffisent pour arriver au même résultat.

De l'influence des maladies chroniques et diathésiques sur la santé en général.

L'expérience des siècles ayant démontré combien il est difficile de guérir les maladies chroniques, il en était résulté que la plupart des médecins avaient fini par abandonner les malades aux seuls efforts de la nature, les considérant comme tout à fait incurables ; ou bien, si des médicaments étaient administrés, c'était dans l'espoir de rétablir les forces affaiblies, et, dans ce cas, on agissait par des toniques plus ou moins incendiaires et presque toujours funestes. C'est alors que Bordeu, après avoir écrit qu'il ne regardait comme incurables que les maladies chroniques qui avaient résisté aux eaux minérales, conseilla avec juste raison l'emploi de ce moyen à tous les malades qui, avant lui, se trouvaient pour ainsi dire abandonnés à une mort certaine ; et cela est si vrai, que nous ne voyons arriver dans les établissements thermaux que des personnes qui, en général, ont épuisé tous les moyens ordinaires de secours, et renoncé, pour ainsi dire, à tout espoir de guérison par les agents pharmaceutiques, préparés ou associés par la main des hommes.

La nature des maladies chroniques, alors qu'on n'a pas suivi la maladie dès le début, est toujours difficile à saisir dans son initiation, parce qu'elle emprunte à tous les organes et à leurs fonctions des symptômes et des caractères qui se remplacent continuellement; il faut faire une analyse minutieuse de l'individu pour arriver à dévoiler la nature et trouver les causes qui s'opposent au rétablissement du malade, après qu'il aura franchi l'état aigu de la maladie. On voit alors les symptômes locaux et généraux diminuer d'intensité, un état morbide, qui n'est ni la santé ni la maladie, s'équilibre dans chaque fonction, mais qui, en se généralisant, vient prendre part à la souffrance vitale de l'organe ou de la fonction primitivement affectés; cet état, en progressant, arrive à constituer les cachexies ou les diathèses morbides, résultat final, il faut le dire, de toutes les longues souffrances, contre lesquelles aussi les divers remèdes ordinaires des pharmaciens ont échoué.

En général, si une maladie est complexe, là doivent se trouver aussi des agents thérapeutiques nombreux, offrant dans un intérêt commun une unité de composition qui puisse s'adresser à l'état général morbide. Sous ce rapport la composition des eaux minérales se présente évidemment en première ligne, et les résultats que l'on obtient tous les jours en sont les preuves les plus évidentes. Ajoutons aussi que cette médication est surtout souveraine dans les cas où la période d'acuïté est déjà passée à l'état chronique. Il faudrait en outre, pour éviter des déceptions, établir nettement les conditions particulières qui doivent rendre curables les maladies qui se présentent à telle ou telle station thermale. C'est là, il faut le dire, un grand problème à résoudre, qui incombe à la sagacité du médecin des eaux.

Pour démontrer l'utilité incontestable des eaux minérales en général et de celles de Vichy en particulier, nous devons faire remarquer que dans toutes les longues souffrances, soit physiques, soit morales, la constitution s'altère, et qu'au milieu des divers signes morbides qui les caractérisent, on voit presque toujours, comme symptômes prédominants, un trouble général se manifester dans les fonctions digestives et réparatrices, sous forme de gastralgie, de dyspepsie ou de spasmes des viscères abdominaux.

Sous l'influence de toutes ces causes directes ou indirectes, on voit peu à peu l'équilibre des forces vitales diminuer dans leur ensemble, de telle sorte que la nutrition et l'assimilation s'arrêtent, le sang s'appauvrit ; de là, cet état de langueur et de dépérissement de l'individu.

Mais, au milieu de cet anéantissement de la vie causé par l'anéantissement des forces vitales de l'organisme, il se produit des altérations humorales qu'il est important de faire connaître aussi, lesquelles donnent aux sécrétions des propriétés ou des réactions acides qu'elles n'avaient pas auparavant, comme cela a lieu, du reste, toutes les fois qu'il existe un état de fièvre ou d'irritation quelconque, dans une des parties du corps.

C'est ainsi, par exemple, que les larmes, naturellement alcalines, deviennent acides à la suite d'une ophthalmie, et que le mucus nasal ou bronchique se présente avec de semblables propriétés dans le coryza et la bronchite inflammatoire. Sous ce rapport, Prout assure également que la sueur, ainsi que les autres fluides sécrétés, contiennent de l'acide acétique dans toutes les maladies chroniques, quel que soit l'organe malade.

MM. Becquerel et Cohen ont démontré de la manière la plus positive, par de nombreuses expériences, que la soude diminue dans le sang, chez tous les sujets affectés de fièvre lente, inflammatoire. Ces auteurs ajoutent également que cette humeur prend dans ces cas une réaction acide, laquelle est icompatible avec les fonctions que le sang remplit dans la nutrition et la respiration, et s'oppose par conséquent à un état de santé convenable. Ajoutons, en outre, que par suite de ce ralentissement des actes de la vie organique, le nombre de globules rouges du sang diminue, tandis que la partie séreuse et les globules blancs augmentent, et que cette

asthénie générale, ou mieux cette viciation humorale a pour effet de rendre les éléments du
sang moins liés, moins fibrineux, et d'entraver
consécutivement toutes les fonctions vitales
régénératrices.

On a observé, aussi, dans les fièvres lentes
hectiques, avec faiblesse générale, qu'une partie
de l'oxygène et de l'azote diminuait dans le
sang, ce qui rend cette humeur proportionnellement plus riche en carbone. Disons également
que tous ces phénomènes, qui signalent
une vie qui s'éteint, sont occasionnés, la plupart du temps, par la souffrance d'un seul organe, qui s'irradie et réagit sur tous les autres,
par l'enchaînement naturel des fonctions organiques. C'est dans cet état fâcheux que se présentent le plus ordinairement les personnes qui
viennent demander aux eaux une entière guérison, ou tout au moins quelque soulagement.
Nous devons, en pareil cas, prévenir celles qui
pourraient se décourager au milieu d'un traitement toujours long dans ses résultats, que ce
n'est pas seulement pour un organe malade
qu'on vient réclamer le bénéfice des eaux, mais
aussi pour rétablir dans son ensemble une constitution plus ou moins détériorée. Ajoutons
également que, dans toutes ces affections, on
doit chercher une guérison prompte, attendu
que ce sont presque toujours des organes essentiels à la vie qui souffrent, tels que l'estomac,

les intestins, le foie, les reins, la vessie, la matrice ou les poumons, ou bien encore des diathèses à combattre, comme il s'en produit à la suite de fièvre d'accès ou d'intoxications miasmatiques palustres, avec engorgement du foie ou de la rate.

Toutes ces altérations dont nous venons de parler doivent faire comprendre aux malades qu'il faudra apporter dans la cure, non pas une médication superficielle, mais bien imprimer à l'économie tout entière une modification profonde et soutenue, puisqu'il s'agit ici de détruire des accidents morbides, qui s'opposent depuis longtemps déjà au rétablissement de la santé.

L'utilité des eaux alcalines, d'après ce que nous venons de voir, nous paraît suffisamment démontrée, car il est évident que toutes ces maladies dépendent, en dernière analyse, d'un épuisement général par défaut d'assimilation et d'élaboration incomplète des substances alimentaires, dans les divers appareils organiques, avec altération consécutive dans la nature chimique du sang et des humeurs.

Il ne faut pas oublier, non plus, que l'étude des liquides animaux appartient tout entière à l'étude de la nutrition, et que tous les actes de la vie organique se trouvent placés d'une manière absolue sous leur dépendance : ce qui nous fait voir que c'est dans l'altération des humeurs que le médecin doit également chercher les causes de la plupart des maladies chroniques et les moyens, par conséquent, de les combattre. Ce n'est pas, il faut le dire, l'état fébrile seul, qui, dans les maladies chroniques, fait diminuer les sels et la fibrine du sang ; ces mêmes résultats peuvent être produits par d'autres causes, telles que : une diète ou l'abstinence prolongée, un régime trop sévère, les saignées, les purgations fréquentes ou des sécrétions très-abondantes, lesquelles nous font maigrir, en nous enlevant du corps les produits les plus animalisés ; car les boissons que prennent les malades habituellement ne suffisent pas pour compenser cette déperdition des éléments salins ou fibrineux du sang.

Toutes ces théories chimiques, que nous partageons, basées sur des faits sérieusement observés par des hommes étrangers aux eaux de Vichy et des plus autorisés dans la science, ne seront pas du goût de quelques médecins exerçant à Vichy, qui rejettent loin d'eux de pareilles idées. Ces hommes sont à plaindre, parce qu'en repoussant ces faits, ils font preuve d'ignorance ou de mauvaise foi, voulant sans doute faire de l'opposition quand même, pour se donner une importance qu'ils n'ont pas.

D'après les faits cités plus haut, les maladies chroniques peuvent dépendre tout à la fois, comme nous venons de le voir, de la maladie, du traitement ou du régime diététique auquel ces malades ont été soumis, s'en rapporter dans cette circonstance au traitement d'un seul organe, ce serait évidemment commettre une grave et préjudiciable erreur, puisque nous avons vu que dans toutes ces maladies, il y avait un état général, une altération profonde de l'organisme à modifier ; et ce qui le prouve, c'est qu'on ne réussit bien, dans ces sortes d'affections, qu'en employant une médication générale qui puisse s'adresser à l'organisme tout entier.

Dans ces divers états morbides, les médicaments toniques ou autres, préparés dans nos pharmacies, étant restés impuissants, et les émissions sanguines, les purgatifs, les vomitifs ou autres moyens de ce genre ne pouvant plus être employés, la médication régénératrice des eaux minérales reste donc la seule qui puisse véritablement être invoquée, et la seule qui puisse produire en effet des résultats réellement efficaces, en introduisant dans le sang les éléments reconstitutifs dont l'état physiologique du malade se trouvait privé depuis longtemps déjà par les souffrances du mal.

Eh bien ! au nombre des eaux minérales de nature à remédier à un pareil état de souffrances ou mieux à des altérations semblables, il n'en est pas de plus convenables que celles de Vichy, car elles renferment précisément, dans leur composition chimique, un ensemble de substances salines à base de soude, dont les propriétés curatives, neutralisantes et reconstituantes tout à la fois des forces vitales, conviennent plus parfaitement à la réalisation d'un pareil résultat ; et cela est si vrai, que toutes les maladies chroniques produisent un véritable relâchement de la part des organes ainsi qu'une inertie extraordinaire de l'activité vitale.

Du mode d'action des eaux de Vichy et des considérations générales qui s'y rattachent.

Après avoir examiné, comme nous venons de le faire, les questions physiques, physiologiques et thérapeutiques des eaux alcalines, ainsi que la nature des maladies qu'elles sont appelées à guérir, il est convenable, je pense, de rechercher par quel mode d'action s'opèrent tous ces phénomènes, dont les résultats, en général, se traduisent par la guérison des maladies, c'est-à-dire par le rétablissement du rhythme normal des fonctions organiques, en faisant remarquer, toutefois, que les affections qui se présentent à Vichy se caractérisent le plus ordinairement par des lésions d'abord isolées, mais qui plus tard viennent porter un trouble funeste dans tout l'organisme ; d'autres fois elles se caractérisent par des perturbations nerveuses dans les phénomènes vitaux.

Les eaux de Vichy, comme toutes les eaux minérales, forment un médicament complexe dans ses éléments constitutifs : des explications sur leur mode d'action doivent par conséquent être très-difficiles, attendu qu'à côté des propriétés générales il y a une propriété spéciale, laquelle dépend de la nature des substances qu'elles renferment, ce qui prouve qu'on ne peut les remplacer les unes par les autres, et démontre la difficulté qu'il y a de fixer la part que chacun des éléments de cette association peut prendre à l'effet général. Nous devons également déclarer qu'il est impossible d'admettre que le bicarbonate de soude soit l'agent exclusif ou essentiel des eaux, de même qu'on ne peut affirmer que la strontiane ou la lithine, dont les vertus médicales sont à peu près ignorées, ont un rôle absolument passif ; et, en effet, quel que soit l'agent prédominant d'une eau minérale, cet agent n'agit pas seul ; c'est un tout qui a pris sa force et sa spécialité thérapeutique dans l'association des divers principes minéralisateurs qui le composent ; nous savons également que l'association, ou mieux la réaction des substances médicamenteuses entre elles, donne des propriétés différentes, qui n'appartiennent ni à l'une ni à l'autre de ces substances prises isolément. Quoi qu'il en soit, disons ici que les diverses propriétés des eaux ne doivent pas être étudiées empiriquement, ni d'après des théories transmises et acceptées d'âge en âge, comme celles de l'*excitation*, de la *tonicité* ou de la

révulsion ; car il est à remarquer que les théories et les système dénaturent souvent les faits
pour se les rendre favorables, et peuvent, par
conséquent, nous conduire aux plus funestes
conséquences. C'est donc dans le sens des lois
vitales et physiologiques que j'ai dû diriger mes
recherches depuis que je viens à Vichy ; j'en ai
puisé les principaux résultats dans la clinique
de l'hôpital dont le service m'a été confié pendant seize ans. J'ai dû, ainsi qu'on l'a vu plus
haut, examiner l'action des eaux sur diverses
personnes bien portantes, afin de suivre avec
plus de fruit les effets qu'elles produisent sur
les malades. Les observations recueillies de
cette manière sont et seront toujours éternelle-
ment vraies, attendu que la vertu d'un médicament ne peut être connue que par les résultats obtenus dans les divers actes physiologiques
ou pathologiques et non par les expériences sor-
ties du laboratoire des chimistes, dont les théories sur la prétendue liquéfaction du sang, en
ce qui concerne du moins les eaux de Vichy,
sont loin d'être exactes, ainsi que nous le verrons
d'ailleurs lorsqu'il sera question des maladies de
la rate avec appauvrissement du sang.

Le mode d'action thérapeutique des eaux minérales, disions-nous, est en général d'une explication difficile ; cependant nous croyons qu'il
n'en est pas ainsi à l'égard des eaux minérales
de Vichy, à cause de la facilité que donne la

chimie de reconnaître par nos sens et en tous lieux la présence du principal agent qui les minéralise.

Cette propriété que présente en particulier cette eau minérale par son alcalinité, permet au médecin de graduer à volonté la dose du médicament, comme nous le verrons plus loin, et de donner par là à la science médicale la précision des sciences exactes, moins la connaissance des lois qui gouvernent les forces vitales, lois toutes mystérieuses, et par conséquent cachées à notre intelligence, mais que nous sommes obligés d'admettre, si nous voulons expliquer les divers phénomènes qui président au rétablissement de la santé. Ces phénomènes vitaux, par cela seul qu'ils se passent sous le voile du mystère, ne peuvent nous servir ici d'explication, et cela est si vrai, que les hommes qui se livrent à l'étude des lois vitales sont forcés, pour s'entendre, d'admettre des mots ou des idées de convention. Car il est difficile de démontrer l'existence du principe vital; c'est une hypothèse sans doute. Mais ce qui la distingue des autres, c'est qu'elle est plus satisfaisante pour expliquer et nous faire comprendre les phénomènes de la santé et de la maladie. Personne ne peut avoir, certes, la prétention de savoir de quelle nature ni de quelle forme est le principe qui nous anime. C'est un mystère, avons nous dit, et comme tel il doit rester caché à notre intelligence. Ce n'est donc pas ainsi que nous pouvons procéder pour convaincre nos lecteurs, et leur démontrer les propriétés curatives des sources alcalines. Ne pouvant insister sur le mode caché d'expliquer l'action thérapeutique des eaux de Vichy, nous devons, par conséquent, porter notre attention sur la partie qui peut, sous ce rapport, frapper nos sens et éclairer notre raison. A cet effet, nous analyserons les modifications qu'éprouvent les sécrétions sous l'influence des eaux employées, ainsi que le conseille d'ailleurs l'Académie de médecine, *comme le seul moyen à l'aide duquel on puisse arriver à des résultats réellement utiles à la pratique de la médecine.* Cependant, comme quelques médecins ont prétendu que les eaux de Vichy n'agissaient principalement que par une propriété *excitante, tonique* et *révulsive,* je crois utile, dans l'intérêt de la vérité et des principes qui m'ont guidé jusqu'à présent dans l'étude de ces eaux, comme aussi pour éclairer l'opinion du lecteur sur toutes ces questions, de les examiner en peu de mots. Mais, avant d'aller plus loin, disons ici combien il est curieux de voir, dans des questions aussi importantes que celles qui concernent les propriétés des eaux minérales, de voir, dis-je, les auteurs de toutes les époques se copier successivement depuis des siècles et se transmettre de confiance, comme une monnaie courante, sans rien vérifier par eux-mêmes, et sans examiner si toutes ces théories sur l'excitation, la tonicité ou la révulsion n'étaient pas au fond de pures hypothèses.

Prenons d'abord le mot *révulsion*. Eh bien, la révulsion ne saurait être efficace qu'autant que toutes les maladies reconnaîtraient pour cause un principe mobile, capable d'être déplacé ou éliminé. Mais il est évident qu'elles ne dépendent pas d'un simple mouvement vital, et que vouloir les guérir de cette façon, c'est faire à plaisir de cette thérapeutique de révulsion un système de bascule, une sorte de locomotive invisible, entraînant tout ce qu'on veut d'une région dans une autre ; comme si les maladies qui affectent les organes intérieurs ou la constitution étaient des êtres isolés, susceptibles, par conséquent, d'être attirés au dehors, déplacés ou rendus mobiles par l'influence de tel ou tel agent de révulsion, ce qui n'est pas.

La *tonicité*, ce mot exprime naturellement une tension, une résistance dans la fibre animale, dans les tissus organiques, ce qui, en bonne logique, devrait s'opposer, ce nous semble, à la fonte des engorgements ou des obstructions ; et, cependant, nous voyons tous les jours des affections de ce genre disparaître sous l'influence des eaux de Vichy. Ce qui prouve évidemment que la *tonicité* est ici un mot usé et sans valeur. Les résultats cliniques d'ailleurs sont là pour démontrer la fausseté d'une pareille assertion.

Quant à l'*excitation,* ce mode d'action, mis en scène par la plupart des médecins hydrologues, exprime également le resserrement des pores, des vaisseaux ou des glandes, dont l'effet doit naturellement arrêter toute sécrétion, et amener par conséquent la suppression ou tout au moins la diminution des urines, de la sueur et de la bile. Or, si les partisans de l'excitation n'admettent pas la diminution des urines ni la sécheresse de la peau, ce qu'il est impossible d'admettre, les eaux de Vichy ne sont donc pas *excitantes,* comme ces médecins le disent. Ou bien, si l'action des eaux alcalines consiste dans ces divers modes d'action, il faut que ces médecins renoncent alors à ces expressions, et rejettent toutes les lois thérapeutiques et physiologiques les mieux établies de nos jours, pour ne faire que de l'empirisme, c'est-à-dire une médecine qui n'a ni méthode ni théorie. Tout cela prouve évidemment que ceux qui ont adopté de pareilles idées sur l'action principale des eaux minérales de Vichy sont dans une erreur fondamentale. Et cette erreur, remarquez-le bien, n'est pas ici une chose indifférente, une affaire de pure théorie, car elle peut conduire à des applications funestes, par cela même que les indications qu'elle renferme ne sont pas exactes ; c'est à quoi n'ont pas réfléchi les médecins qui propagent de semblables chimères, sans s'occuper de mettre à profit les moyens d'investigation que nous offrent tous les jours les sciences physiques et physiologiques, les seules qui puissent nous conduire à de bons résultats en fait de traitement.

Nous avons suffisamment démontré, je pense, que ce n'est point sur les excitants qu'il faut compter, pour la guérison des maladies organiques ou diathésiques, mais bien sur les éléments matériels constitutifs des eaux. Ceux qui souffrent trouveront des excitants partout, si c'est avec de pareils moyens qu'ils peuvent se guérir; mais quant aux modificateurs des forces vitales, indispensables pour produire une guérison réelle et durable, il faudra, pour les trouver, se rendre aux sources qui renferment les éléments modificateurs spéciaux à la guérison de ces maladies; car, n'avoir pour action curative, comme on le proclame dans presque tous les écrits sur les eaux minérales, qu'une réaction organique nerveuse, c'est se faire une très-fausse idée de la maladie et du remède, c'est n'envisager la question que sous un seul de ses côtés et ne satisfaire qu'à la moins importante et à la plus facile des indications thérapeutiques. Aussi, que de cruelles déceptions n'éprouverait-on pas, si, dans les maladies chroniques, on s'imaginait qu'il ne faut qu'exciter l'organisme pour faire disparaître la maladie ! Si, à côté, on ne trouvait pas un modificateur spécial ou spécifique des forces vitales, mais alors on nuirait beaucoup plus qu'on ne serait utile ; car, pour guérir une maladie chronique, il faut d'abord détruire la cause morbide qui mine la constitution ; or personne ne croira que les *excitants* ou les *révulsifs*, ce qui revient au même, puissent amener un pareil résultat. Il est également absurde de soutenir que la poussée, par l'irritation qu'elle détermine à la peau, épiphénomène accidentel et momentané, puisse révulser des engorgements intérieurs. Sous ce rapport également, cette action thérapeutique est évidemment nulle, parce qu'il existe des affections organiques, qu'il faut, avant tout, détruire matériellement pour les guérir, ou bien des diathèses ou des constitutions de mauvaise nature qu'il faut corriger, ce qu'on ne pourra jamais obtenir avec l'excitation, médication basée sur un effet purement mécanique, et, par conséquent, d'une valeur médicale insignifiante et sans portée, de même qu'on pourrait le faire en pratiquant une friction sèche sur la partie malade, ce qui n'est pas admissible. Laissons donc de côté ces théories empruntées à une vieille routine ; mots sur lesquels s'appuient quelques médecins pour expliquer la principale propriété curative des eaux de Vichy, propriété que les sources minérales de tous les pays pourraient revendiquer au même titre, ce qui est loin d'être exact, et procurer aux malades les mêmes avantages. Heureusement, comme je l'ai démontré plus haut, il ne faut pas beaucoup de science pour comprendre que c'est là une erreur fondamentale ; car, il est incontestable qu'une différence aussi marquée dans la nature et les proportions des principes constituants des eaux minérales doit faire varier considérablement aussi les effets et les résultats dans le traitement des maladies.

Avant d'exposer le mode d'action d'un médicament, il faut demander à l'observation quelles sont les maladies que ce médicament guérit, et examiner la nature de celles qui en réclament l'emploi. Sous ce rapport, voici ce que nous trouvons dans la clinique de Vichy, concernant la nature des maladies qui s'y présentent, des lésions des solides, des liquides, et principalement aussi des lésions des forces ou propriétés vitales. D'après cet exposé, ces divers états morbides constituent évidemment le fond des maladies traitées avec succès à Vichy; notre opinion sur le mode d'agir des eaux de cette localité thermale doit donc se traduire dans ce sens, et nous oblige à dire que cette action consiste d'abord dans des actes dynamiques, lesquels s'adressent au principe vital, dans ses effets médicateurs, c'est-à-dire, qu'elles viennent en aide et secondent par leur présence les forces vitales, impuissantes jusqu'alors à opérer par elles-mêmes le rétablissement physiologique du malade.

D'autres fois aussi, elles agissent d'une manière incontestable par une action physico-chimique.

Cette première pensée sur l'action dynamique est basée sur cette donnée, qu'une médication ne peut rétablir les fonctions organiques ni fortifier l'économie, qu'en détruisant par elle-même ou bien en venant seconder les efforts médicateurs des forces vitales, contre la cause morbide qui s'oppose au rétablissement de la santé du malade.

Ce n'est, je dois le dire, qu'après avoir examiné et cherché à approfondir la valeur réelle des diverses théories médicales sur l'action des eaux, et les divers systèmes philosophiques d'induction sur ce *quid divinum* de leur effet thérapeutique, que j'ai dû modifier certaines idées contenues dans les précédentes éditions de ce guide. Cette interprétation que je viens d'exposer m'a paru plus satisfaisante que les autres, parce qu'elle éclaire davantage notre intelligence, et que ses principes se trouvent renfermés dans la doctrine hippocratique dont on a cherché à s'éloigner, espérant trouver mieux, mais à laquelle on sera forcé de revenir, parce qu'elle repose sur l'observation des phénomènes naturels, et qu'elle est dépouillée, en outre, de toutes les susceptibilités que les différentes sectes ou différents systèmes ont voulu insensiblement y introduire; c'est, il faut le dire,

en s'appuyant sur les faits cliniques que la médecine thermale rendra le plus de services à la
science et à l'humanité; on ne doit pas perdre
de vue, toutefois, que la plupart des phénomènes vitaux tirent leur origine des mouvements dirigés par le principe vital, dans un but
nécessaire à la conservation de l'individu, et
que beaucoup de médecins de nos jours croient
devoir attribuer à des actions excitantes de la
part des eaux sur la matière organique, médication basée sur un effet mécanique et d'une
valeur médicale peu acceptable.

En ce qui concerne la seconde proposition de
notre théorie, c'est-à-dire, l'action physico-chimique des eaux, j'ai été conduit également à
adopter cette opinion, sur l'effet des eaux alcalines en particulier, parce qu'il m'a été démontré par les nombreuses expériences que jai
faites au lit des malades, concernant leur action
physiologique, que les maladies aiguës ou chroniques engendraient toutes des acides dans nos
humeurs. Ainsi d'ailleurs que cela a été démontré par des chimistes qui font autorité dans
la science, et qui sont étrangers aux théories
médicales de Vichy, ainsi que nous l'avons vu
lorsque nous avons examiné les effets produits
sur l'organisme par l'influence des maladies
chroniques. Cette acidification organique a lieu
soit par suite de douleurs ou de troubles physiques, occasionnés par la maladie sur l'orga-

nisme, soit par suite de souffrances morales que les malades ou les bien portants sont susceptibles d'éprouver dans les diverses situations de la vie. C'est pour cela que les maladies chroniques trouvent à Vichy une indication des plus manifestes par la neutralité qu'elles apportent dans la nature de nos humeurs, comme aussi des plus salutaires lorsqu'elles sont administrées contre les cachexies diathésiques ou les maladies à longues souffrances.

Au nombre des agents les plus importants de l'organisme que la force vitale emploie pour présider à la conservation de la vie de l'individu se trouve le sang, ou *chair coulante*, suivant l'expression parfaitement juste de Bordeu ; c'est sur cette humeur que se porte principalement l'action modificatrice des eaux de Vichy. C'est par sa circulation que ce fluide veille à notre caloricité et d'où émanent tous les produits des diverses sécrétions ou excrétions organiques. Cette humeur, par conséquent, se dépose elle-même et chasse pendant son cours, de tous les organes qu'elle pénètre, les matériaux usés et vieillis, qui, par un séjour trop prolongé, deviendraient nuisibles à la santé de l'individu ; et cela est si vrai, que les éléments de mauvaise nature sont rejetés au dehors par les urines, les selles et la transpiration, ou bien régénérés par la combustion pulmonaire.

Si, comme nous l'avons vu plus haut, l'action

des eaux se traduit parfois par une action chimique, ce que nous venons de dire prouve
combien cette action des eaux sur le sang des
malades qui viennent à Vichy est importante à
connaître, encore bien que beaucoup de médecins de nos jours crient à l'anathème contre
les idées chimiques ; sous ce rapport, nous ne
pouvons faire mieux que d'invoquer l'opinion
du docteur Filhol, qui dit : « Sans prétendre
que la chimie puisse à notre époque fournir les
moyens de se rendre compte de la manière
d'agir des eaux minérales, on est cependant en
droit d'affirmer qu'elle conduit souvent, par ses
résultats, à des explications plus simples, plus
naturelles et plus probables que celles qu'on
obtiendrait sans son secours. » Disons aussi
que la chimie, au point de vue de l'action des
eaux minérales, éclaire la médecine, et que la
clinique, qui doit être placée au-dessus, confirme
leur action curative spécifique. C'est elle, en
définitive, qui nous apprend à connaître la vertu
des eaux ; mais vouloir éloigner toute idée chimique des théories médicales, concernant l'effet
thérapeutique d'une eau chargée de principes
salins comme celle de Vichy, c'est vouloir rester dans l'ignorance ou faire de l'opposition
par système, de même que les humoristes, en
admettant une matière peccante, un vice dans
les humeurs, une altération plus ou moins profonde dans leur état physique et chimique,

n'avaient pas non plus des idées qu'on doive totalement rejeter.

L'analyse chimique d'une eau minérale doit être, sans aucun doute, le point de départ ou l'indice des conditions de son application thérapeutique ; mais cette connaissance une fois acquise, il faut que le médecin lui donne par ses résultats cliniques le classement et les indications qu'elle pourra remplir dans le traitement des maladies, attendu que la vertu d'une eau minérale ne se déduit pas seulement de la présence du sel dominant qu'elle renferme, mais principalement de la combinaison intime de tous ses éléments constitutifs ; c'est sur l'ensemble de ses éléments de composition qu'on doit établir leurs propriétés spéciales, et qu'on peut les désigner pour être employées dans tel état pathologique ou tel genre de maladie.

Lorsque, dans une source minérale, une ou plusieurs parties intégrantes viennent à prédominer sur toutes les autres, on peut alors indiquer d'avance, jusqu'à un certain point, les conditions dans lesquelles il convient d'en faire usage, et rapporter à leur véritable cause les effets produits sans pouvoir affirmer, toutefois, que les autres éléments, plus faibles en quantité, n'ont produit aucune action dans les résultats de la cure.

Les divers éléments des eaux ont une action moyenne qui est le résultat de plusieurs forces dépendant de chaque élément de composition, quelque insignifiant d'ailleurs que chacun de ces agents paraisse prendre à cette action.

La vertu des eaux doit être attribuée aussi, dans un grand nombre de stations thermales, non-seulement à l'état inconnu de combinaisons des principes qu'elles renferment, mais encore à leur thermalité prise à la source ; cette dernière circonstance est tellement importante, qu'on voit des effets remarquables de guérison dans des cas où on ne peut admettre ni calculer l'action des eaux par la quantité minime, ou la qualité des substances minérales que l'on y rencontre ; une grande partie de leurs bienfaits, dans ces cas, doit être attribuée à la thermalité, au climat et aux conditions extérieures dans lesquelles les malades se trouvent placés, ce qui en effet doit être pris en sérieuse considération.

L'eau de Vichy étant absorbée, comme nous le disions plus haut, ses éléments agissent par une action mystérieuse sur le principe vital, et chimiquement sur le sang, phénomènes démontrés sous ce rapport par les changements qui s'opèrent bientôt après dans l'organisme, et que nous signalent la nature des sécrétions et des excrétions, lesquelles, douées de réaction acide normalement, deviennent alcalines après l'usage des eaux, et ce qui démontre également qu'elles s'adressent aux forces vitales, c'est l'impressionnabilité qu'elles exercent sur l'organisme, en réveillant l'atonie des organes et l'inertie des fonctions, phénomènes qui se caractérisent par une plus grande vitalité dans l'ensemble de l'organisme. C'est en un mot par cette modification vitale et organique déterminée par la composition des eaux de Vichy, que le malade est mis en voie de guérison, et plus tard en état de santé, alors que les fonctions vitales auront été replacées dans leur milieu normal.

L'état de santé n'est possible, remarquons-le bien, qu'autant que le fluide sanguin ne se trouve pas modifié dans ses molécules intimes; car aussitôt qu'un état anomal existe, nous voyons que la force vitale s'affaiblit, que les actes vitaux sont dérangés et que bientôt après la maladie commence, et cela parce que le sang ne possède plus la même composition rigoureuse dans ses rapports moléculaires, ou bien que le liquide nourricier a reçu dans son milieu un levain ou principe morbide de mauvaise nature, qui le met dans l'impossibilité d'entretenir convenablement le mouvement perpétuel de la vie. C'est là ce que nous démontrent tous les jours les maladies chroniques ou diathésiques.

Le sang étant l'élément de la circulation et des sécrétions, on doit comprendre aussi que c'est lui qui fournit tous les matériaux de la nutrition, et que c'est sur l'ensemble et l'harmonie de ces principes constitutifs que la santé de l'homme doit reposer, et par lesquels aussi tous les phénomènes vitaux physiologiques et pathologiques se développent ; or, si la nutrition cesse, le dépérissement commence et la force vitale conservatrice qui règle tout, n'a alors qu'une durée limitée, après laquelle l'homme décroît et cesse de vivre. D'après ce que nous venons de voir, nous devons ajouter que si le sang est le réservoir de la santé, il est aussi le véhicule d'une foule de principes morbides qui s'opposent à l'équilibre des fonctions vitales et entretiennent les maladies chroniques. Ces causes morbides rencontrent heureusement dans les eaux minérales de puissants moyens de les combattre.

Nous devons, d'après l'examen que nous venons de faire du mode d'action des eaux, poser en principe que celles de Vichy agissent de deux manières, chez tous les malades : d'abord en venant seconder l'action des forces vitales régénératrices, puis ensuite sur le sang qui, soit dit en passant, est par sa nature le tonique par excellence et le meilleur de tous les fortifiants connus, comme étant chargé de fournir les matériaux nécessaires à la construction des solides et à la composition des humeurs. Les sels des eaux sont, il faut bien le dire, éliminés par les sécrétions, mais ce n'est qu'après avoir agi moléculairement par leur présence sur l'ensemble de l'organisme. Un grand nombre de médicaments ne doivent leur efficacité qu'aux modifications qu'ils impriment aux qualités du sang, lequel modifie à son tour, améliore, ralentit ou arrête l'action vicieuse des fonctions organiques et vitales. Sous ce rapport évidemment, les eaux de Vichy occupent le premier rang, et les faits cliniques sont là pour prouver d'ailleurs leur salutaire influence sur les forces vitales motrices, digestives, sécrétoires ou autres.

Voici, dans tous les cas, la marche qu'elles suivent pour opérer leur action thérapeutique ou médicale :

Ces eaux, en pénétrant dans le corps par les voies digestives, sont absorbées par les veines, les vaisseaux chylifères et la surface intestinale ; elles partent de là pour reconstituer, en vertu des principes qu'elles renferment en dissolution, les organes dans leur substance, et les humeurs dans leur nature, ce qui veut dire qu'elles procèdent par une action de présence, action qui est tout à la fois chimique et vitale : chimique, en allant toucher, provoquer ou modifier les divers éléments organiques, phénomènes démontrés par le changement immédiat qui se produit dans la nature chimique de nos humeurs ; et ce qui prouve, en outre, qu'elles s'adressent en même temps au principe vital, c'est l'impressionnabilité qu'elles exercent sur l'organisme, en réveillant l'atonie des organes et l'inertie des fonctions.

« Dans les maladies chroniques, dit M. Patissier, les eaux minérales agissent surtout en imprimant aux organes un état aigu qui les réveille de leur engourdissement. »

En résumé, la seule théorie admissible aujourd'hui, concernant le mode d'action des eaux de Vichy, est celle qui nous la fait envisager au fond comme une médication altérante, par laquelle nous sollicitons en agissant sur les forces vitales le remontement de l'organisme, affaibli par une cause morbide. En faisant remarquer toutefois que les altérants, en modifiant, par une action moléculaire, les divers états morbides, changent consécutivement aussi la vitalité dans l'ensemble de l'organisme, ce qui n'a pas lieu avec les excitants, qui n'ont rien de spécifique comme fortifiants s'ils ne sont accompagnés d'analeptiques ou de modificateurs matériels du sang.

Cette analogie des altérants avec les eaux minérales est si évidente, qu'ils doivent être administrés comme elles à petites doses régulièrement et progressivement, et qu'ils agissent de même avec lenteur en s'assimilant à l'organisme. Les effets des eaux, il faut le dire, sont souvent lents à se manifester, parce qu'ils ont un état général morbide tout entier à combattre, qu'il a fallu dégager pour ramener l'individu à l'état de santé.

Maintenant que nous venons d'exposer le mode d'action des eaux, le côté mystérieux et le côté scientifique, nous devons ajouter que pour rendre les eaux salutaires, il y a certaines conditions importantes à remplir.

Ces conditions sont relatives aux quantités d'eau nécessaires à chaque malade, comme nous le verrons plus loin, selon son âge, sa constitution et le degré de la maladie ; mais ce qui est important à dire ici, c'est qu'il faut examiner attentivement la situation du malade avant de commencer l'usage des eaux, et savoir s'il y a indication ou contre-indication à lui appliquer le remède, le régime, ainsi que l'hygiène à suivre pendant le traitement, questions qui, bien qu'en dehors de l'action médicale des eaux, s'y rattachent néanmoins de la manière la plus essentielle ; c'est pourquoi nous avons cru utile de traiter toutes ces questions en particulier, ainsi qu'on le verra plus loin.

Indépendamment de cette action organique et vitale, dont nous venons de parler, il en existe une autre que l'on peut appeler *fondante*, laquelle s'exerce pour ainsi dire d'une manière élective sur les tissus engorgés. Voici d'ailleurs, d'après l'étude des faits, l'explication la plus rationnelle qu'il soit possible d'admettre sur cette propriété des eaux. Prenons pour point de comparaison un des organes malades pour lesquels on vient le plus ordinairement à Vichy, le foie, par exemple, ou la rate engorgés, qui, soit dit en passant, reçoivent en particulier une très-grande quantité de sang, nous dirons à cet égard que le sang, une fois alcalisé et mis en contact avec nos tissus, agit de deux manières : en s'opposant d'abord à l'accroissement de l'engorgement ; et puis en éliminant les matières plastiques par les urines, les sueurs ou les autres émonctoires naturels de l'économie.

Cette propriété des alcalis d'agir sur les dépôts fibrineux n'a pas été seulement remarquée de nos jours ; car Tardy dans sa *Dissertation sur les eaux de Vichy*, en 1755, dit « que le médecin de Mony, après avoir lavé exactement la couenne d'un sang pleurétique, la fit macérer dans un verre d'eau de la Grande-Grille, et que du soir au lendemain elle fut totalement dissoute, et qu'il n'en restait aucun vestige. »

M. le docteur Baron a publié également des observations fort intéressantes sur le traitement de la diphthérite par l'eau de Vichy et le bicarbonate de soude, lesquelles confirment l'opinion de Tardy, et démontrent leur action curative et préservative contre la formation des dépôts pseudo-membraneux dans l'angine couenneuse et le croup, en agissant sur le sang par un effet antiplastique.

D'après ces faits, comme aussi d'après mes propres expériences, dont j'ai parlé plus haut, il n'est plus permis de révoquer en doute aujourd'hui la propriété antiplastique des eaux alcalines de Vichy contre ces états morbides, et cette opinion est d'autant plus fondée, qu'elle s'accorde parfaitement aussi avec la théorie, généralement admise, pour expliquer la nature des obstructions, ainsi que le prouvent les expériences microscopiques rapportées par un grand nombre de savants, tels que Thomson, Hastings, Wilson, Kattenbrunner, etc. Ces auteurs, pour démontrer la formation de l'engorgement ou de l'épaississement de nos organes à la suite des maladies, disent que le sang, par suite d'une cause irritante ou inflammatoire quelconque, afflue avec plus d'abondance dans les points irrités ; que, dans cette circonstance, la transformation du sang artériel en sang veineux ne se fait plus aussi complétement ; que les globules de sang se trouvent, par conséquent, serrés les uns contre les autres ; qu'ils se collent et forment par leur réunion de petits caillots, dont une partie seulement passe dans les capillaires veineux. Si cet état fluxionnaire continue, il arrive un moment, disent également ces auteurs, où la circulation s'arrête ; les veines alors se dilatent, en laissant perspirer et déposer dans les parties environnantes intrafibrillaires des tissus une matière coagulable, albumineuse et fibrineuse, qui s'épaissit, après s'être extravasée par inflammation ou par hémorrhagie, ce qui donne lieu aux divers engorgements que nous constatons chez les malades.

Cette théorie est d'autant plus admissible, que

partout où il existe un état inflammatoire, nous voyons la nature développer sur ces points des produits fibrineux ou pseudo-membraneux.

Or, il est bien évident qu'en augmentant les sécrétions, les eaux dégagent et rétablissent la liberté dans les organes sécrétoires et qu'elles doivent s'opposer en même temps à la formation des concrétions sanguines vasculaires nouvelles.

Les eaux de Vichy, d'après nos observations, jouent également dans les maladies diathésiques ou cachectiques un double rôle, celui de rétablir les fonctions vitales lésées, et de neutraliser la cause morbide, goutte, gravelle ou cachexie ; c'est là l'action substitutive ou altérante dont nous avons parlé plus haut, à laquelle vient s'unir l'action vitale.

L'heureuse influence que les malades atteints de fièvres lentes, irrégulières, avec cachexie paludéenne, obtiennent des eaux de Vichy avait été signalée déjà par Baglivi, qui rapporte que rien n'est plus utile que les substances lixivielles, alcalines, dans les fièvres intermittentes anciennes.

Je dois ajouter ici que tout le secret de l'action des eaux et de leur réussite réside en partie dans la juste proportion des doses à administrer, eu égard à l'intensité de la maladie, à son ancienneté, à sa nature et à la tolérance du malade, ainsi que cela est indiqué au chapitre

qui traite du mode d'administration des eaux ;
car la vertu du médicament n'est au fond qu'un
phénomène secondaire, dépendant d'une seule
et même propriété, selon la dose et les conditions organiques. L'économie a des limites pour
supporter l'action médicatrice d'un agent thérapeutique, limites que le médecin doit savoir
apprécier, mais qu'il ne peut connaître que par
le résultat d'un grand nombre d'observations
et une longue pratique des eaux. C'est ainsi,
par exemple, que l'émétique, dont tout le monde
connaît les effets, produit, à très-faible dose,
des évacuations, et, à une dose plus élevée, des
sueurs qui réduisent le malade à un état de faiblesse extrême avec prostration des forces générales. Il en est de même de tous les médicaments actifs, dont l'effet varie suivant leurs
proportions.

Guyton de Morveau a dit avec raison : « Moins
d'un millième d'une substance ajoutée ou sous-
traite dans une composition y produit des changements de propriété notables. »

Ce qui indique que ce n'est pas toujours de
la quantité d'un médicament que dépend sa force
curative, mais bien de ses divers états de division ou de combinaison.

C'est, en un mot, par des phénomènes analogues, mais qu'on n'a pas étudiés jusqu'à présent,
que les eaux de Vichy exercent leurs bonnes ou
mauvaises influences ; c'est pourquoi j'engage

les malades à ne jamais dépasser la limite de la
tolérance, ni produire une alcalinité humorale
trop prononcée. Ajoutons aussi que, pour faciliter l'action thérapeutique d'un médicament, il
faut que la personne se trouve dans des conditions particulières d'état maladif. Ces conditions,
rigoureusement indispensables quand il s'agit
d'appliquer un traitement quelconque, doivent
être particulièrement observées lorsqu'on se
propose de faire usage des eaux de Vichy, si
l'on veut éviter les effets nuisibles qu'on observe
parfois, et qu'on attribue le plus ordinairement
à l'acuïté des eaux, quand, pour être dans le
vrai, il ne faudrait en accuser que l'inopportu-
nité de la situation du malade, quelquefois son
intempérance, et souvent aussi une trop grande
quantité d'eau minérale prise dans un trop court
espace de temps. C'est ainsi, je dois le dire, qu'à
de bonnes choses on fait souvent une mauvaise
réputation.

Ce qu'il y a de remarquable, même dans les
insuccès de guérison chez les malades qui viennent à Vichy, c'est qu'en général ils éprouvent
une influence favorable sur l'ensemble de la
santé ; en sorte que, si les forces vitales de la
personne ne sont pas trop affaiblies, l'impulsion
vers le rétablissement harmonique des fonctions
étant donné, la santé peut s'améliorer, ou du
moins se soutenir, et permettre d'attendre le
secours d'autres moyens plus salutaires.

Nous devons dire aux malades, pour rectifier leurs idées ou détruire leurs préjugés, que l'affaiblissement qui accompagne les maladies en général ne tient pas toujours à la faiblesse du corps, mais bien à la souffrance des organes malades ; et cela est si vrai, que, dans les maladies, excepté celles où il y a délire convulsif, signes d'une affection aiguë du système nerveux cérébro-spinal, on n'est faible que parce qu'on souffre ; faites cesser la souffrance, un mal de tête, par exemple, une douleur dans le genou ou dans le pied, qui vous empêche de vous tenir debout, et à l'instant vous recouvrez vos forces : ce qui veut dire, en un mot, que les forces générales ne reviennent que lorsqu'on a détruit les éléments morbides renfermés dans l'organisme.

En résumé, l'action régénératrice des eaux minérales a rendu et rend tous les ans d'innombrables services aux malades, qu'ils y viennent pour une seule affection ou bien pour le rétablissement d'une santé détériorée, attendu que dans toutes les maladies il y a solidarité d'action, et qu'en guérissant une affection qui n'est que locale, on modifie à l'instant même l'ensemble de l'organisme, de même que dans l'état normal chaque fonction s'enchaîne à toutes les autres ; c'est ainsi que, sans exhalation, point d'absorption ; sans digestion, point de nutrition. Notons en passant aussi qu'il n'existe pas de maladie sans un trouble quelconque dans cette dernière fonction.

Règle générale : comme les maladies qui intéressent la santé tout entière ont besoin de suivre un long traitement, il sera utile, dans ce cas, que les malades reviennent plusieurs années de suite, afin de débarrasser complétement l'organisme de toutes ses dispositions morbides.

Quelques médecins pensent qu'il s'opère des crises chez les divers malades qui viennent à Vichy, c'est-à-dire que la cause morbide est déplacée et entraînée par un mouvement d'excitation causé par les eaux : phénomènes caractérisés, dans les anciennes doctrines médicales, par les sueurs, les urines et les selles, ou bien encore par des éruptions cutanées. Les urines et la transpiration sont augmentées, sans doute, mais leur abondance ne peut constituer une véritable crise. Or j'avoue n'avoir jamais vu aucun de ces phénomènes se produire d'une manière positive. Dans tous les cas, s'ils ont lieu, ils doivent s'opérer bien lentement, car j'ai observé bien des malades qui souffraient beaucoup en arrivant, et qui se rétablissaient en éprouvant simplement une diminution lente et progressive dans les principaux symptômes de leur maladie ; ce qui prouverait, dans tous les cas, qu'un déplacement par des crises ou par des réactions vitales n'est pas indispensable à la guérison. L'organisme, au contraire, accepte les eaux de

Vichy à doses convenables, sans développer des phénomènes d'excitation ni de réaction manifeste. Je n'ai jamais vu non plus, je dois le dire, des congestions cérébrales ni pulmonaires se produire. Ce qui prouve que toutes ces théories par des crises ne peuvent être appliquées aux eaux de Vichy ; elles sont reconstitutives, c'est là ce qui ressort, de la manière la plus évidente, des effets thérapeutiques observés chez tous nos malades.

En ce qui concerne l'action des eaux alcalines à l'égard des tempéraments, le tempérament lymphatique, par exemple, l'opinion générale des médecins veut que les eaux alcalines sodiques ne soient pas employées dans les affections qui dépendent de ce tempérament. Ceci pouvant être vrai en principe, il est convenable et utile de préciser les cas dans lesquels cette médication pourra être appliquée, sans aggraver la situation fâcheuse du malade. Or il est évident que si les affections pour lesquelles les malades viennent réclamer l'usage des eaux alcalines, dépendaient directement de la nature lymphatique ou vicieuse du sujet, comme tumeurs blanches, engorgement des glandes cervicales, etc., ces eaux, dans ce cas, ne pourraient évidemment leur être favorables. Mais si ces affections sont la conséquence d'un tempérament lymphatique acquis, soit sous l'influence du genre de vie, des habitudes, du climat, de la

profession, soit par suite de maladies chroniques, avec débilité consécutive dans l'organisme, de fièvres intermittentes rebelles, de cachexie paludéenne, d'engorgement du foie, de
la rate ou des ganglions mésentériques, avec
épanchement de sérosité, et même avec des signes d'hémorrhagies passives, les eaux alcalines
de Vichy, ainsi qu'un grand nombre d'exemples
nous permettent de l'affirmer, ce que nous verrons d'ailleurs lorsqu'il sera question des maladies de la rate, seront alors employées avec le
plus grand avantage pour la guérison de la maladie et le rétablissement de la constitution ou
des forces vitales du malade.

Le traitement par les eaux de Vichy, bien
loin, dans cette circonstance, d'augmenter la
faiblesse et les hémorrhagies passives, comme
on l'a cru à tort jusqu'à présent, relève au contraire les forces, tarit les pertes de sang, en lui
donnant de la plasticité, par suite du rétablissement des fonctions digestives et assimilatrices,
que les eaux tirent de leur engourdissement,
comme aussi en diminuant l'acidité des humeurs
inhérentes aux affections chroniques, comme
cela a été démontré plus haut.

Il faudra seulement modérer ici les doses et
administrer les eaux pendant un certain temps
avec quelques intervalles de repos. A ce sujet,
nous ferons remarquer que les tempéraments
sont quelquefois tellement modifiés par la na-

ture des maladies et par la durée des souffrances, qu'on a souvent bien de la peine à reconnaître l'origine de la constitution normale de l'individu, au moment où il arrive pour commencer la cure. Le tempérament nerveux est peut-être celui qui ne disparaît pas aussi complétement que les autres ; lui seul, par conséquent, nous a permis de faire quelques remarques, que l'on trouvera au chapitre des indications.

Il existe à Vichy des sources dont l'analyse chimique n'indique aucune différence de composition, mais qui, néanmoins, ont acquis par l'expérience des temps une spécialité d'action qui fait qu'elles s'appliquent plus particulièrement au traitement de certaines affections organiques, ou à certaines idiosyncrasies ou tempéraments particuliers.

C'est ainsi, par exemple, que les eaux thermales de la source de l'Hôpital paraissent plus spécialement indiquées dans les affections qui ont leur siége dans l'estomac et dans les intestins. Celles de la Grande-Grille, également thermales, sont administrées dans les maladies biliaires du foie, de la rate ou du mésentère. Celles des Célestins, qui sont froides, s'adressent de préférence aux goutteux, aux graveleux, ainsi qu'aux affections de la vessie et aux maladies des reins.

Je dois, en terminant, pour confirmer la bonne direction que j'ai donnée au traitement des ma-

lades par les eaux de Vichy, rapporter ici l'opinion suivant laquelle l'Académie de médecine
entend qu'on étudie l'action médicale des eaux
minérales en général.

« Pour se livrer à des études sérieuses sur
les propriétés médicales des eaux minérales, a
dit l'Académie de médecine, il faut mettre à
profit tous les moyens d'investigation que possèdent maintenant les sciences physiques et
physiologiques ; c'est en étudiant par l'analyse
chimique les modifications qu'éprouvent les sécrétions, sous l'influence des eaux employées,
qu'on peut arriver à des résultats qui pourront
réellement devenir utiles à l'enseignement et à
la pratique de la médecine, car il y a beaucoup
de choses inconnues encore dans l'action des
eaux minérales. » (Séance du 22 avril 1850.)

C'est précisément dans ce sens que j'avais
dirigé mes recherches en arrivant à Vichy,
ainsi qu'on peut le voir d'ailleurs par les observations nombreuses qui m'ont servi à les établir.

En résumé, nous pouvons conclure de tout
ce qui précède que la médication thermo-miné-
rale alcaline de Vichy est un ensemble d'éléments médicamenteux, une tisane composée par
la nature, dont la valeur, d'après les connaissances que nous possédons, l'étude physiologique et les observations cliniques qu'on lira plus
loin, peut être déterminée par l'observation,

comme celle de tout autre médicament. C'est en nous appuyant sur ces données les plus certaines pour arriver à connaître les propriétés médicales des eaux, que nous pouvons préciser aujourd'hui leur action thérapeutique et régler définitivement les cas de leur application, en disant :

1° Qu'elles opèrent par une action régénératrice, que Bordeu appelait *remontante*, ou tonique de l'économie ;

2° Que cette action s'exerce par le moyen des éléments de l'eau minérale agissant directement en touchant, provoquant ou modifiant les organes et les humeurs du corps ;

3° Qu'elles agissent par un effet métasyncritique, qui change et dissipe l'état morbide en venant au secours et en réveillant l'action des forces vitales, impuissantes jusque-là à opérer le rétablissement du malade ;

4° Qu'en provoquant une augmentation de sécrétion des sucs ou fluides gastriques, biliaires, urinaires ou cutanés, elles rendent la circulation sanguine plus facile, phénomène qui a pour résultat la diminution des obstructions ;

5° Qu'elles corrigent, neutralisent et détruisent, par leur nature chimique spéciale, certains produits acides de l'économie ;

6° Qu'elles apaisent ou font cesser les douleurs goutteuses et rhumatismales, par la présence des éléments salins, ainsi que par la ther-

inalité que ces eaux impriment à la peau par le
mode balnéaire ;

7° Qu'elles agissent par leur action *remontante*, reconstitutive ou régénératrice dans certaines diathèses ou cachexies, suite de fièvres
paludéennes ;

8° Qu'elles impriment à la débilité des fonctions digestives dans les longues convalescences, les faiblesses de constitution, les cachexies
par défaut d'assimilation, ou atoniques, une
modification vitale, un *remontement* général
organique et fonctionnel très-remarquable, en
régularisant les actes vitaux et en corrigeant la
nature des sécrétions altérées ;

9° Qu'elles font cesser les diverses maladies
nerveuses de l'appareil digestif et du foie, les
gastralgies, les entéralgies et les coliques hépatiques, en les modifiant favorablement,
propriété admise aujourd'hui par tous les médecins et tous les malades, sans contestation
aucune.

Mais ce qui donne aux eaux de Vichy une si
grande valeur médicale, c'est qu'elles s'adressent, quelle que soit l'affection qui les réclame, à
la plus importante de toutes nos fonctions, à la
digestion ; car si cette fonction est insuffisante,
aucun aliment ne peut nourrir le corps ; de là
trouble dans l'équilibre et l'exercice harmonique de toutes les opérations physiologiques de
la vie : c'est le commencement de la diminution

du sang, dont la cessation de la respiration est la fin.

En résumé nous voyons, d'après ce qui précède, qu'il existe dans toutes les affections chroniques un défaut d'action vitale avec abolition partielle ou incomplète de la vie de nutrition, et des forces qui président à l'action spéciale des organes. Or, si les eaux de Vichy rétablissent la santé chez les malades ainsi affectés, il est incontestable et nous sommes forcé d'admettre qu'elles réveillent les forces vitales en ramenant à des conditions meilleures de réparation et d'assimilation l'état organique de l'individu.

Il paraîtrait, d'après des recherches récentes non encore admises dans la science, publiées par M. Scoutetten, que les effets thérapeutiques des eaux minérales tiendraient à deux causes : à leur électricité et à leur action médicamenteuse ; celle-ci n'aurait qu'un effet secondaire, tandis que la première, dit l'auteur, la plus importante, ne se manifeste d'une manière énergique qu'à la source. Loin de leur origine, les sources minérales, ajoute l'auteur, ne fournissent plus qu'un courant aussi faible que ceux des eaux ordinaires de rivière.

Opinion des anciens médecins sur les propriétés attribuées aux sources de Vichy.

Si, après avoir tracé, ainsi que nous venons de le faire, les principaux caractères des éléments et effets des eaux de Vichy, nous ouvrons les livres des auteurs anciens qui ont écrit sur ces eaux, nous trouvons qu'il n'est pas de maladies ni d'infirmités dont elles ne puissent opérer la guérison. Cette opinion d'une vertu curative sans bornes n'est pas plus exacte, disons-le tout d'abord, que celle de leurs propriétés purgatives ; « car, dit Chomel, dans un ouvrage publié en 1734, les eaux de nos fontaines sont apéritives, désopilatives et *purgatives*, les unes plus, les autres moins. » Cette dernière vertu est si peu vraie, qu'elles produisent ordinairement un effet tout contraire, surtout si, comme le recommande Fouet, on a soin de ne les prendre qu'à très-petites doses. De cette manière aussi elles agissent avec plus de fruit ; car si elles purgent, dit également ce médecin, cela ne peut être dû qu'à leur propre poids, c'est-à-dire que le malade en aura pris une trop grande quantité à la fois. Après ce dérangement, il n'est pas rare de voir une constipation opiniâtre s'établir, et la personne être obligée souvent d'avoir recours ensuite aux lavements purgatifs.

« Les sources de Vichy, continue le même auteur, ont des propriétés si naturelles, qu'elles commencent à agir en arrivant dans la bouche ; elles fortifient les gencives, lavent la langue et le palais, et dégagent par là les organes du goût. Elles donnent issue au suc salivaire, elles guérissent la paralysie de la langue, elles débouchent l'orifice de l'estomac et réveillent l'appétit ; elles agissent sur l'estomac par leur alcali fixe et volatil, qui déterge, divise et emporte les humeurs épaisses qui enduisent les parties, en se chargeant de l'acide étranger qui les a fixées, et en le détruisant. Cet acide étranger abandonne ces voies, et de cette manière les humeurs se précipitent et sont entraînées hors de l'estomac. Elles favorisent aussi les autres parties naturelles ; elles guérissent les coliques venteuses, néphrétiques et bilieuses ; pour les coliques néphrétiques, toutes nos eaux d'ailleurs sont infaillibles. Elles guérissent l'asthme, elles répandent une rosée bienfaisante, particulièrement sur les poumons. Je ne parle pas, dit Chomel, des pulmoniques avérés, chez qui l'ulcère est formé. Elles sont bonnes pour les hydropisies de poitrine naissantes ; elles arrêtent les crachements de sang, ainsi que les autres hémorrhagies et les mois des femmes. Elles ne guérissent pas la phthisie, mais elles en préservent ; elles guérissent aussi les migraines, la dépravation de l'odorat ; elles

calment les coliques hépatiques ; elles soula-
gent toujours les personnes atteintes de périto-
nite chronique, d'aménorrhée, de chlorose,
d'hystérie et de leucorrhée. Elles sont évidemment nuisibles aux maladies de l'encéphale, aux
personnes menacées d'apoplexie ou de maladie
organique du cœur. » En lisant les autres ouvrages publiés anciennement sur Vichy, nous
trouvons partout de semblables citations.

Indications dans l'administration des eaux de Vichy.

L'efficacité des eaux est toujours subordonnée
à la justesse de leur application ; de là nécessité
de régler les indications qui doivent se déduire
de la nature du médicament, des proportions
des matériaux qu'il renferme, du mode de l'administrer, et surtout de l'état du malade. Sans
doute toutes les affections dont nous avons
parlé plus haut peuvent trouver dans les eaux
alcalines un puissant moyen de secours ; mais,
pour qu'il en soit ainsi, il faut le concours de
certaines conditions que nous allons indiquer.
Avant de commencer l'usage des eaux, on devra d'abord rechercher avec soin si les organes
destinés à recevoir le médicament peuvent
en supporter l'effet ; il est important ensuite
de mesurer, pour ainsi dire, suivant chaque
individualité, le degré d'action de l'eau qu'il

faut atteindre sans le dépasser. Ce sont là des difficultés pratiques qui regardent le médecin des eaux.

Celui-ci ne perdra pas de vue que c'est plutôt l'état de la lésion organique que les tempéraments, qui disparaissent souvent à la suite de longues maladies, qu'il faudra consulter avant d'administrer ce médicament. Il devra régler aussi les doses d'eau et ne les faire prendre que selon les conditions morbides, et non suivant la tolérance de l'estomac ; c'est en cela que consiste le secret de la cure et le bon effet des eaux.

Dans tous les cas, il convient de procéder avec prudence et par tâtonnements ; car il y a des personnes, rares à la vérité, qui ne peuvent en supporter la plus petite quantité sans que l'estomac se révolte, ou que les fonctions intestinales ne s'en trouvent profondément dérangées ; ce qui prouve qu'il faut aller avec prudence, sonder la susceptibilité du malade avant de pouvoir régler le traitement et déterminer la dose définitive à prendre. Les petites quantités, en général, sont préférables, toutes choses égales d'ailleurs, parce qu'elles ne chargent pas l'estomac, qu'elles sont mieux absorbées et qu'elles ramènent plus aisément les fonctions à leur état naturel. Cette précaution est surtout utile dans les maladies aiguës du foie, du poumon ou des reins, à cause de la vascularité de ces organes.

Les enfants et les femmes nerveuses ne doivent pas, sous le rapport des doses, être traités comme les hommes, dont la tolérance est toujours beaucoup plus grande. Il en est de même pour les tempéraments nerveux, qui exigent que les eaux soient prises avec ménagement, afin de ne pas surexciter le système nerveux. Il faut, dans ces cas, avoir soin de commencer la cure avec des doses faibles, qu'on élèvera peu à peu ; d'autres fois, il sera nécessaire de les couper, soit en boisson, soit en bains, avec de l'eau ordinaire, de l'eau gommée, des infusions de tilleul, de feuilles d'oranger, de camomille, et quelquefois avec du lait.

Il serait avantageux de se reposer de temps à autre pendant le traitement, un jour ou deux, afin de mieux disposer les organes à l'action des eaux et d'éloigner plus sûrement le moment de la satiété, chose qu'il faut autant que possible éviter, parce qu'elle nuit à la cure et fatigue les organes. Il ne faut pas non plus trop prolonger le traitement ni chercher à obtenir une guérison forcée ; de graves inconvénients ou la perte du bienfait de la saison ont été souvent le résultat de pareilles imprudences : il vaut beaucoup mieux revenir une autre année et attendre avec patience l'effet consécutif des eaux ; car, en toutes choses, il faut donner le temps au temps.

La variété des tempéraments et des maladies fait qu'il est des personnes ou très-sensibles ou

très-réfractaires à l'action des eaux. D'après
cela, il importe au médecin de bien connaître
et la maladie et la constitution du malade ; c'est
ainsi qu'il jugera du parti qu'il peut tirer du remède, et saura en arrêter ou augmenter l'emploi, suivant les indications.

Les eaux de Vichy ne doivent provoquer qu'à
un degré très-faible des phénomènes de réaction et des mouvements critiques, à cause de la
fièvre qu'il faut éviter, parce qu'elle engendre
des acides qui s'opposent naturellement à l'efficacité spéciale des eaux ; il est du reste convenable de les suspendre ou de les mitiger
lorsqu'il survient pendant la cure quelques
phénomènes fébriles, attendu qu'elles n'agissent convenablement qu'autant que leur administration a lieu avec lenteur, sourdement, et
en pénétrant intimement jusqu'à la trame la
plus profonde de nos tissus, afin de modifier
doucement, par leur contact, la nutrition, les
sécrétions et la vitalité organique, sans jamais
amener de secousses violentes. En général, l'action lente et modérée guérit ; trop forte, elle
exaspère ou ramène les inflammations, et hâte
parfois les dégénérescences organiques. Il ne
faut pas oublier non plus que le calorique des
eaux est comme le calorique artificiel, qu'il
élève le pouls momentanément, ce qui indique
que les eaux froides ou tempérées seront préférables aux malades qui sont sujets aux con-

gestions. C'est dans l'application rigoureuse de tous ces préceptes que l'on trouvera le secret des cures merveilleuses opérées tous les ans aux sources de Vichy.

Les personnes qui ne sont pas malades doivent s'abstenir de boire ces eaux ; beaucoup se sont trouvées fort mal d'avoir voulu satisfaire leur curiosité ou se traiter pour une maladie à venir, car il est à remarquer que la tolérance semble diminuer chez les malades à mesure que l'organisme rentre dans son état normal.

Contre-indications dans l'emploi des eaux de Vichy.

Il est du devoir du médecin de prévenir les malades qui se proposent de faire usage des eaux de Vichy, que ces eaux ne peuvent convenir en boisson à des estomacs frappés d'inflammation vive ; qu'elles n'agissent d'une manière favorable qu'autant qu'on les oppose à des affections qui ne sont ni trop anciennes ni trop aiguës. Dans l'état aigu, ou avec fièvre, elles seront rarement utiles, parce qu'elles déterminent un surcroît d'irritation suivie de fièvre. Dans un état de chronicité trop avancée, il est à craindre aussi qu'elles ne demeurent sans efficacité, la maladie ayant eu le temps de prendre une position pour ainsi dire normale, définitive ou incurable.

Il est à noter, en même temps, que tous les mouvements fébriles, que la diarrhée, une indigestion, la fatigue, une irritation vive et étendue de la peau ou des intestins, un trouble moral quelconque, etc., qui s'opèrent en nous, modifient les propriétés chimiques de nos humeurs, celles de l'urine en particulier, en les faisant passer avec la plus grande promptitude de l'état alcalin à l'état acide ; c'est ce que nous avons observé chez tous nos malades qui, présentant un état alcalin des fluides, venaient à éprouver pendant la cure des préoccupations morales, ou des dérangements physiques ; dans ces cas, on voit bientôt après les acides se mêler au sang et apparaître par toutes les voies d'excrétion. Ce changement chimique se manifeste parfois avec une facilité telle, que le simple malaise fébrile qui se produit ordinairement pendant la digestion stomacale suffit pour l'opérer, ce qui prouve, d'autre part, combien l'acidité augmente toutes les fois qu'une perturbation quelconque a lieu dans la marche régulière de nos fonctions.

Par ces mêmes motifs, la poussée, si utile pour la thérapeutique dans la plupart des établissements thermaux, ne saurait convenir aux malades traités par les eaux de Vichy ; c'est pour cela que les médecins qui, à toutes les époques, ont dirigé le traitement des malades dans cette localité thermale, n'ont jamais recherché, sans trop s'en rendre compte, il est vrai, ce mode d'action thérapeutique balnéaire.

Ces retours à l'acidité peuvent interrompre et empêcher chez certains malades le bienfait de la cure ; c'est pour cela aussi que les anciens médecins recommandaient aux personnes de n'arriver à Vichy qu'avec l'esprit tranquille et le corps sans souffrances aiguës. La chimie aujourd'hui rend parfaitement compte, par les remarques qui précèdent, de l'utilité de ces recommandations, qu'une longue pratique et les mauvais résultats obtenus en pareil cas leur avaient appris à connaître.

Toutes ces sages recommandations s'expliquent aujourd'hui et se trouvent démontrées par les observations physiologiques et chimiques qui constatent que l'alcalinité naturelle du sang diminue chez les personnes qui souffrent, et dont le rétablissement ne peut s'opérer qu'autant que cette humeur a repris son état normal d'alcalinité.

Elles sont également contre-indiquées sous forme de bains toutes les fois que la peau est ulcérée, irritée, ou sur le point de s'enflammer.

Quelques médecins ont prétendu que lorsque les eaux alcalines avaient un effet purgatif, elles étaient plus avantageuses pour les malades. Tardy pense qu'à l'égard des eaux de Vichy, cet effet doit être évité ; mais que si, par hasard, on désire l'obtenir, on n'a qu'à boire vite et beaucoup à la fois. Ces sources, il faut le dire, n'agissent jamais plus efficacement que lorsqu'elles ne causent aucun trouble ni dérangement du côté des voies digestives.

On se plaint souvent que ces eaux portent à la tête ; qu'elles échauffent ou causent de la diarrhée, des pesanteurs d'estomac suivies de crampes ; qu'elles affadissent le cœur ; qu'elles déterminent des gonflements de ventre, avec irritation de l'estomac et des intestins , accompagnée de chaleur à l'anus, de démangeaisons à la peau. Tout cela n'est dû le plus souvent qu'à la trop grande quantité d'eau prise dans un temps trop court, et dont l'écoulement n'a pu se faire dans les mêmes proportions ni par les urines ni par la transpiration. Il arrive parfois que les malades éprouvent dès les premiers jours de la diarrhée, de l'irritation ou du malaise du côté de l'estomac, avec agitation et lourdeur de la tête, et qu'ils vomissent l'eau minérale qu'ils prennent. Ces symptômes, quand la dose est modérée et que le malade suit un régime convenable, ne sont ordinairement que passagers ; il ne faut pas s'en effrayer, car souvent les eaux ne sont bien supportées qu'après qu'elles ont été prises pendant quelques jours. Mais si les symptômes gastriques persistaient, ce serait un indice certain que l'estomac est très-irrité ou trop susceptible ; il faudrait alors suspendre le traitement pour le reprendre ensuite à plus petite dose, ou bien couper les eaux avec une boisson douce ; il est permis de supposer aussi que la tolérance n'est pas encore établie, et qu'il y a nécessité de surveiller l'action des eaux.

Cette tolérance de la part de l'estomac et des intestins, sans laquelle le traitement est impossible, a lieu presque toujours dès le début, si on a eu soin d'augmenter insensiblement la dose, ou de mitiger l'eau minérale avec de l'eau douce, ce qui est souvent nécessaire à Vichy, à cause de la richesse des éléments constitutifs des sources. Prises à des doses élevées, elles occasionnent quelquefois un sentiment de pesanteur et de chaleur à l'estomac et même des vomissements ; le pouls devient alors plus fort, plus fréquent ; la fièvre se déclare souvent chez les personnes douées d'un tempérament très-irritable, les selles deviennent plus fréquentes. Les eaux purgent alors par leur propre poids, comme disait Fouet, c'est-à-dire qu'elles ne sont pas tolérées à cette dose. Dans ce cas, on voit survenir la soif, la perte de l'appétit et la difficulté de digérer ; il faut aussitôt suspendre les eaux et ne les reprendre qu'avec une grande réserve. La quantité d'eau est toujours relative, car celle qui est forte pour l'un sera peut-être trop faible pour l'autre ; tout cela tient à la constitution, à l'état maladif de la personne ou aux organes chargés d'en supporter l'action.

Il y a contre-indication relativement aux eaux alcalines dans les maladies organiques du cœur ; dans les anévrysmes, dans les paralysies ou dans les engourdissements des membres qui dépendent d'une apoplexie ou d'une lésion de la moelle épinière, de même que dans les névralgies aiguës liées à l'hystérie ou à l'épilepsie, la chorée, la démence ou les convulsions, comme aussi dans les cas de dégénérescence organique cancéreuse, tumeurs kysto-hydatidiques ou tuberculeuses avec fièvre hectique, dans les hémorrhagies actives ou la fièvre ardente ; on aura d'ailleurs un criterium certain dans les phénomènes que provoquera son emploi. Si, par exemple, les eaux augmentent ou provoquent la diarrhée, il est évident qu'elles sont contre-indiquées. Il en est de même dans le scorbut, à moins que cet état, comme nous en avons vu des exemples de guérison, ne soit dû à un vice dans les fonctions digestives, ou à une altération de la constitution par suite d'un état cachectique paludéen, d'une nourriture mauvaise ou insuffisante. Les observations rapportées plus loin offrent, sous ce rapport, de nombreux exemples de guérison, même chez des malades atteints avant ou pendant la cure d'hémorrhagies passives abondantes, sous-cutanées ou autres, ce qui prouve que les hémorrhagies passives ne sont pas toujours une contre-indication à l'usage de ces eaux. Elles sont contre-indiquées également dans la phthisie et le catarrhe pulmonaire, dans l'asthme, avec ou sans altération organique du cœur ou des gros vaisseaux, dans les constitutions irritables et disposées aux inflammations, aux congestions sanguines, actives, pulmonaires ou cérébrales. Dans les palpitations nerveuses du cœur, ainsi que dans les hémorrhagies actives, il ne faut pas abuser des eaux alcalines : elles peuvent jeter l'économie dans un état de fatigue considérable, car il est démontré qu'on ne peut maintenir longtemps l'organisme au-dessus du type normal, par quelque cause que ce soit, sans que le ressort des organes ou des fonctions s'en trouve dérangé. Ainsi administrées, c'est alors que les eaux sont prises avec dégoût, qu'elles fatiguent l'estomac et déterminent de la faiblesse musculaire ; il faut, dès que ces symptômes se présentent, en discontinuer l'usage, sans quoi il y aurait du danger pour la cure et pour le malade.

Il existé aussi pour l'affection graveleuse, sables ou calculs, des contre-indications qu'il est important de connaître. C'est pourquoi l'analyse chimique devra indiquer préalablement aux médecins et aux malades s'ils peuvent ou non faire usage avec fruit des eaux minérales alcalines, lesquelles sont salutaires dans la gravelle d'acide urique ou d'urate d'ammoniaque, et dangereuses lorsque la gravelle est de nature phosphatique ou oxalique, ainsi que nous allons le démontrer en parlant de la gravelle.

Affections des organes de la digestion.

DE LA GASTRITE.

Les maladies qui s'adressent à l'appareil digestif sont très-nombreuses ; elles peuvent être longues, mais elles ne sont pas moins mortelles, et méritent par conséquent la plus sérieuse attention ; leur importance d'ailleurs est si grande, que si la digestion ne se fait pas, la vie cesse ; et si elle se fait mal, la nutrition est incomplète, le sang s'altère comme dans l'inanition, ou bien, par suite d'alimentation insuffisante, l'individu, éprouvant des pertes continuelles sans pouvoir les réparer, tombe nécessairement dans le marasme ; tandis qu'avec de bonnes digestions tout le reste du corps vit, croît et se développe.

La gastrite, en particulier, aiguë ou chronique, amène généralement une altération de la membrane muqueuse, et quelquefois aussi des deux autres tuniques de l'estomac, avec des modifications dans la nature des sucs gastriques. Les eaux de Vichy, dans cette circonstance, atteignent un double but : celui d'agir directement sur la membrane muqueuse de l'estomac, et de diminuer en même temps l'acidité du suc gastrique, acidité d'autant plus grande, que les affections de cet organe se rapprochent davantage de la chronicité.

Toutes ces explications concernant l'estomac s'appliquent également aux maladies chroniques du reste de l'appareil digestif, des gros et des petits intestins.

Je ne reviendrai pas ici sur les effets physiologiques que produisent les eaux sur ces organes, cette question ayant été suffisamment étudiée dans les conclusions déduites des expériences que j'ai faites à ce sujet; je dirai seulement que les eaux de Vichy administrées à propos, à des doses convenables, suivant l'âge, le sexe, le tempéramment, la date de la maladie et l'état des organes malades, jouissent d'une efficacité miraculeuse pour rétablir les organes et les fonctions digestives, en modifiant les sécrétions vicieuses de l'estomac, en favorisant la dissolution des parties albumino-fibrineuses des aliments, matières insolubles par leur nature, ou coagulées par les acides du suc gastrique. La nutrition et l'assimilation des aliments étant plus complète, les forces affaiblies ne tardent pas à se réveiller de leur engourdissement.

Causes. — Les causes directes qui peuvent donner lieu à la gastrite sont très-nombreuses; il me suffira de citer ici les principales, qui sont : l'usage prolongé d'aliments difficiles à digérer, ceux qui sont trop salés, trop poivrés ou trop épicés; les excès de table, les liqueurs fortes, les vins acides, les boissons fermentées, surtout pendant qu'on est à jeun ; une vie trop sédentaire, des emportements de colère, des affections morales tristes, les pertes du sang, l'emploi imprudent des vomitifs, des purgatifs, ou d'autres médicaments dont les malades font ordinairement dans cette maladie un usage abusif.

En examinant toutes ces causes, chaque malade pourra mieux apprécier par lui-même celles qui ont produit sa maladie ; il devra, par conséquent, les éviter soigneusement après avoir quitté Vichy, s'il veut que le bienfait des eaux ne soit pas perdu pour l'avenir. Cette recommandation de prendre des habitudes de sobriété est une chose d'autant plus digne d'attention, qu'on doit savoir qu'un organe qui a déjà été malade est toujours très-disposé à s'affecter de nouveau, plus promptement et plus gravement encore que la première fois.

Il n'est pas rare, dans tous les cas, de voir à Vichy des malades atteints de gastrite être affectés en même temps de diarrhée et de dyssenterie aiguë ou chronique. J'ajouterai à cet égard, d'après les nombreux exemples qui se présentent tous les ans à l'hôpital chez les malades venant d'Afrique ou des colonies, atteints de semblables complications, que l'action des eaux s'exerce d'une manière tout aussi satisfaisante que si la gastrite était la seule affection du malade. J'aurais, à cet égard, un grand nombre d'observations à citer, dans lesquelles on verrait que des individus arrivés dans un état complet de marasme, ne digérant pas ou digérant à peine depuis des mois et mêmes des années, tourmentés par un besoin continuel d'aller à la selle, sortirent de l'hôpital, après un traitement de trente ou quarante jours, pleins de force et de santé, en bénissant les eaux de les avoir arrachés en si peu de temps à une mort certaine. Il me paraît utile de rapporter ici une observation de ce genre à l'appui de ce que je viens de dire.

Observation. — M. G***, âgé de quarante-huit ans, d'un tempérament nervoso-sanguin, malade depuis 1831. A la suite d'un empoisonnement présumé, des douleurs violentes s'étaient déclarées à la région de l'estomac ; depuis lors, troubles considérables dans la digestion, nausées ou vomissements continuels, avec malaise général ; d'autres fois, après quelques jours de calme, nouvelles douleurs d'estomac qui nécessitaient ordinairement l'application de sangsues. Malgré cet état de souffrance habituelle, malgré sa faiblesse et son amaigrissement, M. G*** n'abandonnait pas entièrement ses occupations. Il avait, en 1847, fait usage des eaux de Vichy, qui lui avaient procuré un grand soulagement ; mais son état n'était pas encore très-satisfaisant, car à son retour à Vichy, en 1848, vers le milieu de juillet, il ressentait de vagues douleurs au creux de l'estomac ; les digestions étaient laborieuses, il n'éprouvait pas de soif, mais il était très-constipé. Le lendemain de son arrivée, il est mis à l'usage de l'eau de la source de l'Hôpital, il en boit graduellement jusqu'à six verres par jour, et prend un bain. Après un mois de traitement, et un repos dans l'intervalle, ce malade quitta Vichy dans un état parfait de santé ; ses digestions se faisaient librement, quoiqu'il mangeât beaucoup.

L'année suivante, le 12 septembre, je reçus une lettre constatant qu'à cette époque M. G*** était entièrement rétabli.

Le relevé statistique des observations de ce genre, constatées une ou plusieurs années après la cure, démontre que sur cent malades, cinquante et un ont été guéris, trente-six améliorés, et que treize sont restés dans la même situation qu'avant de venir à Vichy.

DE LA PYROSIS.

La pyrosis ou fer chaud est encore une variété de la gastrite aiguë ou chronique ; elle présente comme caractère spécial un sentiment d'ardeur, de brûlure, de gonflement et de plénitude de l'estomac, avec éructations d'un liquide âcre, acide et brûlant, qui se fait sentir parfois jusque dans l'arrière-gorge.

Il existe quelquefois des régurgitations de sucs acides dans la bouche et des vomissements d'une saveur aigre, qui surviennent à jeun et agacent les dents. On ne peut, en pareil cas, attribuer ces acides au suc gastrique, mais bien à de mauvaises digestions, à une espèce de fermentation acide, laquelle, passagère d'abord, amène bientôt après la pyrosis, si le malade ne les arrête pas dès le début.

Causes. — D'après ces symptômes, nous n'avons pas besoin de dire que les eaux de Vichy doivent, par leur nature particulière, être favorables à cette maladie, et d'ajouter qu'une guérison complète pourra en être la suite, si après la cure le malade consent à éloigner les causes qui ont pu occasionner la maladie, et, en particulier, les aliments trop gras ou huileux, les fritures, les pâtisseries, les viandes salées ou fumées, les fruits ou boissons acides, ainsi que les liqueurs fortes et les fromages avancés, pour les remplacer par une nourriture moins grasse, lactée, plutôt animale que végétale, en mangeant peu à la fois, en ne faisant usage que de boissons douces ou peu alcoolisées, tel que le vin de Bordeaux coupé.

Une seule observation suffira pour démontrer la puissance des eaux dans cette affection.

Observation. — M. P***, âgé de trente-deux ans, d'un tempérament nerveux, après quelques écarts de régime, remarque que ses digestions deviennent difficiles, qu'elles sont suivies de douleurs de tête et qu'il éprouve dans l'estomac, trois ou quatre heures après avoir mangé, un sentiment d'ardeur et de brûlure qui s'accompagne parfois de nausées ou de régurgitation de sucs acides dans l'arrière-gorge, avec sensibilité et ballonnement à la région épigastrique. Ce malade n'est pas altéré, mais il éprouve souvent de la constipation. Après avoir fait usage sans succès de la magnésie, du bismuth, du charbon végétal, après avoir appliqué des liniments et des amplâtres de toute espèce et eu recours inutilement à l'homœopathie, il se décide enfin à venir à Vichy, où il arrive avec les symptômes ci-dessus indiqués, sans appétit, et dans un état d'affaiblissement considérable des forces physiques. Pendant un mois, ce malade prend en moyenne de trois à quatre verres d'eau par jour de la source de l'Hôpital et vingt bains. Un mieux considérable existe dans tous les signes morbides à la fin de la cure ; et quand M. P*** quitta Vichy, ses digestions étaient moins laborieuses et son appétit satisfaisant.

Son médecin ordinaire m'écrivit l'année suivante : « La guérison est complète, car M. P***, depuis son retour de Vichy, est en très-bon état de santé. — *Nantes*, etc. »

Le résultat de mes observations, confirmé par le temps, donne dans cette maladie une proportion de quatre-vingts guéris sur cent.

DE LA GASTRALGIE.

La gastralgie, ou névralgie douloureuse de l'estomac, présente les caractères spéciaux suivants : douleurs ou coliques de l'estomac, se renouvelant quelquefois tous les deux ou trois jours ; d'autres fois, se présentant à chaque heure de la journée, alternant avec une douleur du côté, de la tête ou de la poitrine, qui se manifeste le plus ordinairement deux ou trois heures après l'ingestion des aliments, avec un grand développement de gaz qui provoque de l'étouffement, de la faiblesse et du délabrement. Ces douleurs, en général, se traduisent par un poids, avec des tiraillements qui simulent la faim, et par des crampes atroces pouvant durer plusieurs heures ; d'autres fois, elles sont accompagnées de vomissements prompts, suivis le plus ordinairement d'un abaissement du pouls, avec chaleur brûlante à la région de l'estomac ; ou bien encore par des bâillements avec oppression et un besoin réel d'élargir les vêtements qui compriment l'épigastre. L'appétit néanmoins se soutient ; il est même parfois pressant, imprévu, et se renouvelle souvent dans la journée ; le malade n'est pas altéré ; la langue n'est pas rouge ; la fièvre n'existe pas, mais il y a tendance à la mélancolie et à l'irascibilité.

Les douleurs de la gastralgie se montrent

surtout à jeun, avec des alternatives de constipation ou de diarrhée ; elles sont plutôt soulagées que réveillées par l'introduction des aliments, ce qui est le contraire de la dyspepsie.
Cette douleur, chez les personnes chlorotiques,
s'étend de l'estomac au sternum ; il y a alors
gêne de la respiration. Il arrive souvent qu'on
voit la gastralgie et la dyspepsie exister chez le
même individu, avec prédominance de l'une ou
de l'autre de ces deux maladies, comme aussi
elles peuvent se succéder réciproquement. Lorsqu'il y a souffrance de l'estomac, les eaux sont
moins bien supportées que dans l'état de calme :
il faut, dans ce cas, suspendre le traitement
pour le reprendre ensuite ; il en sera de même
si les vomissements persistent après les repas :
il faudra dès lors changer le mode d'administration des eaux et ne les prendre qu'en bains,
en lavements ou en douches.

Causes. — Les causes de la gastralgie sont le
plus ordinairement de nature stimulante locale :
tels sont, par exemple, des repas trop copieux,
un régime trop succulent, l'abus du vin ou des
liqueurs fortes, les acides, la moutarde, les aliments trop salés, fumés ou épicés. D'autres fois
ces causes sont purement nerveuses ou éloignées : ainsi les tempéraments nerveux, le
sexe féminin, une vie sédentaire, des travaux
intellectuels, des affections morales concentrées,
l'état de grossesse, les maladies de la matrice,

les pertes blanches ou la chlorose. Quelquefois aussi la gastralgie a pour cause le déplacement de la goutte, du rhumatisme ou d'une névralgie errante. Toutes ces causes peuvent donner lieu tantôt à la gastralgie, tantôt à la dyspepsie, comme aussi ces deux affections peuvent succéder à la gastrite aiguë ou chronique, ou bien encore à une sécrétion vicieuse des sucs gastriques acides qui sont contenus dans l'estomac ou qui s'y forment.

A tous ces caractères il est impossible de ne pas reconnaître une maladie purement nerveuse, avec d'autant plus de raison, que l'entéralgie, ou colique nerveuse d'entrailles, ressemble beaucoup à la gastralgie, avec cette seule différence, ainsi que nous allons le voir, que les douleurs passagères qui lui sont propres se font sentir sur divers points du ventre.

Les coliques intestinales ou entéralgies sont produites, la plupart du temps, par des émotions morales vives, par des travaux intellectuels trop prolongés ; d'autres fois elles se déclarent après une impression de froid, ou coïncident avec l'interruption d'une évacuation habituelle, ou enfin succèdent soit à la goutte, soit au rhumatisme. Les personnes hystériques en sont souvent atteintes ; les tempéraments nerveux y sont prédisposés ; mais les causes qui paraissent développer plus particulièrement cette affection sont l'abus des sucs végétaux, des fruits acides, des boissons aqueuses ; l'époque de la menstruation et de la grossesse, ainsi que les affections morales tristes et concentrées. L'observation suivante indiquera mieux encore les signes caractéristiques de la gastralgie, ainsi que les effets salutaires des eaux à cet égard.

Observation. — M. Th***, âgé de trente-six ans, d'un tempérament nerveux, éprouva en 1834 les premières douleurs gastralgiques. Ces douleurs, qui arrivaient aussitôt après les repas, étaient accompagnées de vomissements continuels. Il avait suivi un traitement par les émollients et les sangsues, lequel lui avait procuré un peu de soulagement; mais, dix-huit mois après, les douleurs de l'estomac ayant reparu avec plus d'intensité qu'auparavant, ce malade n'avait cessé, depuis cette époque, d'éprouver des alternatives de calme et de souffrance. Cependant comme, depuis quelques années, les symptômes gastriques devenaient plus fréquents, que les digestions se faisaient mal, que l'amaigrissement faisait tous les jours de nouveaux progrès, son médecin lui conseilla de prendre les eaux de Vichy. C'est en 1846 que M. Th*** en fit usage pour la première fois. Cette saison lui ayant fait le plus grand bien, il crut pouvoir se dispenser de revenir l'année suivante ; mais la maladie ayant reparu, son médecin l'envoya de nouveau à Vichy, où il arriva en 1848, vers le milieu de juillet. A cette époque, les vomissements étaient fort rares, mais les nausées reparaissaient fréquemment après les repas, de telle sorte que la gastralgie semblait vouloir revenir avec tous ses symptômes primitifs, car il y avait déjà plénitude de l'estomac, douleurs épigastriques, diarrhée ou constipation alternatives, ballonnement, gêne de la respiration, expulsion plus ou moins difficile des gaz, et maux de tête continuels. Ce malade, à son arrivée, est mis avec modération à l'usage de l'eau de l'Hôpital ; il prend un bain tous les jours, et, un mois après, il quitte Vichy dans un état complet de guérison.

En 1849, dans le rapport qui m'est adressé, tous les ans, sur les effets consécutifs des eaux, il est dit que M. Th*** avait obtenu une grande amélioration ; et que si son état s'était aggravé en 1847, il fallait l'attribuer à ce qu'il avait cessé trop tôt l'emploi de ce puissant remède. J'ai revu, en effet, ce malade ; sa guérison était complète ; son embonpoint et ses digestions ne laissaient plus rien à désirer.

Il résulte des observations de ce genre, confirmées par le temps, que sur cent malades cinquante-deux ont été guéris, quarante-trois ont été améliorés, et cinq seulement n'ont obtenu aucun résultat.

DE LA DYSPEPSIE.

Cette maladie, vu le nombre considérable de malades qu'elle amène à Vichy, mérite d'être exposée avec plus de détails que les autres affections ; nous dirons donc que la dyspepsie, dont le nom signifie *trouble* ou *difficulté dans les digestions*, se présente sous la forme d'une névrose non douloureuse de l'estomac : on peut la confondre avec la gastralgie qui a aussi pour cause, lorsqu'elle se déclare directement, une simple lésion des nerfs de cet organe, avec cette différence, toutefois, que dans la dyspepsie il n'y a pas de douleur, et qu'il y en a dans la gastralgie. Les symptômes principaux de l'affection dyspeptique consistent dans de mauvaises digestions, avec cette particularité bizarre que l'estomac digère tantôt le porc, les viandes les plus grossières ou les plus lourdes, d'autres fois et souvent le lendemain, cet organe ne peut supporter les aliments les plus légers, même le lait. Il y a langueur, trouble et perversion dans l'ordre fonctionnel ; c'est, en un mot, ce qu'on appelle vulgairement un estomac capricieux. Dans cette maladie, l'appétit est nul ; il n'y a ni fièvre ni soif, les digestions seulement sont accompagnées d'une grande quantité de gaz ou de flatuosités. Ces gaz compriment le ventre et gênent la respiration ; la constipation est habi-

tuelle, rarement la diarrrhée existe ; mais lorsqu'elle a lieu, c'est subitement et après chaque
repas qu'elle se manifeste la plupart du temps.
Ce n'est ordinairement que trois ou quatre heures
après avoir mangé, d'autres fois c'est en sortant
de table que les malades dyspeptiques éprouvent vers l'épigastre du ballonnement, de la pesanteur avec douleur vague, accompagnée quelquefois d'aigreurs, de bâillements, d'éructations,
de céphalalgie, et presque toujours de faiblesse
générale ou d'accablement, suivis d'un faux
besoin de manger ou de sensation de vide dans
l'estomac : cela dure ordinairement pendant
tout le cours du travail digestif, une ou deux
heures et souvent plus, puis le calme renaît
lorsque la digestion alimentaire est terminée,
pour recommencer de nouveau avec une nouvelle digestion. Ce sont là les phénomènes qui
se rencontrent le plus souvent dans la dyspepsie ; toutefois, il n'est pas indispensable, pour
qu'il y ait dyspepsie, que les signes que nous
venons d'énumérer existent, car il arrive souvent que la personne n'éprouve que de la céphalalgie ou de la courbature durant la digestion.
Ce qu'il y a de particulier, c'est que, si le malade
ne mangeait pas, il n'éprouverait pas de souffrances ; mais si la maladie se prolonge, la nutrition se trouve altérée par le résultat des mauvaises digestions, l'individu s'affaiblit, les forces
s'épuisent, le sang s'appauvrit, se décompose,

et de là les conséquences les plus graves. Il y a
une foule de variétés possibles de dyspepsies.
C'est pourquoi, pour les guérir, il faudra remonter aux causes, aux symptômes et à leur filia-
tion.

Causes. — Elles sont directes ou indirectes ;
au nombre des premières on doit placer les diverses maladies de l'estomac, l'usage habituel
d'une nourriture de mauvaise nature, d'une
trop grande quantité d'aliments ou de boissons.
Sous ce rapport, l'estomac se trouvant trop souvent dilaté, ses membranes s'affaiblissent et
perdent de leur force organique. La constipation habituelle peut également donner lieu à la
dyspepsie, à cause de la paresse qu'elle détermine dans tout l'appareil digestif. Au nombre
des causes indirectes, on doit placer toutes les
souffrances des organes renfermés dans le
ventre, lesquelles déterminent des dyspepsies
spéciales ; le foie, la rate, la matrice, les reins ou
la vessie sont dans ce cas. La dyspepsie se présente fréquemment aussi dans les longues convalescences, à la suite d'affections morales
tristes, lesquelles dépriment et diminuent les
sécrétions de l'estomac. Les personnes molles,
faibles, chlorotiques, nerveuses, hypocondria-
ques ou hystériques y sont très-sujettes, de
même que les individus qui ont supporté des
jeûnes trop prolongés ou qui ont été soumis à
un régime lacté trop rigoureux. L'hypocon-

drie, maladie qui se caractérise surtout par des troubles digestifs, produit particulièrement la dyspepsie flatulente, laquelle s'accompagne de palpitations, d'essoufflement et de perversion dans toutes les fonctions nerveuses. La dyspepsie reconnaît encore pour causes les pertes abondantes de sang, soit naturellement, soit par des saignées trop souvent répétées ; la vie sédentaire, les préoccupations pendant les repas, le travail d'esprit, l'irrégularité dans les heures de manger, une alimentation insuffisante, le séjour prolongé dans les pays chauds, une frayeur ou une émotion vive quelconque ; l'immersion subite dans l'eau froide ou tout saisissement qui viendrait troubler la digestion.

La maladie dont nous venons de tracer succinctement les divers symptômes est originairement de nature nerveuse, ce qui indique que les émollients et les opiacés, que l'on emploie presque toujours dès le début, auraient dû suffire pour la guérir, sans qu'il fût nécessaire de recourir aux eaux de Vichy. Mais il est à remarquer que toutes les névroses entraînent avec elles, à la longue, des désordres physiques et physiologiques dans les organes de la digestion ; et, de nerveuses qu'elles étaient d'abord, elles finissent bientôt par déterminer, à cause des souffrances qu'elles impriment aux parties qui en sont le siége, de véritables lésions organiques.

La dyspepsie peut dépendre également d'un principe goutteux, rhumatismal ou dartreux, répercuté sur l'appareil digestif.

Traitement. — Le régime est ici une des conditions indispensables de la guérison, de même que dans toutes les maladies qui ont pour siége l'estomac ; le malade, par conséquent, pourra, dans ce cas, être tout aussi habile que le médecin ; lui seul peut connaître quels sont les aliments qu'il digère le mieux en état de santé ; ceux-là aussi seront le mieux supportés dans l'état de maladie.

Règle générale, tout aliment qui offre de la répugnance est rarement bien digéré ; ceux qui purgent doivent être rejetés, car ils sont indigestes. Disons, toutefois, que le régime qui convient particulièrement aux dyspeptiques est celui qui consiste dans les potages, maigres ou gras, les viandes blanches rôties, et les légumes farineux, de préférence aux viandes noires et aux légumes herbacés. Comme médicaments, on a recours à une foule de substances, telles que l'opium, le bismuth, la rhubarbe, les vomitifs, les purgatifs, l'éther, la belladone, le charbon de Belloc, etc. Mais il est bien rare qu'après l'emploi de tous ces moyens le malade ne se trouve pas obligé d'avoir recours aux eaux de Vichy, qui sont incontestablement, de tous ces remèdes, celui qui réussit le mieux, et dont l'effet est le plus durable ; car il ne faut pas s'y tromper et croire qu'elles n'agissent qu'en saturant les acides de l'estomac ; leur action a pour effet surtout de modifier l'organisme tout entier, en faisant rentrer dans des conditions normales les humeurs viciées par les souffrances de l'organisme.

Comme il existe diverses formes de dyspepsie, c'est aux connaissances pratiques du médecin des eaux que nous devons laisser le soin de les distinguer, et d'indiquer celles qui sont dans les conditions voulues pour recevoir les eaux avec fruit, attendu que toutes les dyspepsies ou gastralgies ne sont pas toutes curables par les eaux de Vichy ; il y en a qu'il faudra rejeter. Le médecin habitué au traitement thermal pourra seul en faire la distinction.

Comme règle générale dans la dyspepsie, les remèdes doivent être administrés à des doses minimes homœopathiques, pour être augmentés graduellement : il va sans dire que si la dyspepsie a pour cause un principe goutteux, rhumatismal ou dartreux, il faudra, avant tout traitement interne, essayer de rappeler ces principes morbides sur les parties habituellement affectées.

L'observation suivante fera mieux ressortir encore les signes caractéristiques de cette maladie, et l'efficacité si remarquable des eaux de Vichy à son égard.

Observation. — M. R***, âgé de trente-sept

ans, d'un tempérament nerveux, éprouve depuis six ans des digestions lentes, pénibles, qu'il attribue à un travail de cabinet, et surtout à des peines morales ; l'appétit néanmoins est passable, mais les aliments se digèrent difficilement. Il y a constipation habituelle, et, après chaque repas, il éprouve du malaise et de la fatigue. Après avoir employé sans succès, pendant six ans, tous les remèdes en usage dans ces affections, tels que la magnésie, la poudre de Dower, la moutarde blanche, les emplâtres de toute espèce, et de plus l'homœopathie, M. R*** se décide à venir à Vichy, où il arrive dans l'état suivant : constitution très-affaiblie, pesanteur à l'épigastre, digestions laborieuses, appétit capricieux, rapports nidoreux très-fréquents, sans soif ni fièvre sensible, faiblesse musculaire considérable, particulièrement deux ou trois heures après avoir mangé, gêne de la respiration, gonflement de l'estomac, flatuosités difficiles à s'échapper, constipation opiniâtre.

Le lendemain, ce malade est mis à l'usage de l'eau de la source de l'Hôpital, à la dose de quatre verres par jour, par petites doses, qu'il alterne dans le milieu de la cure avec de l'eau de la Grande-Grille ; il prend des bains et quelques douches ascendantes. Il suspend de temps à autre ce traitement. Les eaux ayant parfois de la peine à passer, il en fractionne souvent les doses, et après un séjour d'un mois, M. R*** quitte Vichy beaucoup mieux, mais non guéri.

Son médecin ordinaire nous écrit de Paris, quinze mois après, que la santé de Mʳ R*** s'est complétement modifiée, que ses digestions sont parfaites, mais que néanmoins il lui conseille de revenir à Vichy.

M. R*** revint en effet, et, après une seconde cure, sa maladie, qui avait résisté pendant six ans aux divers traitements connus, disparut entièrement d'une manière soutenue.

Le résultat clinique de mes observations constate que la dyspepsie se guérit plus facilement encore que la gastralgie, affection cependant qui retire des eaux de Vichy des effets si remarquables de guérison.

Maladies du foie.

L'efficacité incontestable des eaux de Vichy, dont la réputation est séculaire comme remède contre les diverses maladies qui peuvent intéresser le foie, troubler la sécrétion biliaire, ou porter obstacle à son libre cours, est connue depuis si longtemps déjà, qu'il serait fastidieux, je pense, d'insister sur cette vérité. Je pourrais facilement donner à l'appui de cette opinion un grand nombre d'observations, que je puiserais dans les nombreuses guérisons qui se sont opérées tous les ans dans mon service de l'hôpital, chez des malades qui venaient d'Afrique ou des colonies, régions du globe où les maladies de ce genre sont toujours graves ; mais je ne dois pas oublier que ce livre n'est écrit que pour guider les malades pendant la saison, et leur indiquer, une fois rentrés chez eux, la conduite qu'ils auront à tenir pour éviter le retour de leurs maladies.

Cependant, avant d'aller plus loin, il me paraît utile d'indiquer ici la marche que suit l'eau minérale avant de se rendre au foie, et de démontrer à ceux qui nient que l'usage des acides, pendant qu'on prend les eaux, n'ont aucun effet nuisible dans le traitement, que ce médicament, exempt de toute réaction, a pu agir, au moins jusqu'aux poumons, en conservant tous ses éléments naturels ou primitifs de composition..

Cela posé, je dirai donc, avec tous les physiologistes, que l'eau minérale introduite dans les voies digestives arrive à la glande hépatique, comme font tous les liquides médicamenteux, en suivant par absorption les veines de l'estomac et des intestins, qui la charrient à travers la veine porte jusqu'au foie ; et qu'après un séjour plus ou moins prolongé dans cet organe, chargé d'une des plus grandes fonctions de notre existence, la sanguification alimentaire, elle se rend au cœur et de là dans les poumons, toujours à l'abri, comme on peut le voir, de toute décomposition et dans son état naturel ; mais si des acides ont été introduits

en même temps dans l'estomac, l'élément alcalin
de l'eau, par ce contact, a dû disparaître pour
former des combinaisons nouvelles.

Ces faits doivent prouver aux malades, contre
l'avis des médecins qui leur conseillent l'usage
des acides aux repas comme n'étant d'aucune
importance dans la cure, qu'il n'est pas indifférent de suivre de semblables conseils, et de
porter dans nos organes un médicament qui se
trouve décomposé d'avance, si on a opéré dans
l'estomac ce mélange hétérogène et antiration-
nel d'acides avec un remède alcalin, que tous
les acides peuvent décomposer, l'eau minérale
dans ces cas se trouve dans des conditions différentes de combinaison, c'est un remède dont
on a changé la nature et, par conséquent, les
effets. D'après cet exposé, qui est incontestable, il est donc permis d'affirmer que les eaux
de Vichy, quand elles n'ont pas été dénaturées
par des acides, avant ou pendant les repas,
agissent de deux manières à l'égard des affections du foie : d'abord comme résolutives lorsqu'il y a engorgement, puis en modifiant la bile
dans sa nature et dans sa consistance ; car,
en augmentant l'alcalinité naturelle de cette
humeur, les eaux la rendent moins épaisse, facilitent son écoulement au dehors, et changent
le mode de nutrition de l'organe. Elles s'opposent en outre, par leurs propriétés dissolvantes,
à la précipitation de la matière colorante, ce

qui est fort important, attendu que ce dépôt forme précisément le rudiment des calculs biliaires.

Après cet exposé du mode d'action des eaux à l'égard des maladies du foie, il est indispensable, je pense, de donner ici un aperçu des affections diverses qui intéressent cet organe, les plus nombreuses et les plus graves de toutes celles qui viennent à Vichy réclamer tous les ans le secours des eaux.

Au nombre des maladies du foie, il en est quatre qui se présentent plus particulièrement à notre observation : ce sont les engorgements, la jaunisse, la colique hépatique et les calculs.

DE LA JAUNISSE.

La jaunisse, *ictère* ou *cholihémie*, est une maladie caractérisée par la couleur jaune plus ou moins foncée de la peau et du blanc des yeux, suivie d'une vive démangeaison sur tout le corps ; par des excréments blanchâtres, et des urines d'un rouge obscur, teignant en jaune les substances que l'on y plonge.

Ces trois symptômes suffisent pour faire reconnaître la jaunisse, et nous permettent d'exposer immédiatement les causes qui peuvent la produire.

Causes. — Elles sont physiques, morales ou nerveuses ; toutes agissent de manière à déter-

miner la résorption de la matière colorante
jaune de la bile dans les voies biliaires, d'où
les vaisseaux absorbants et veineux la puisent,
pour la porter dans le torrent de la circulation
et les divers tissus de nos organes ; d'où l'expression juste que *la bile est passée dans le sang.*
Parmi les causes nerveuses ou morales qui
peuvent donner lieu à la jaunisse, on cite la
crainte, le chagrin, l'hypocondrie, la colère, la
frayeur subite à la vue d'un danger, d'un péril
imminent ou d'une nouvelle imprévue. La jaunisse qui se déclare sous l'influence de toutes
ces impressions de l'âme s'explique par une action qui vient gêner, par resserrement spasmo-
dique, le cours ultérieur de la bile dans le foie
et les canaux biliaires. Quant aux causes physiques, bien plus nombreuses que les causes
morales, il nous suffira d'indiquer ici celles que
l'on remarque le plus ordinairement, pour faire
comprendre l'utilité incontestable des eaux de
Vichy.

On a rangé, dans cet ordre, la suppression
de la transpiration, l'immersion subite dans de
l'eau froide, la suppression des hémorroïdes,
les fièvres intermittentes, la répercussion de la
goutte, du rhumatisme, de la gale ou des dartres, les chaleurs de l'été, toutes les maladies
de l'estomac, et particulièrement toutes les
maladies organiques ou coliques du foie ; les
engorgements, les obstructions, les abcès, les

tumeurs cancéreuses, hydatidiques ou tuberculeuses de cet organe ; l'oblitération par des calculs de la vésicule biliaire ou de ses conduits, une chute sur le bassin ou sur la plante des pieds. La grossesse peut également être une des causes de l'ictère.

Harvey s'est attaché à distinguer la jaunisse résultant de la suppression de la sécrétion biliaire d'avec la jaunisse résultant de l'obstruction des canaux excréteurs. L'auteur indique les moyens de reconnaître ces deux variétés, qu'il serait trop long de rapporter ici, mais dont l'utilité du diagnostic est des plus utiles à connaître pour le traitement du malade.

Traitement. — Une foule de moyens ont été employés dans le traitement de la jaunisse : tels sont les purgatifs avec le calomel et le jalap, les vomitifs, les toniques, les apéritifs, la térébenthine unie à l'éther, les carottes et les jaunes d'œufs. Ces deux moyens sont de nature à nous inspirer peu de confiance, car ils ne sont recommandés qu'à cause de leur couleur semblable à celle du malade. De tous ces moyens, le savon médicinal, par sa nature alcaline, est celui qui conserve encore de nos jours le plus grand crédit ; c'est pourquoi les médecins ont jugé utile de prescrire les eaux alcalines de Vichy comme un des moyens analogues et les plus favorables à la guérison de la jaunisse.

Il faut dire ici que s'il existe une certaine

confusion dans toutes ces médications, cela tient en partie à ce que la jaunisse est souvent le produit de diverses maladies de l'appareil biliaire, très-différentes les unes des autres.

Quoi qu'il en soit, dès que les médecins s'aperçoivent aujourd'hui que la série des moyens ordinaires de guérison a échoué, et que par sa résistance la jaunisse tend à passer à l'état chronique, ils s'empressent de prescrire immédiatement l'usage des eaux minérales alcalines, celles de Vichy en particulier, comme les plus riches et les plus puissantes à modifier la substance du foie, la nature et la marche de la bile, sans laquelle, nous pouvons le dire ici, la digestion languit, la nutrition est incomplète, et l'amaigrissement arrive, si l'écoulement normal biliaire est interrompu. C'est là, du reste, ce qui arrive aux sujets atteints de jaunisse, quelle que soit la cause qui ait pu la produire. La seule explication que l'on puisse donner sur l'effet de la guérison, c'est que les eaux alcalines débarrassent le sang et les tissus des organes de la matière colorante dont ils sont imprégnés, en l'entraînant au dehors par les urines et la transpiration, et que la bile reprend ensuite son cours naturel.

Un exemple, puisé au milieu de tant d'autres, démontrera mieux encore, dans cette maladie, la puissance remarquable des eaux de Vichy prises à la source,

Observation. — Mlle H***, âgée de trente-cinq ans, affectée de jaunisse depuis deux ans, maladie qui s'était déclarée à la suite d'une vive contrariété, suivie de peines morales consécutives, ayant duré six mois; mais, à partir de cette époque, toute cause de chagrin ayant cessé, la jaunisse n'en avait pas moins continué sa marche, malgré l'emploi de tous les moyens usités en pareil cas.

Arrivée à Vichy pendant la saison de 1854, Mlle H*** nous déclara que la jaunisse s'était manifestée d'abord dans le blanc des yeux dès le lendemain du jour où elle avait éprouvé cette grande peine morale, et que, depuis lors, et malgré la cessation de tout motif de chagrin, malgré l'usage des pilules de fiel de bœuf, du savon, avec le calomel, des vomitifs et des purgatifs de toutes sortes, sans compter tous les remèdes plus ou moins étranges, vantés dans les siècles d'ignorance contre la jaunisse, sa peau avait pris une couleur foncée qui, augmentant graduellement, avait fini par devenir aussi foncée que celle d'une mulâtresse. C'est dans un état pareil de la peau de tout le corps que Mlle H*** se présenta à Vichy pour y prendre les eaux ; son médecin lui ayant déclaré qu'il ne connaissait pas d'autre moyen de salut, puisque tous les autres avaient échoué. Cette demoiselle jouissait, du reste, d'une santé passable ; toutefois, son embonpoint et ses forces avaient beaucoup diminué ; les digestions étaient lentes ; la bouche pâteuse, amère, ainsi que la salive ; tous les objets lui paraissaient jaunes à la vue ; des démangeaisons vives existaient sur tout le corps ; les selles étaient grisâtres, décolorés, les urines noires et parfois boueuses ; sa santé de femme était régulière, mais l'écoulement peu abondant ; la région du foie ne présentait ni douleur, ni tuméfaction.

Dès le lendemain de son arrivée, Mlle H*** commença son traitement par deux verres d'eau de la Grande-Grille ; quatre jours après, elle en prenait six, et un bain quotidien ; des lavements gardés d'eau minérale furent ensuite ajoutés à son traitement. Vers le quinzième jour, le régime prescrit n'ayant pas été suffisamment observé, quelques jours de repos furent nécessaires pour arrêter la diarrhée qui en avait été la suite ; et, après trente jours de traitement, Mlle H*** quitta Vichy, sans avoir obtenu un grand changement dans la coloration de la peau, et par conséquent très-découragée.

L'année suivante, je vis arriver chez moi une dame que je ne reconnus pas : c'était Mlle H*** qui avait repris son teint, sa fraîcheur et son embonpoint d'autrefois ; la teinte ictérique n'avait commencé à diminuer sensiblement qu'au bout de deux mois après son départ de Vichy ; mais depuis lors la décolaration de la peau avait pris une marche si rapide, qu'au bout d'un mois toute trace de jaunisse avait enfin disparu. Depuis cette époque, Mlle H*** a joui d'une santé parfaite ; elle est revenue à Vichy, mais ce n'était plus pour elle, c'était pour accompagner une de ses parentes.

DES COLIQUES HÉPATIQUES.

Cette maladie ne se présente ordinairement que chez les individus prédisposés aux souffrances du foie ; elle est caractérisée par des douleurs plus ou moins vives, irrégulières ou périodiques, ayant leur siége dans cet organe. On les confond souvent, a dit mon honorable collègue, le docteur Beau, dans son remarquable travail *Sur l'appareil spléno-hépatiqne*, avec les coliques calculeuses, qui sont très-rares, relativement aux coliques névralgiques. Dans celles-ci les malades, selon le même auteur, ne rendent des calculs, ni par les garde-robes, ni par les vomissements, et la présence de ces corps étrangers permet seulement de caractériser leur diagnostic différentiel. Dans les cas contraires, les coliques du foie doivent être considérées comme étant de nature essentiellement nerveuse.

Les douleurs de ce genre arrivent, soit soudainement, soit en s'annonçant sourdement, un ou deux jours à l'avance ; et lorsque la souffrance est arrivée à son apogée, le malade ressent comme un point de côté dans la région du foie, accompagné de douleurs plus ou moins violentes, superficielles ou profondes, augmentant par la plus légère pression, pongitives ou lancinantes, avec gêne dans les divers mouvements du corps et de la respiration. Le plus ordinairement, au milieu de la crise, des vomissements de nature bilieuse se déclarent, sans que le pouls indique de la fièvre. Ces coliques peuvent durer plusieurs heures, d'autres fois plusieurs jours, avec des intervalles de calme, laissant le plus souvent des traces de jaunisse sous la peau et dans les urines. On peut les confondre avec les coliques intestinales ou néphrétiques, mais la douleur locale venant du foie suffira, avec les symptômes précédents, pour éloigner toute incertitude à cet égard.

Causes. — Il est évident que l'hépatalgie ou colique nerveuse du foie n'est qu'un symptôme de l'irritation de cet organe, des réservoirs ou des conduits excréteurs de la bile. Cette irritation nerveuse peut être produite par un refroidissement des pieds ou de tout le corps, par de mauvaises digestions, par des aliments dont la nature est réfractaire au foie de certaines personnes. Ces aliments sont particulièrement tous les acides, les fruits verts, cuits ou confits au vinaigre, la moutarde, le vin pur ou même coupé d'eau, les boissons alcooliques, une nourriture trop salée, trop épicée ou poivrée : toutes ces substances peuvent déterminer, chez les individus prédisposés, des coliques qui très-souvent apparaissent un quart d'heure ou une demi-heure après qu'on les a prises. Les purgatifs peuvent également réveiller ces sortes de douleurs, qui dépendent quelquefois aussi de la goutte ou du rhumatisme déplacé.

Comme traitement, l'opium et les émollients sont les premiers remèdes à employer ; mais si les attaques se renouvellent, le meilleur moyen à leur opposer ensuite est d'avoir recours à l'eau de Vichy, dont les propriétés incontestables sont de diminuer ou de détruire cette fâcheuse susceptibilité du foie. Il faudra faire usage d'aliments peu graissés, de viandes maigres, de poisson, et particulièrement de substances végétales herbacées ; éloigner celles qui renferment beaucoup de matière féculente et sucrée, lesquelles sont contraires aux maladies du foie, en général. Ce régime sera secondé par l'eau de Vichy, prise à divers intervalles dans le courant de l'année, et par des bains alcalins, en se tenant chaudement. De cette manière, le malade arrivera à faire cesser le retour des coliques hépatiques, ainsi que la formation des calculs.

L'observation suivante démontrera mieux encore l'effet salutaire des eaux sous ce rapport.

Observation.— Mme F. de G***, âgée de trente-six ans, eut, il y a dix ans, pendant la convalescence d'une fièvre typhoïde, une jaunisse qui, malgré tous les moyens mis en usage, dura six semaines. Depuis cette époque, cette maladie reparut tous les ans vers le printemps, avec cette différence que depuis quatre ans cette jaunisse se complique chaque fois de quelques coliques hépatiques qui durent plusieurs jours, avec des vomissements de matière bilieuse. Le foie est alors sensiblement engorgé et douloureux à la pression, les fortes inspirations sont gênées, par la douleur hépatique, laquelle simule une ceinture allant du foie à la rate et au rein droit; les urines sont jaunes, et l'estomac ne peut supporter aucun aliment. Le dernier accès, qui dura vingt-cinq jours, date du mois d'avril 1851.

Cette dame avait employé sans succès les purgatifs, le remède de Durande, les pilules de savon avec fiel de bœuf, la pommade émétisée et les eaux de Vichy transportées. Ces dernières cependant ayant paru lui faire un peu de bien, son médecin l'engagea à se rendre à Vichy, où elle arriva au mois de mai suivant, à la fin d'un accès, présentant une teinte ictérique, avec douleurs sourdes dans la région du foie, qui dépasse de deux travers de doigt le rebord des fausses côtes : inappétence, digestions lentes, constipation, urines ictériques, matières fécales normales.

La malade boit à la Grande-Grille progressivement jusqu'à cinq verres d'eau par jour et prend un bain ; au bout d'un mois, elle quitte

Vichy en voie de guérison ; la teinte jaune de la peau est bien diminuée, ainsi que la douleur et le volume du foie. Son médecin nous écrit, l'année suivante, que Mme F. de C*** a obtenu un entier rétablissement. Elle revint néanmoins à la fin de la saison de 1852, pour consolider sa guérison. Sa santé n'avait plus souffert du côté du foie depuis la première cure faite à Vichy. Cette dame, que nous avons revue trois ans après, était toujours dans un état parfait de santé.

Le résultat statistique de mes observations, concernant les coliques hépatiques, démontre que sur un nombre de cent malades, par exemple, chez lesquels les effets consécutifs des eaux ont été constatés l'année ou les années qui ont suivi la cure, quatre-vint-trois ont été radicalement guéris et dix-sept améliorés.

DE L'HÉPATITE AVEC ENGORGEMENT DU FOIE.

Cette maladie n'intéresse pas seulement, comme la précédente, le système nerveux de l'organe, elle occupe ici le tissu propre du foie, qui se trouve affecté le plus ordinairement par suite d'une congestion sanguine fixe, donnant lieu à un engorgement qui peut être simple ou induré, récent ou chronique ; le foie, dans cet état, reste languissant, par suite de l'infiltration fibrinoïde qui s'est déposée dans son réseau capillaire. Arrivée à la période de chronicité, telle qu'on la voit le plus ordinairement à Vichy, les symptômes qu'éprouvent les malades sont : appétit irrégulier, digestions lentes, rapports, flatuosités. Le lait est habituellement mal digéré ; une fièvre légère, qui semble augmenter après chaque repas, se déclare : elle est accompagnée de douleurs avec pesanteur, et de gêne dans la région du foie ; la respiration devient courte, le teint basané ; le caractère inquiet, irascible, porté surtout à contredire ; il existe presque toujours aussi un œdème des jambes et de la sérosité dans le ventre, l'appétit se perd avec le sommeil ; les fonctions s'affaiblissent, et le malade tombe peu à peu dans la consomption.

Causes. — Cette maladie peut être héréditaire ; toutes les causes qui déterminent des coliques, ainsi qu'on l'a vu plus haut, sont susceptibles aussi de produire l'hépatite. A côté des souffrances physiques, il faut placer, comme devant y prendre une large part, une irritation locale, le défaut d'exercice, les affections morales, les soucis, la jalousie, le découragement, l'hypocondrie, influences nerveuses qui toutes diminuent l'écoulement et favorisent l'épaississement de la bile ; les inflammations des intestins et la dyssenterie, principalement par suite de la résorption jusqu'au foie de la matière purulente ou putride provenant des diverses maladies intestinales. Toutes ces causes peuvent y donner lieu, de même qu'une grande activité cérébrale et le travail de cabinet après les repas, parce que les occupations intellectuelles dépensent une grande somme d'innervation, au détriment des fonctions digestives.

Dans les pays chauds, où les maladies du foie sont endémiques, l'alimentation doit être très-peu abondante, sans quoi le foie se remplit faute d'écoulement suffisant par la combustion pulmonaire, ce qui indique que dans les contrées où la température est constamment chaude, comme aussi durant les grandes chaleurs des pays tempérés, les habitants doivent être très-sobres, attendu que, si on consomme une quantité plus forte d'aliments qu'il n'en faut pour entretenir convenablement la nutrition et la respiration, les parties animales fibrinoïdes s'accumulent dans le foie, et les parties végétales féculentes surtout se transforment plus facilement en graisse, nature d'aliments dont les personnes disposées à l'obésité, soit dit en passant, devraient se priver.

Il est d'observation que les climats chauds, pour les habitants des régions tempérées, augmentent sensiblement la sécrétion du foie, déterminent par là les engorgements de cet organe et les fièvres bilieuses. Il est à remarquer, en outre, que les grandes chaleurs sont moins favorables au traitement des affections hépatiques

qu'une température modérée ; l'état d'innervation que l'on éprouve alors dans les digestions
doit suffire pour expliquer ces faits d'observation.

La puissance des eaux de Vichy à favoriser
la résolution de l'engorgement du foie et l'écoulement biliaire est tellement démontrée aujour-
d'hui, que les médecins qui se sont le plus occupés des maladies de cet organe, recommandent
tous, sans exception, l'usage spécial des eaux
de Vichy, comme le meilleur moyen de guérison dans ces sortes de maladies.

Deux observations suffiront, je pense, pour
démontrer la rapidité avec laquelle les engorgements du foie se dissipent, alors que les malades se présentent dans des conditions convenables de guérison.

Engorgement simple du foie.

Première observation. — M. M***, âgé de quarante ans, est atteint, depuis trois mois, d'une
jaunisse des plus intenses, accompagnée d'engorgement du foie, que le malade attribue à des
chagrins domestiques et à des fatigues intellectuelles. Pour se débarrasser de cette jaunisse,
car le malade ne soupçonnait pas l'engorgement
du foie, son médecin lui avait fait prendre tous
les remèdes usités en pareil cas : les vomitifs,
les purgatifs, l'aloès, le calomel, le savon, les

boissons nitrées, etc. ; mais tout cela sans succès aucun. Son médecin, ayant perdu tout espoir de le guérir, lui conseilla de se rendre à Vichy, où il arriva dans le courant du mois de juin 1852. A son arrivée, il fut très-facile de constater un engorgement du foie, cause déterminante de la jaunisse. Cet organe dépassait, par son volume, les fausses côtes de quatre travers de doigts : douleur sourde à la pression, respiration gênée, appétit nul, digestion depuis longtemps paresseuse, matières fécales cendrées, urines noires, très-chargées de bile, teinte ictérique foncée, picotements à la peau.

M. M***, après vingt-cinq jours de traitement, pendant lesquels il prit de cinq à six verres d'eau de la Grande-Grille par jour, plus un bain minéral d'une heure, quitta Vichy, prenant les eaux avec dégoût depuis deux ou trois jours. Au moment du départ, la coloration de la peau et des urines avait sensiblement diminué ; mais l'engorgement était le même. L'année suivante, ce malade nous écrit de Boulogne : « Ce n'est qu'un mois après avoir quitté Vichy, que j'ai vu ma santé revenir complétement. Ma tumeur du foie a disparu depuis longtemps, car je ne la retrouve plus ; et grâce à vos eaux, ma santé est aujourd'hui parfaite, et mon teint comme celui des naturels de mon pays. »

Engorgement du foie avec coliques hépatiques.

Deuxième observation. — M. B***, âgé de quarante-deux ans, d'un tempérament nervoso-sanguin, d'une constitution affaiblie, est atteint d'hépatite depuis 1831, affection qu'il a contractée en Afrique, par suite de dyssenterie accompagnée de fièvres intermittentes rebelles ; il avait, en outre, un léger épanchement dans le ventre, et les jambes infiltrées. Jusqu'en 1842, les douleurs du côté du foie sont presque incessantes, c'est-à-dire qu'il y a des alternatives de repos et de souffrance ; mais, à cette époque, il survint une jaunisse fort intense, pour laquelle on conseilla des bains, des boissons alcalines, ainsi que des applications de sangsues sur la région hépatique. Deux mois après l'apparition de la jaunisse, on constata un engorgement considérable du foie, qui jusque-là avait été peu apparent.

Depuis 1842, les attaques ou coliques hépatiques apparaissent tous les trois ou quatre mois, et durent souvent quinze jours ; elles sont toujours plus violentes à l'époque du printemps. C'est après avoir essayé, en 1847, les eaux de Vichy, et s'en être bien trouvé, que le malade se décide à faire une nouvelle cure à Vichy, où il arrive au mois de juillet 1848. Il n'avait pas eu de coliques depuis le 12 mai, c'est-à-dire depuis environ deux mois. A son arrivée, le foie dépassait de quatre travers de doigt le bord des fausses côtes ; il était très-sensible à la pression, son développement rendait la respiration de ce côté fort gênée, et toute espèce de lien sur cette région lui était insupportable. Le lendemain de son arrivée, M. B*** est mis à l'usage de l'eau de la Grande-Grille, dont il prend, en moyenne, de six à huit verres par jour, ainsi qu'un bain. Après un mois de traitement, il quitte Vichy, la sensibilité du foie ayant complétement cessé, et son volume diminué de moitié ; les forces physiques, au dire du malade, sont revenues à leur état normal, et les digestions sont parfaites.

Un an environ après, le 10 mai, son médecin ordinaire m'écrivit que M. B***, « atteint d'engorgement du foie avec coliques hépatiques, n'avait plus de douleurs, et que l'engorgement était à peu près dissipé. »

Dans les engorgements simples du foie, avec ou sans coliques hépatiques, le relevé numérique de mes observations, confirmé par le temps, indique que sur cent individus, par exemple, quarante-cinq sont guéris, quarante améliorés, et que quinze seulement n'ont obtenu aucune amélioration. Dans cette appréciation, le résultat serait encore plus favorable, si les malades arrivaient à Vichy après les premiers essais infructueux de guérison, et non après avoir perdu leur temps à la recherche inutile d'une foule de moyens empiriques et trop souvent dangereux.

CALCULS HÉPATIQUES OU BILIAIRES.

Dans cette maladie, on doit admettre d'abord une prédisposition individuelle ; et, pour établir ses caractères spéciaux, il faudra se reporter à ce qui a été dit aux coliques hépatiques, car les coliques calculeuses, avons-nous dit, n'en diffèrent que par la présence, dans les vomissements ou dans les garde-robes, de produits concrétionnés ou calculs, lesquels sont composés de cholestérine et de matière colorante de la bile réunies par du mucus. Les proportions de ces éléments varient beaucoup; tous sont solides et brûlent en produisant des jets de lumière, à la manière et avec l'odeur des corps gras. Ils sont de diverses dimensions, depuis une tête d'épingle jusqu'à la grosseur d'un œuf de poule.

Il faut dire cependant que chez les malades atteints de calculs du foie, le sentiment de pesanteur, de gêne, de tension et d'anxiété du côté droit est de plus longue durée que dans les coliques nerveuses, et qu'il survient le plus ordinairement des signes de fièvre avec jaunisse intense et souvent permanente, lorsque le calcul séjourne dans les conduits biliaires ou a de la peine à s'en échapper.

Causes. — Toutes les causes qui sont de nature à rendre la bile plus épaisse ou à ralentir son cours sont évidemment propres à favoriser la formation des calculs biliaires. On remarque que les femmes sont plus exposées à cette maladie que les hommes, parce que chez elles les digestions sont moins actives, qu'elles sont plus sujettes à la constipation, qu'elles dorment davantage et font moins d'exercice.

L'âge mûr et la vieillesse y sont plus exposés que les enfants et les adolescents. On a remarqué, à la Salpêtrière, que des calculs se rencontraient fréquemment chez les femmes douées de beaucoup d'embonpoint. La vie sédentaire, le travail de cabinet, les tourments d'esprit, les aliments gras et féculents favorisent cette affection, de même que les acides et les alcooliques, parce qu'ils renferment des propriétés coagulantes de la bile.

M. le docteur Fauconneau-Dufresne, dans son excellent *Traité de l'affection calculeuse du foie*, se demande, à cet égard, si le commencement de la formation des calculs hépatiques ne pourrait pas dépendre d'une réaction acide, puisque ces corps ont la propriété de précipiter de leurs dissolutions les éléments biliaires. Dans le traitement de cette affection, cet auteur, après avoir recommandé un régime doux, les légumes herbacés, beaucoup d'exercice et de temps en temps une purgation saline, préconise particulièrement les eaux de Vichy, parce que les

alcalis, dit-il, en s'emparant de la matière grasse
du sang qu'ils saponifient, empêchent le dépôt
de la bile, et, quand ils sont pris en très-grande
abondance, ils vont atteindre la matière colorante résinoïde déjà formée, et dissoudre le
mucus, ce qui permet à la cholestérine et au
calcul, ainsi isolés, désagrégés et réduits en
petits fragments, de s'échapper plus facilement
par les conduits biliaires. C'est sur ce même
principe que se fonde le remède de Durande,
composé d'éther, d'essence de térébenthine ou
de chloroforme ; en outre que ces médicaments
irritent tous les organes qu'ils touchent, ils sont
très-désagréables à prendre. Une diminution
d'un millième suffit quelquefois pour que le calcul s'échappe plus librement par les voies naturelles ; les eaux de Vichy agissent également en
accélérant et en imprimant une plus grande facilité de circulation à cette humeur, comme aussi
en modifiant chimiquement la bile elle-même,
ou les concrétions dans leur nature. Pour se
préserver de la formation de nouvelles concrétions, il faudra faire usage de temps à autre,
pendant plusieurs années, des eaux de Vichy.
Il sera utile de diminuer la proportion de viande
et surtout des corps gras, et les remplacer par
des légumes herbacés, sagement combinés avec
l'alimentation animale, en évitant le beurre,
l'huile, les substances grasses, la pâtisserie,
nature d'aliments qui, chez les personnes dont

le foie fonctionne mal, se digèrent difficilement. La prédominance de la cholestérine ou matière grasse dans les calculs indique l'avantage du régime végétal, à l'exclusion des matières grasses ou animales.

Il arrive parfois que les malades se trouvent découragés pendant la cure, par cela seul qu'ils voient apparaître de nouvelles coliques. Ce découragement n'est pas fondé, attendu que ces coliques très-souvent sont le résultat d'une activité plus grande de la circulation biliaire, entraînant avec elle, par excitation ou contractilité vitale expulsive, des concrétions dont la présence, dans les conduits biliaires, déterminait ces violentes douleurs. Dans cette situation, les malades ou leur entourage s'empressent bien vite de demander au médecin l'autorisation de quitter les eaux, craignant qu'elles ne leur soient nuisibles; il est, au contraire, du devoir du médecin d'encourager les malades à continuer le traitement, à moins que les coliques ne deviennent trop fréquentes. Dans ces cas, le traitement ne pouvant avoir qu'un médiocre effet, il faudra que le malade cesse les eaux, et qu'il revienne à la fin de la saison ou l'année suivante, aucun autre moyen de guérison ne pouvant lui être plus avantageux.

La connaissance exacte de toutes ces causes déterminantes devra servir aux malades pour les guider dans la conduite qu'ils auront à tenir, s'ils veulent, après le traitement suivi à Vichy, favoriser l'amélioration, ou consolider entièrement leur guérison.

L'observation suivante va nous démontrer les salutaires effets des eaux à cet égard.

Observation. — M. D***, âgé de trente ans, d'un tempérament bilieux, était en Afrique depuis 1843, lorsqu'au mois de janvier 1845 il ressentit pour la première fois des coliques sourdes dans la région du foie, accompagnées de jaunisse. Au mois de juin suivant, mêmes coliques, plus intenses cette fois qu'au mois de janvier. En 1847, troisième crise. En 1850, enfin, l'accès fut terrible ; il dura quarante heures, avec des douleurs excessivement aiguës dans les reins, ainsi que dans tout le côté droit du ventre, avec coliques générales, crampes d'estomac et vomissements biliaires. Quelques heures après que les douleurs eurent cessé, M. D***, qui se trouvait dans un état d'anéantissement complet des forces, rendit par les selles plusieurs calculs biliaires de la grosseur d'un pois et à facettes ; il en rendit plusieurs autres dans le courant de 1851, mais alors sans beaucoup de douleur. Néanmoins la teinte ictérique de la peau n'avait pas disparu. Depuis l'apparition des premières coliques, ce malade avait fait usage à plusieurs reprises d'une foule de médicaments, tels que l'iodure de potassium, la graine de moutarde blanche, les purgatifs, le fiel de bœuf, le régime végétal, qui avait été indiqué par M. Piorry, et le remède de Durande; mais tout cela était resté sans effet. C'est après avoir éprouvé cette dernière crise, à la fin de la saison de 1851, que ce malade arriva à Vichy, présentant une augmentation du volume du foie, avec une extrême sensibilité à la pression. La peau était jaune, les digestions difficiles et les selles grisâtres. Après avoir pris trente bains et bu en moyenne de cinq à six verres d'eau de la Grande-Grille, M. D*** quitta Vichy dans un état satisfaisant, mais non entièrement guéri.

Le 15 mai de l'année suivante, son médecin nous écrit de Paris que ce malade n'a plus souffert depuis sa cure de Vichy, et que la jaunisse a disparu.

Le relevé statistique démontre que, dans cette affection, sur une proportion de cent malades, soixante sont guéris, vingt et un améliorés, et dix-neuf n'éprouvent aucun changement notable dans leur état.

Maladies de la rate.

Je ne rapporterai pas ici non plus les nombreuses observations concernant les malades atteints d'affections de la rate qui se présentent tous les ans à l'hôpital militaire, venant de l'Afrique ou des pays marécageux. La vertu des eaux sur ces affections est évidemment la même qu'à l'égard de celles du foie, c'est-à-dire résolutive et reconstitutive par excellence, avec cette différence toutefois que les résultats de guérison, toutes choses égales d'ailleurs, en ce qui concerne la rate spécialement, sont moins nombreux et plus difficiles à obtenir que dans les maladies du foie.

Mais ce qui nuit surtout à la résolution complète des engorgements de la rate, ce sont les retours fréquents et plus ou moins prononcés des accès de fièvre. J'ai vu ces accès faire reparaître, à la fin de la cure, des engorgements que les eaux avaient complétement dissipés. C'est pourquoi il ne faudra pas craindre d'administrer les préparations de quinquina aux fébricitants, en même temps que les eaux ; il faudra aussi qu'elles soient prises principalement en boisson, attendu que les bains favorisent en général le retour des accès.

Si cependant la fièvre ne revient pas, il est à peu près certain que l'engorgement qui en est la suite, s'il n'est ni trop ancien, ni trop volumineux, disparaîtra par l'effet des eaux, avec plus de facilité que ceux qui dépendent de toute autre cause.

Ce qu'il y a de remarquable ici, comme dans la plupart des malades qui viennent à Vichy, c'est que l'état général s'améliore encore, bien que la rate reste dans le même état d'engorgement.

Il est admis aujourd'hui que l'engorgement de la rate est dû au sang qui s'est déposé dans les interstices de cet organe pendant la durée des accès. Le docteur Beau pense que le sang, altéré par l'infection paludéenne, frappe d'atonie et de relâchement le tissu contractile de la rate, l'élément vasculo-aréolaire, ainsi que la membrane d'enveloppe. Quant à l'élément glandulaire, il est comme fondu dans le tissu induré. Ce mode d'altération indique naturellement tous les avantages qu'on peut retirer de l'emploi des eaux de Vichy, attendu qu'en facilitant la circulation du sang, elles favorisent en même temps son retour dans le torrent de la circulation générale.

Le traitement dans les obstructions de la rate, comme dans les maladies du foie, doit être prolongé et modéré pour que les eaux puissent pénétrer plus profondément et agir avec plus d'efficacité, de même que s'il s'agissait d'un état cachectique.

Ces engorgements, comme ceux du foie, s'accompagnent presque toujours d'hydropisie ascites et d'œdème plus ou moins considérable ; il existe aussi parfois du côté de la peau une teinte terreuse et ictérique ; et la marche après les repas augmente toujours les douleurs spléniques. Il est rare, du reste, que cet engorgement ne coïncide pas avec celui du foie, par suite de la solidarité qui existe entre ces deux organes.

Causes. — Les causes de la maladie de la rate sont encore peu connues ; néanmoins, on ne peut révoquer en doute les effets produits sur cet organe par les accès de fièvre intermittente, le séjour dans des localités marécageuses et l'influence des pays chauds ; cette altération se fait remarquer surtout à la suite des fièvres provenant des pays où cette maladie est endémique, comme l'Afrique, la Rochelle, ou les environs de Rome.

Les malades de cette catégorie ne doivent pas ignorer que, d'après la connexité et les rapports intimes qui existent entre la rate, le foie et l'estomac, les causes qui influent sur ces derniers organes doivent agir sur elle d'une manière plus ou moins fâcheuse. Ils devront donc s'appliquer à éviter toutes les causes qui, comme nous l'avons vu plus haut, peuvent affecter ces organes, celles surtout qui sont de nature à rappeler les accès de fièvre, s'ils veulent, après avoir fait usage des eaux, soutenir ou rendre complète la guérison obtenue. Ils auront soin également de porter une ceinture de flanelle pour maintenir la rate, et de manger peu à chaque repas.

L'observation suivante démontrera mieux encore ce qu'on peut espérer de la puissance des eaux dans cette maladie.

DE L'ENGORGEMENT DE LA RATE.
SUITE DE FIÈVRES INTERMITTENTES.

Observation. — M. C***, âgé de vingt-six ans, après un séjour de cinq ans en Afrique, était tombé malade depuis dix-huit mois, par suite de diarrhées ou de fièvres intermittentes ; les accès avaient cessé depuis six mois environ avant son arrivée à Vichy, le 15 juillet 1847. Ce malade présente, à son entrée à l'hôpital, un embonpoint satisfaisant ; mais son ventre est très-volumineux, par suite d'un engorgement considérable de la rate, qui déborde les fausses côtes de quatre à cinq travers de doigt. Cette partie du ventre est très-douloureuse à la pression ; la marche et la respiration en sont également gênées. Son estomac étant très-fatigué, il boit pendant les quinze premiers jours à la source de l'Hôpital, et le reste du temps à la Grande-Grille ; la dose d'eau est élevée progressivement jusqu'à six verres par jour, avec un bain. Après un repos de quelques jours, vers les deux tiers du traitement, ce malade quitte Vichy, le 23 août, après avoir obtenu une grande amélioration. Le volume du ventre est bien diminué, mais on sent encore la rate indurée en dehors des fausses côtes ; cette région n'est plus douloureuse à la pression ; la marche et la respiration sont tout à fait libres, et l'état général est on ne peut plus satisfaisant.

L'année d'ensuite, je recevais de son médecin la lettre suivante :

« C***, traité à Vichy pour une hypertrophie considérable de la rate, contractée sous le climat d'Afrique, est revenu complétement guéri, et sa guérison s'est maintenue jusqu'à ce jour, 20 mai 1848. »

Le résultat des guérisons est ici moins satisfaisant que dans les maladies du foie, puisque, sur une moyenne de cent malades, la proportion est de trente-sept guéris, quarante-cinq soulagés et dix-huit restés dans le même état.

DE L'ENGORGEMENT DE LA RATE AVEC DIATHÈSE OU CACHEXIE PALUDÉENNE.

Comme maladie générale, dans les affections de la rate compliquées ou non d'engorgement du foie, on remarque presque toujours, pour peu que cet organe soit engorgé depuis un certain temps, des épanchements séreux plus ou moins considérables du ventre ou des extrémités inférieures. Ce phénomène accompagne et caractérise presque toujours cet état, auquel on donne le nom de *cachexie paludéenne*, caractérisée par une pâleur universelle, anémique, d'un jaune-paille, traînant une vie languissante, dont les traits du visage indiquent qu'un principe destructeur circule avec le sang. Dans cette diathèse, les fonctions sont particulièrement abaissées dans leur dynamisme physiologique ; il y a aussi une viciation générale des humeurs, une altération profonde de la nutrition, avec diminution de la plasticité du sang, perte des globules rouges et augmentation des globules blancs, altération qu'on a désignée sous le nom de *leucocythémie*. Cet état s'accompagne le plus ordinairement d'abondantes hémorrhagies passives, sous-cutanées ou nasales ; les hémorrhagies, chez ces malades, sont la conséquence d'une altération du sang produite par l'élaboration vicieuse de ce liquide par le foie et la rate malades ; les membranes muqueuses de la bouche et des gencives sont molles et à peine colorées ; il existe également un dérangement plus ou moins apparent des fonctions digestives, d'où résulte, secondairement aussi, cette altération du sang avec toutes les conséquences pathologiques dont nous venons de parler ; c'est-à-dire que tous ces malades sont faibles, languissants, amaigris, digérant mal, essoufflés par le plus léger exercice, perdant beaucoup de sang par la plus légère piqûre.

L'opinion générale des médecins est que, dans ces sortes d'affections, là où le lymphatisme scorbutique domine, l'usage des alcalis doit être plus nuisible qu'utile. Mes observations, sous ce rapport, sont en opposition complète avec ce que les chimistes ont avancé, et contraire aux idées de la majorité des médecins. C'est une

erreur qui ne doit plus s'appliquer aujourd'hui
au mode d'action des eaux minérales alcalines
de Vichy, dont la thérapeutique doit être complétement débarrassée. Cette opinion, que les eaux
sont contraires, peut être vraie toutes les fois
que la détérioration de la constitution est le produit direct d'un travail morbide du tempérament
lymphatique congénital ; mais il n'en est pas de
même, comme nous allons le voir par l'observation suivante, à laquelle nous pourrions en
ajouter beaucoup d'autres, lorsque cet état morbide général est le résultat du séjour dans un
climat malsain, de digestions incomplètes, d'a-
liments de mauvaise nature , de souffrances
organiques dépendantes d'une maladie, ou d'un
gonflement porté à un degré plus ou moins
élevé de la rate, du foie ou du système ganglionnaire, comme aussi de fièvres intermittentes rebelles qui ont amené cette débilité de
l'organisme. Ce n'est pas l'emploi des toniques
pharmaceutiques, le quinquina, le quassia et
les amers de toute sorte, ni le fer, qui formeront
les globules du sang et qui répareront, de cette
façon, les pertes que l'organisme a faites ; c'est
avec une alimentation convenable que l'on rendra au malade ce que l'on est convenu d'appeler
les forces vitales ; mais pour que les agents
pharmaceutiques puissent modifier les organes
et améliorer les fonctions dont le but est l'hé-
matose, il faut avant tout disposer et réveiller

les forces vitales organiques de l'appareil digestif, que très-peu d'eaux minérales ont la propriété
de reconstituer au même degré que les eaux de
Vichy, ce que le quinquina, le quassia ou le fer
n'auraient jamais pu faire. Cet état palustre peut
exister également sans que l'individu ait jamais
eu le plus petit accès de fièvre. Dans toutes ces
circonstances, les eaux alcalines de Vichy, ferrugineuses ou autres, rétablissent les forces vitales, bien loin de les diminuer, en modifiant
l'état morbide, en réveillant l'ensemble des
fonctions digestives et assimilatrices. C'est ainsi
qu'elles font disparaître, en agissant sur les
forces vitales, les taches sanguines et la faiblesse
générale, quelle que soit d'ailleurs la cause déterminante de cet état diathésique. De même
aussi, c'est le remède altérant spécifique, le
plus favorable pour détruire les effets toxiques
de ce ferment miasmatique paludéen, dont la
présence dans le sang, quelque minime qu'elle
soit, empêche constamment le retour complet
des malades à un état parfait de santé. Les eaux
agissent, dans ces cas, de la même manière que
les végétaux frais dans le scorbut, ou les préparations mercurielles ou iodurées dans d'autres
affections.

Observation. — M. V***, âgé de vingt-huit ans,
constitution lymphatique, a été atteint plusieurs
fois de fièvres intermittentes, pendant un séjour
de cinq ans en Afrique. A la suite de ces fièvres,

la rate s'engorge, le ventre augmente de volume
et de la sérosité ne tarde pas à s'y manifester,
de telle sorte que le malade finit insensiblement
par ne plus pouvoir boutonner ses habits. La
durée de la maladie, l'usage des médicaments,
l'influence du climat ayant détruit sa santé,
M. V*** rentre en France et arrive à Vichy en
1848, dans un état très-fâcheux. Pendant sa
cure, qu'il fait très-péniblement, à la dose de
trois à quatre verres d'eau par jour et un bain
tous les deux jours, il est pris, vers le douzième
jour du traitement, d'hémorrhagie passive, qui
se déclare à travers une ulcération légère d'une
glande cervicale en suppuration. C'est avec la
plus grande peine qu'on vient à bout d'arrêter
le cours du sang, qui s'échappait à chaque instant, malgré l'application des moyens hémosta-
tiques les plus énergiques ; la quantité de sang
perdue pouvait être évaluée à un demi-litre
environ.

Remis de cet accident, ce malade, plein d'é-
nergie morale, reprenait les eaux, mais en boisson seulement, lorsque huit jours après il est
pris de nouveau d'hémorrhagie nasale ; le sang
rendu cette fois pouvait être évalué à un litre,
et ce n'est qu'après avoir pratiqué le tampon-
nement qu'on parvient enfin à se rendre maître
de l'écoulement. Cette hémorrhagie nasale s'était
déclarée une autre fois, deux mois avant de
quitter l'Afrique.

Toutes ces pertes de sang rendaient la position du malade de plus en plus grave : néanmoins, et malgré ma recommandation de cesser tout traitement, après des résultats aussi fâcheux, M. V*** ne se décourage pas : il prend encore les eaux pendant quinze jours, puis il quitte Vichy pour retourner dans sa famille, après avoir bu les eaux pendant trente-cinq jours, dans la position la plus critique, laissant par conséquent peu d'espoir de guérison. Cependant, il nous arrive de nouveau à Vichy au mois de juin 1849, dans l'état suivant : maigreur générale, face blême, terreuse, subictérique, traits tirés et amaigris, fièvre lente, cent pulsations par minute, langue naturelle, gencives molles à peine colorées, ventre douloureux. rate volumineuse occupant les deux tiers de l'hypocondre gauche, ascite considérable, jambes infiltrées, taches hémorrhagiques disséminées sur cette partie du corps ; selles régulières, appétit médiocre. « Les eaux, nous dit ce malade, m'ont fait le plus grand bien ; je ne pouvais pas digérer l'année dernière, et depuis lors, mes digestions sont passables, c'est pourquoi je reviens. » L'hémorrhagie nasale avait reparu six mois après avoir quitté Vichy.

Le lendemain de son arrivée, le 27 mai 1849, M. V*** boit les eaux de l'Hôpital, qu'il élève jusqu'à la dose de huit verres par jour, et prend un bain tous les deux jours.

Le 6 juin, dix jours après, mieux sensible : les forces se réveillent. Le 15, amélioration encore plus grande : le ventre diminue ; l'appétit est bon et les digestions faciles. Enfin, M. V*** quitte Vichy après trente-huit jours de traitement, dans un état très-satisfaisant ; la rate, les sérosités et les plaques hémorrhagiques ont considérablement diminué.

Ce malade revient encore en 1850, pour faire une troisième cure, toujours dans des conditions meilleures, et, en 1851, son médecin nous écrit de Tours, le 2 mai, que M. V*** « a obtenu une guérison complète, malgré la détérioration de sa santé, avant d'avoir fait usage des eaux de Vichy. »

Engorgement de la matrice.

Il arrive presque toujours que les engorgements de la matrice ou du col se forment d'une manière lente, progressive et insensible, ce qui fait que souvent les femmes ne s'aperçoivent de cette maladie que longtemps après qu'elle s'est déclarée. D'autres fois, des douleurs plus ou moins vives viennent signaler le début de l'affection ; mais quelle est sa nature, comment s'opèrent ces sortes d'engorgements ? La réponse n'est pas toujours facile ; je citerai, à ce sujet, l'opinion émise par M. le professeur Andral. « Tous les engorgements, dit cet auteur,

15.

sont formés par une matière concrète déposée dans les mailles et les interstices du tissu malade, laquelle est formée par le sang. »

La nature de l'affection nous indique évidemment que c'est à l'action des fondants et des résolutifs qu'il faudra s'adresser pour la combattre ; et, sous ce rapport, les eaux de Vichy remplissent pleinement cette indication ; il faudra seulement que l'application en soit faite dès l'apparition des signes de l'engorgement, sans attendre qu'une dégénérescence cancéreuse ou squirrheuse se soit déjà manifestée. La quantité d'eau administrée devra être assez élevée pour saturer complétement l'acidité des humeurs ; mais comme l'estomac pourrait se fatiguer, j'ai pensé qu'on pouvait prévenir cet inconvénient par l'usage des lavements, lesquels, s'ils sont gardés, agissent comme des bains internes et procurent des effets d'une grande puissance.

La guérison des engorgements est toujours subordonnée à l'ancienneté ainsi qu'à l'étendue du mal ; c'est pourquoi ceux qui sont récents et de nature purement inflammatoire se réduiront plus facilement que ceux qui datent d'un grand nombre d'années, ou qui se sont développés sous une influence diathésique cancéreuse ou squirrheuse, lesquels sont généralement réfractaires à l'action des eaux. Cependant il n'est pas rare de voir les malades de cette catégorie obtenir quelque soulagement, et, souvent aussi, un arrêt de développement dans la marche de la maladie.

Causes. — Parmi les causes qui peuvent développer les engorgements de la matrice, les plus nombreuses paraissent se rattacher à la cessation ou à la diminution du flux menstruel. C'est alors que les femmes menacées d'engorgement se plaignent de malaises, de pesanteurs, avec chaleur vers la matrice ; c'est aussi vers cette époque que les règles, après avoir cessé depuis plusieurs mois, reparaissent souvent, avec plus ou moins d'abondance, sous l'influence des eaux de Vichy. A cette cause d'engorgement par suppression du flux sanguin, on doit ajouter les grossesses nombreuses, les accouchements laborieux, l'abus des rapports sexuels, les avortements pénibles, les chutes, les efforts, ou les commotions qui portent leur aetion sur la matrice, enfin les inflammations aiguës directes.

Les nombreuses guérisons d'engorgement du col de la matrice obtenues à Vichy s'expliquent par la nature alcaline des eaux ; car on a remarqué, de tout temps, que la soude avait la propriété d'activer la circulation de la veine porte et du système abdominal ; de là ressort évidemment la modification avantageuse opérée à Vichy, sur le flux menstruel douloureux ou languissant, ainsi que sur les engorgements qui en sont la suite la plus fréquente.

Engorgement des ovaires.

Si l'engorgement a son siége dans les ovaires, et qu'il dépende d'une violente inflammation ou d'un état congestionnel, on pourra compter aussi sur des effets plus ou moins salutaires. Mais si ces tumeurs tiennent à des liquides épanchés dans l'intérieur de ces organes, à des hydropisies enkystées, à une dégénérescence squirrheuse, à des polypes, il est évident que les eaux de Vichy ne pourront avoir aucune efficacité, ou du moins que cette efficacité sera fort douteuse.

Il faut, en général, pour que des maladies aussi graves offrent quelques chances de succès, prolonger l'usage des eaux et y revenir plusieurs années de suite, sans se décourager par la longueur du traitement ; parce que les remèdes, dans les maladies de cette nature, ne peuvent agir qu'autant qu'ils sont administrés avec modération, mais aussi pendant un temps plus ou moins long.

Causes. — Parmi les causes prédisposantes des inflammations ou engorgements qui peuvent se développer dans les ovaires, on a signalé particulièrement la lecture des livres qui portent les idées sur des sujets lascifs ; un mariage vivement désiré et non accompli ; l'avortement répété ; la cessation de la sécrétion laiteuse ; l'excès ou la privation des rapports sexuels.

Disons encore ici que ce n'est qu'en s'observant bien sur les causes qui auront pu contribuer à les rendre malades, que les femmes trouveront, après avoir fait usage des eaux, la consolidation des effets plus ou moins salutaires qu'elles auront pu recueillir. (Voir sur cette maladie l'observation qui s'y rapporte, au chapitre *Lavements*.)

Les observations statistiques, concernant les maladies de la matrice ou des ovaires, n'ayant pu être contrôlées d'une manière exacte, nous devons nous abstenir d'en faire mention ici, dans la crainte de ne pas être dans le vrai.

De la goutte.

L'effet des eaux minérales de Vichy contre l'affection goutteuse a été considéré jusqu'à présent de diverses manières : les uns approuvent leur emploi, les autres le condamnent. Étranger à ces deux opinions qui ont régné pendant longtemps, je vais essayer, par l'analyse des phénomènes physiologiques et pathologiques qui caractérisent cette maladie, ainsi que par l'examen approfondi des moyens qui, jusqu'à présent, ont obtenu le plus de succès dans son traitement, de détruire cette incertitude désespérante pour les malades, et de reconnaître enfin ce que ces théories ont de fondé, abstraction faite des faits favorables ou nuisibles fournis à l'appui de chaque opinion en particulier.

Je passerai rapidement, puisque je n'ai pas à traiter ici de la goutte, sur la nature, les causes et les symptômes de cette affection, pour mieux approfondir les conclusions que nous devons en tirer concernant les résultats du traitement.

Cependant, quelques considérations générales sur les causes et la nature de la goutte doivent précéder cet exposé, afin d'éclairer l'opinion des malades sur la valeur du traitement alcalin. A cet effet, je dirai, avec beaucoup d'autres médecins, que la goutte n'est point une maladie locale qui, établie sur un point, parcourt toutes ses périodes sans laisser aucun germe capable d'en provoquer le retour, mais bien une affection générale qui, à une époque ordinairement périodique, se porte tantôt sur un point, tantôt sur un autre, pouvant, dans sa mobilité, affecter tous les organes, bien que son siége de prédilection soit les petites articulations des pieds ou des mains, et, en particulier, le gros orteil. C'est dire que cette maladie joue le rôle de toutes les affections que nous appelons *constitutionnelles*, telles que la scrofule, la syphilis.

Nature. — La nature de la goutte est et sera toujours difficile à préciser. Est-elle inflammatoire, comme la pneumonie? Non, car les antiphlogistiques ne la guérissent pas. Est-ce une maladie spécifique qu'on puisse isoler, comme la syphilis, le virus vaccin? Pas davantage. Est-ce une affection nerveuse? La réponse sera tout aussi négative, lorsque l'analyse des organes atteints, au moment de l'accès, indique que ce sont les tissus fibreux et les vaisseaux capillaires de la périphérie du point malade qui seuls sont affectés.

En résumé, la seule opinion qu'on puisse se former à ce sujet, c'est que la goutte dépend d'une affection générale, rémittente, aiguë ou chronique, liée à un état particulier inconnu ; à un vice dans le sang, héréditaire ou acquis ; ou bien encore à une modification de la nutrition, à une surabondance de sucs nutritifs, à une sorte de diathèse azotée, disposition particulière, comme le dit le célèbre Barthez, de la constitution à produire un état spécifique goutteux dans les solides et les humeurs, dont la nature nous est inconnue.

M. le professeur Andral, dans son *Cours de pathologie interne*, publié par M. A. Latour, s'exprime ainsi au sujet de la goutte : « Nous adoptons les opinions des médecins, qui consistent à considérer la nature de la goutte comme double, en quelque sorte, et formée de deux éléments : l'un inflammatoire, ayant son siége dans le tissu fibreux ; l'autre plus général, résidant dans le sang altéré *par la présence de l'acide urique*, qui vient se déposer autour des articulations. »

La coexistence de l'acide urique avec la goutte

a été remarquée, d'ailleurs, par tous les auteurs ; Sydenham, Morgagni ont dit aussi que la goutte engendrait des calculs rénaux. Mais ce qu'il y a dê remarquable sous ce rapport, c'est que la majeure partie des goutteux sont, en naissant, en même temps graveleux ; de même, on a vu des parents goutteux donner naissance à des enfants graveleux, et des parents graveleux à des enfants goutteux.

Ce qu'il y a de positif dans toutes ces opinions, c'est que la goutte donne lieu à un travail morbide, affectant spécialement les articulations des pieds, et a comme caractère essentiel de déposer au pourtour des jointures une matière saline d'urate de soude. Désirant connaître la composition exacte des tophus, j'ai remis, à cet effet, à M. le docteur Becquerel des concrétions tophacées retirées des pieds d'un goutteux ; ces produits, analysés au Muséum d'histoire naturelle par M. Térièle, chimiste distingué, ont donné pour résultat :

Urate de soude...........................	80,75
Acide urique.............................	13,97
Phosphate de soude.......................	traces.
Chlorure de sodium.......................	Id.
Matières organiques, azotées.............	Id.
Parties grasses solubles dans l'éther.....	05,28
Total.........	100,00

On remarque aussi que les sueurs sont très-acides, et les urines très-chargées d'acide urique, acide qui augmente dans cette maladie de soixante-neuf à cent douze millièmes, ce qui fait presque le double ; il est donc permis d'admettre, jusqu'à ce que des faits ou des théories plus positives viennent prouver le contraire, que la diathèse goutteuse réside dans un état spécifique particulier de l'organisme, accompagné de la prédominance d'un excès d'acide urique dans les humeurs, sans quoi on ne pourrait se rendre compte de la formation des dépôts tophacés d'acide urique. Ce qu'il y a de remarquable, en outre, c'est qu'il existe des substances qui provoquent la goutte, et que ces substances sont celles précisément qui fournissent au sang les matériaux qui peuvent produire cet excès d'acide, tandis que d'autres ne se prêtent nullement à l'excrétion de ce produit. Dans le premier cas, se trouvent les aliments azotés et les liqueurs alcooliques, et dans le second, les végétaux, le colchique, les feuilles de frêne et les boissons alcalines.

Causes. — Quant aux causes de la goutte, nous voyons bien les conditions au milieu desquelles elles se développent le plus ordinairement ; mais il n'est pas rigoureusement possible de les indiquer d'une manière certaine, attendu que l'observation journalière vient souvent donner un démenti formel aux hypothèses que l'on a émises. C'est pourquoi, pour ne pas nous perdre dans une énumération trop vague des causes déterminantes, nous dirons, après avoir admis comme point essentiel la prédisposition individuelle, que l'usage d'une nourriture trop succulente, fortement animalisée, l'abus des boissons alcooliques, les excès dans les plaisirs de l'amour, par l'affaiblissement qu'ils impriment au système nerveux, les travaux de l'esprit, une vie sans exercice, des veilles prolongées, les passions violentes et les chagrins, sont les principales causes ou conditions qui font éclore le germe du principe goutteux, ou bien qui l'engendrent chez les personnes qui, en venant au monde, n'en portaient point les éléments primitifs dans le sang. On donne à cette dernière espèce le nom de goutte *acquise*, tandis que la première est appelée goutte *congéniale* ou *héréditaire*.

Ce qui tendrait à prouver que ce sont là en partie les causes véritables de l'affection goutteuse, c'est qu'on ne voit pas de goutteux chez les pauvres, car ceux qui se nourrissent de pain d'orge sont peu sujets à cette infirmité. Brown, à ce propos, a dit, avec raison, que les enfants des riches héritent de la goutte avec la fortune ; mais s'ils sont déshérités, ils ne l'auront point, à moins qu'ils ne la gagnent en s'exposant aux causes qui la produisent. D'après ce que nous venons de voir, trois choses, en résumé, peuvent donner la goutte : la table, les plaisirs et l'oisiveté. **Les médecins anglais prétendent qu'en**

Angleterre il n'existe pas une seule famille patricienne qui ne soit entachée de goutte. Les officiers de marine sont plus sujets à cette affection que les officiers de l'armée de terre ; cela tient sans doute à la différence du régime et de l'exercice qui existe entre les deux armées.

Sydenham n'admet la goutte chez les femmes qu'autant qu'elles sont âgées, et qu'elles ont quelque chose de mâle dans leurs habitudes. Ce célèbre médecin, goutteux lui-même pendant trente ans et calculeux, ce qui le plus souvent n'est que l'expression de la matière goutteuse, déclare, après avoir admis l'hérédité, que les excès dans le boire et le manger et la fainéantise, sont les causes les plus nombreuses.

Cette affection ne se manifeste guère que vers l'âge de quarante ans, alors que le corps est arrivé à la fin de sa croissance. Les enfants et les eunuques n'en sont point atteints ; elle est beaucoup plus rare chez les femmes que chez les hommes, en raison probablement de leur sobriété. Cette dernière considération explique également l'absence de la goutte chez les habitants des pays chauds, à laquelle il faut joindre l'influence des transpirations abondantes que la chaleur du climat provoque continuellement ; lesquelles favorisent la sortie de l'acide urique : ce qui explique la rareté de la goutte chez les peuples qui prennent habituellement des bains de vapeur, comme les Orientaux.

On a admis, en outre, comme causes du vice goutteux, dont la nature, il faut l'avouer, a gardé le secret, certaines dispositions physiques : il fallait, par exemple, disait-on, avoir la tête grosse et de l'embonpoint, une graisse molle et humide ; une constitution pléthorique, succulente, ainsi que disait Stahl. Mais, comme il n'est pas rare de voir des personnes maigres en être affligées, cette opinion ne peut être fondée.

Formes. — On divise la goutte en goutte *aiguë* et en goutte *chronique*.

La première est appelée *inflammatoire, articulaire, régulière* ou *fixe,* à cause de la régularité qu'elle met à parcourir toutes ses périodes. Les accès ou attaques ont une durée qui varie de quelques jours à un mois ou six semaines ; ils ne paraissent, dès le commencement, qu'à de longs intervalles, un an et quelquefois plus tard.

Mais si les accès se répètent plus souvent, ils cessent d'être aigus pour passer à la seconde forme, et prendre le nom de goutte *chronique*. Dans ce cas, les douleurs apparaissent une ou deux fois par an, mais ordinairement, au bout d'un certain temps, les attaques se rapprochent davantage ; dès lors, les articulations affectées deviennent faibles ou mieux sensibles ; l'empâtement, qui autrefois disparaissait entièrement après l'accès, ne se dissipe plus aussi complétement ; les attaques sont moins douloureuses, mais elles durent plus longtemps, et ne laissent souvent qu'un ou deux mois de répit, ordinairement pendant l'été. Il arrive aussi que chez quelques personnes les douleurs ne disparaissent jamais entièrement : c'est alors qu'on voit se former autour des articulations ces concrétions tophacées, dont nous avons rapporté plus haut l'analyse, concrétions qui déforment les pieds et les mains, usent les tissus en les entourant de leur dépôt, et qui, après avoir rendu les mouvements articulaires difficiles, finissent bientôt par amener l'ankylose ou la soudure des articulations malades.

La goutte chronique a une grande tendance à se déplacer, en se portant d'une articulation sur une autre ; on l'appelle alors goutte *irrégulière*. Mais si elle abandonne les articulations pour se porter sur un des organes intérieurs du corps, la tête, la poitrine, le cœur, le foie, les reins, l'estomac ou les intestins, ainsi que l'utérus chez les femmes ; dans tous les cas elle prend le nom de goutte *viscérale* ou goutte *remontée*. Elle se manifeste alors par des douleurs aiguës violentes sous forme de crampes, et les organes affectés sont tenus dans un état permanent d'irritation nerveuse.

Il existe encore une autre forme de goutte chronique, appelée goutte *larvée* ou *masquée ;* celle-ci a des caractères plus difficiles à saisir que les précédentes : elle n'a point de siége fixe ;

quelquefois le malade est pris tout à coup d'une douleur vive dans un des organes dont nous venons de parler. Mais si cette douleur subite coïncide avec un accès de goutte articulaire, et que celui-ci diminue pendant que le déplacement s'opère, la nature de la maladie sera facile dès lors à saisir, car il est à peu près certain qu'on aura affaire à une goutte *larvée* ou *masquée*. D'autres fois, elle apparaît subitement, sans que rien dévoile sa véritable nature. C'est pourquoi il ne faut jamais perdre de vue le principe goutteux dans toutes les affections qui se déclarent spontanément chez les individus nés de parents goutteux ou atteins de goutte acquise.

Je dois ici compléter cette instruction, en indiquant les symptômes principaux qui caractérisent une attaque de goutte régulière, afin qu'on puisse la distinguer du rhumatisme simple articulaire. Cette attaque ou accès commence ordinairement par un malaise général : insomnie, inquiétudes, ennui, irritabilité de caractère. Au bout de quelques jours, il se développe, pendant la nuit, sur l'une des articulations du pied, le plus souvent sur le gros orteil, une douleur rongeante, tensive, brûlante, avec gonflement de la partie malade. Le mal peut rester pendant toute l'attaque sur la même articulation ; on la voit aussi souvent se déplacer pour se porter subitement sur l'articulation du membre opposé. La fièvre qui se déclare dans les premiers jours est toujours en rapport avec l'intensité de l'accès, qui se calme vingt-quatre heures après, vers le lever du soleil, grâce à une abondante sueur, pour reparaître ensuite pendant la nuit.

Dans cet intervalle, les urines sont rares, enflammées, épaisses et sédimenteuses ; l'appétit se perd, l'estomac est gonflé, le ventre est resserré ; le malade éprouve de la pesanteur et des inquiétudes dans les différentes parties du corps. Cet état dure jusqu'à ce que la maladie se trouve emportée par la transpiration, par des urines abondantes ou d'autres évacuations. Tels sont les symptômes que l'on remarque le plus ordinairement dans l'état aigu et régulier de la goutte. S'il se prolonge, si les accès deviennent irréguliers, la maladie prend alors, comme nous l'avons dit plus haut, le nom de goutte *chronique*.

CONSIDÉRATIONS SPÉCIALES SUR LE MODE D'ACTION
DES EAUX DE VICHY
DANS LE TRAITEMENT DE LA GOUTTE.

Avant d'examiner cette action spéciale, il convient, je pense, de jeter un coup d'œil rapide sur les divers moyens employés pour guérir l'affection goutteuse, ceux du moins qui ont joui jusqu'à présent d'une certaine réputation. C'est ainsi que les médecins de toutes les époques ont été d'avis d'employer :

Premièrement, pour le traitement général :

les sudorifiques et les diurétiques, puis les altérants, c'est-à-dire les médicaments qui, administrés à des doses faibles, ont la propriété de
changer d'une manière insensible, et sans provoquer d'évacuations successives, l'état des solides et des liquides du corps. Les purgatifs, dit
Sydenham, amoindrissent la transpiration ; de
là, dit-il, les récidives fréquentes chez les goutteux qui se purgent souvent. Ce célèbre médecin se consolait d'avoir la goutte, en disant que
c'était la maladie des gens d'esprit et des grands
seigneurs, et que les sots n'y étaient pas exposés.

Secondement, pour traitement local, sur la
partie malade, comme simples calmants : les
liniments camphrés et opiacés, l'extrait de belladone, le chloroforme, les fumigations aroma-
tiques ou bien avec les feuilles de tabac ou de
laurier-cerise, les topiques émollients laudani-
sés ; l'application de la flanelle, du taffetas ciré,
des peaux de cygne ou de lapin, etc.

Après avoir énuméré l'ensemble de tous les
moyens admis comme base de traitement pour
guérir la goutte, il est important d'examiner à
présent si les eaux de Vichy ne réunissent pas
les conditions essentielles pour arriver au même
résultat, si elles ne renferment pas, en un mot,
les propriétés générales attachées aux médicaments antigoutteux employés anciennement.

1° Comme sudorifiques. Nous avons vu

qu'elles favorisent considérablement la transpiration cutanée, bien mieux encore que la bourrache, le sureau, la salsepareille ou le gaïac, que l'on emploie journellement dans ce but.

2° Comme diurétiques. Ces eaux provoquent une accélération de la sécrétion urinaire, plus fortement que le nitre et le chiendent, que l'on fait prendre habituellement aux goutteux.

Quant au colchique, qui constitue la partie active des pilules de Lartigue, du sirop de Boubée ou de la liqueur de Laville, ce médicament n'agit qu'à titre de sédatif ou de calmant.

Mais il ne faut pas perdre de vue que son action, comme celle de tous les remèdes de ce genre, n'est que palliative et purement temporaire, laissant, comme l'avait déjà observé Scudamaure, après avoir fait disparaître l'accès, le germe de la maladie dans le corps, ce que ne fait pas l'eau de Vichy, qui agit en détruisant directement le vice ou principe goutteux. Ce remède ne s'adresse qu'à l'accès goutteux et non à la spécificité morbide goutteuse.

3° Quant à la médication altérante, la seule qui puisse avoir une valeur réelle dans le traitement de la goutte, les eaux de Vichy ne laissent rien à désirer sous ce rapport, car elles renferment une réunion de médicaments spéciaux qui ne permettent pas de révoquer en doute cette action thérapeutique. Il suffira, à cet égard, de jeter un coup d'œil sur les éléments constitutifs des eaux, pour voir que les substances qu'elles renferment sont journellement employées comme dépuratives, à l'effet de corriger les vices constitutionnels, tels sont l'iode, l'arsenic, le brome, le manganèse et le fer, et cela dans les proportions précisément les plus favorables à ce mode d'opérer, c'est-à-dire à faibles doses : c'est ainsi qu'elles déterminent cette modification vitale qui se traduit par des changements plus ou moins persistants de circulation et de dépuration imprimés au sang, ainsi qu'à nos humeurs viciées. Mais ici l'agent le plus important dans cet ordre de médicaments est, sans contredit, le bicarbonate de soude, avec cette différence toutefois qu'il n'agit pas seulement par une action spécifique, comme le mercure sur le virus syphilitique, mais aussi par son action chimique. Les alcalis, disent MM. Trousseau et Pidoux, occupent la première place dans la médication dépurative altérante, car ils modifient le sang, et, par suite, nos organes et nos humeurs ; ils l'atténuent sans excitation préalable, comme les antiphlogistiques, avec cet avantage que les effets produits sont bientôt assimilés ou éliminés par les sécrétions naturelles. Ces divers phénomènes de l'action des alcalis nous démontrent également que le traitement de la goutte par les eaux de Vichy n'est pas un traitement perturbateur ni irritant, qu'il ne peut, par conséquent, la déplacer ni la faire avorter d'emblée, ainsi que quelques médecins l'ont avancé sans preuves, en disant qu'il faut respecter la goutte, et se bien garder de l'attaquer quand elle vous vient par les pieds ou les mains. Tout ceci prouve de la manière la plus positive que les malades ne peuvent être exposés à aucun danger par ce mode de traitement, la soude étant un agent de dépuration qui débarrasse le sang des matériaux impurs ou nuisibles qu'il contient.

Il faudra seulement, pour que l'action soit assez énergique, que l'alcalinité des humeurs soit suffisamment marquée. Ce phénomène, étant bien constaté, donnera la preuve que l'eau a pénétré partout, et que l'acide urique des humeurs goutteuses a été complétement détruit.

La nature favorable des eaux de Vichy pour le traitement de cette affection étant mise hors de doute par l'analyse des phénomènes physiologiques que nous venons de parcourir, voyons maintenant ce qu'il convient de faire pour retirer de ce moyen de guérison le meilleur résultat possible. Or, comme les goutteux qui se rendent à Vichy sont généralement atteints de goutte chronique, il est essentiel dans ces cas que les eaux leur soient administrées pendant longtemps, même après la saison, avec des intervalles de repos, car l'économie cesse d'être impressionnée par un même agent thérapeutique, comme aussi l'état physiologique se lasse, et le corps n'est plus réparé par l'usage d'un seul et même aliment continué indéfiniment. Il est à considérer également que les remèdes, dans les affections constitutionnelles ou invétérées, n'agissent efficacement qu'autant qu'ils sont pris en petite quantité et continués pendant long-temps ; sans quoi on pourrait s'exposer à perdre tous les avantages qu'on aurait retirés de la cure. Les malades ne doivent pas oublier non plus que la goutte tend toujours à reparaître, de même que toutes les maladies qui tiennent à la constitution ; seulement il ne faut pas abuser des eaux, ainsi que le font la plupart des malades, sans réfléchir qu'un remède assez puissant pour guérir peut aussi être très-puissant pour faire du mal. Mais malheureusement, et malgré toute la sévérité du traitement, les malades ne doivent pas toujours espérer une guérison radicale, pas plus qu'on ne peut compter sur le changement complet d'une mauvaise constitution, d'un vice congénital ou d'une cause morbide incessante que l'on apporte en naissant : on peut bien la modifier, l'atténuer dans sa manière d'être, mais jamais la transformer complétement. Cependant, mes observations démontrent que les personnes qui ont fait usage des eaux de Vichy peuvent, en général, compter sur un grand soulagement dans l'intensité des symptômes, ainsi que sur l'éloignement des accès, dont l'intervalle est quelquefois de plusieurs années, sans que le malade éprouve les plus légères douleurs. Il faut dire aussi que les eaux alcalines préservent souvent, mais que cet avantage se perd plus ou moins vite avec le temps, et plus encore par l'inconduite des malades. D'autres fois ces eaux échouent complétement, parce qu'il y a des personnes qui sont plus ou moins rebelles à ce moyen de guérison, mais elles en retirent toujours un effet favorable à la santé. Ce sont là seulement des exceptions à la règle générale. Quoi qu'il en soit, nous devons ajouter que le traitement de la goutte par les alcalis n'est pas nouveau, puisque Van Swieten, Corbone, Falconnet et bien d'autres médecins en faisaient usage de leur temps, avant même qu'on eût découvert l'excès d'acide urique dans les humeurs des goutteux. On conçoit dès lors l'emploi judicieux du bicarbonate de soude, qui a pour effet d'entraîner cet acide par les urines à l'état d'urate de soude, combinaison saline qui forme la majeure partie des dépôts tophacés; mais comme ce sel n'est soluble qu'autant que la soude est en excès, de là la nécessité, pour l'entraîner au dehors par les urines ou la transpiration, d'employer les eaux de Vichy d'une manière presque constante.

Les alcalins, dit Barthez (*Traité des maladies goutteuses*), doivent occuper la première ligne dans ces maladies, et le quinquina dans l'état de faiblesse qui succède aux attaques ainsi que les eaux martiales ; pour résoudre les concrétions goutteuses, il conseille l'usage prudent des douches d'eaux thermales sur les parties affectées, où l'on fait en même temps, dit-il, de douces frictions.

Quelques conseils préalables me paraissent devoir être donnés aux malades qui arrivent à Vichy. Dans le cas où ils se trouveraient sous l'influence d'une goutte *larvée* ou *remontée*, il faudrait rappeler la goutte sur une des extrémités inférieures, par le moyen des révulsifs sinapisés. Dans tous les cas il faut aller bien doucement avec le traitement, dans la crainte, ce qui arrive quelquefois, que le premier effet des eaux ne réveille la fluxion goutteuse. D'autre part, si un accès venait à se déclarer pendant la cure, ce qui arrive assez souvent, on pourrait continuer, mais avec modération, en buvant les eaux seulement, et ne prendre des bains que lorsque l'attaque serait entièrement dissipée et l'inflammation des parties malades apaisée, afin de ne réveiller ni d'entretenir la douleur des parties souffrantes. Il y a plus d'avantages, sans aucun doute, à prendre les eaux pendant le calme des accès que pendant la période d'acuité. Néanmoins, le traitement peut être continué, sans aucun danger ni crainte de rétrocession du principe goutteux.

Cette apparition des accès ne doit pas effrayer les malades, car elle est due souvent à l'excitation produite par les eaux, surtout quand elles sont prises sous forme de bains. Dans ce cas, le traitement sera continué en boissons ; on diminuera les bains sans les cesser complétement, à moins que l'estomac des malades ne soit trop irrité, ou bien que les eaux ne soient pas tolérées, ce qui est rare, car cette tolérance est surtout remarquable parmi les goutteux.

Après les accès dont nous venons de parler, qui généralement sont de courte durée, on voit presque toujours se dissiper les accidents goutteux, tels que l'état œdémateux des pieds et des jambes, la rigidité, la contracture des articulations ou des tendons musculaires, ainsi que le sentiment de douleur que fait éprouver la flexion dans les divers mouvements articulaires ; en sorte que beaucoup de malades, qui, en arrivant marchaient avec une peine extrême, ont pu quitter Vichy sans secours aucun, fléchissant librement et sans douleur des articulations qui auparavant étaient presque inflexibles. Toutefois, je n'ai pu remarquer, il faut le dire, des effets aussi salutaires sur les concrétions tophacées. Anciens, ces produits de la goutte chronique sont peu accessibles à l'influence alcaline, surtout quand ils sont parvenus à souder les articulations depuis longues années.

HYGIÈNE DES GOUTTEUX

Les conseils hygiéniques indiqués plus loin aux personnes qui doivent faire usage des eaux de Vichy pourraient convenir également aux goutteux ; cependant, comme cette question fait partie intégrante du traitement de la goutte, j'ai cru utile de tracer ici quelques règles générales, que ces malades feront bien de suivre après avoir quitté Vichy.

Aliments. — La seule recommandation à faire aux goutteux, sous le rapport du régime, doit être formulée ainsi : *Point de privations excessives, mais aussi point d'excès.* C'est là, disons-le tout d'abord, la partie du traitement la plus essentielle, puisque tous ceux qui ont eu le courage de se soumettre à un régime sévère ont été, par ce seul fait, soulagés, et même, dit-on, guéris.

C'est pourquoi celui qui aura fait un usage quotidien de liqueurs alcooliques, même en petite quantité, ou de viandes trop succulentes, devra s'en abstenir ; car l'influence d'une semblable alimentation est d'autant plus nuisible, que les urines des goutteux déposent toujours, ou tout au moins pendant l'accès, de l'acide urique ; ce qui prouve que cette alimentation est réellement nuisible, c'est que ce dépôt d'acide urique a lieu également chez les personnes qui ne sont pas goutteuses, toutes les fois que, la veille, elles ont fait un dîner copieux en substances animales, pris des boissons alcooliques ou du vin de Champagne, toutes choses qui diminuent proportionnellement l'alcalinité du sang.

Cependant, bien que le régime animal ne convienne point en principe, il ne faudrait pas se renfermer dans une nourriture exclusivement végétale ; un régime mixte, avec prédominance d'aliments de nature végétale, est celui que le goutteux doit adopter de préférence. En substituant le régime végétal au régime animal, on change évidemment aussi la nature du sang, et par suite la constitution individuelle.

Les œufs, le chocolat et le laitage sont des substances qui sont parfaitement convenables aux goutteux. Le poisson seulement doit être pris avec modération ; tous les végétaux cuits, excepté ceux qui sont acides, sont utiles, surtout lorsqu'ils sont frais.

Il n'est pas nécessaire de se priver de vin : le vin de Bordeaux me paraît le plus convenable de tous. Le thé et le café légers peuvent être permis, si le système nerveux n'en est pas trop excité.

La bière et le cidre doivent être rejetés, parce qu'il est reconnu qu'ils favorisent l'embonpoint, auquel les goutteux ne sont déjà que trop disposés.

Les acides sous toutes les formes sont particulièrement défendus ; ils l'étaient scrupuleusement déjà, ainsi que le vin, par l'école de Boerhaave. Il faut, à tout prix, que les goutteux empêchent la formation de l'acide urique, un des signes les plus saillants de l'altération de leurs humeurs. Il faudra qu'ils évitent avec le même soin les écarts de régime, car il est rare qu'ils ne provoquent pas, immédiatement après, le retour des accès ; et cela est si vrai, qu'on a vu la goutte revenir sous l'influence d'un repas trop succulent ou d'une boisson acide, comme la limonade, le vin, ou même les fruits.

Exercice. — « Goutte bien tracassée est à moitié pansée, » a dit La Fontaine. Ce moyen de diminuer la goutte est reconnu aujourd'hui par tout le monde ; il a cet avantage que, par l'exercice, on favorise le jeu des articulations, la circulation, la transpiration et la respiration ; l'activité de cette dernière fonction a cela d'avantageux que la combustion des aliments est plus parfaite ; c'est pourquoi l'alimentation doit être diminuée, toutes les fois que l'exercice est moins actif. Mais, pour qu'il soit salutaire, il faut deux conditions : 1° qu'il n'aille pas jusqu'à fatiguer, ni jusqu'à réveiller des douleurs dans les parties affectées ; 2° qu'il soit fait tous les jours avec régularité, à pied, ou bien, s'il y a impossibilité absolue de marcher, à cheval ou en voiture. La chasse, exercice familier aux goutteux, a aussi ses inconvénients lorsqu'on la pousse jusqu'à la fatigue et qu'on s'expose au froid et à l'humidité. En agissant d'après ces sages conseils, on aura déjà, sans aucun doute, singulièrement modifié et atténué les accès de goutte.

Vêtements. — Il faudra que les goutteux portent de la flanelle sur la peau ; ce moyen a pour but d'absorber la transpiration plus facilement que les autres tissus, de mettre les malades à l'abri des refroidissements, et d'exciter la peau d'une manière douce et continue, ce qui ne doit pas empêcher de pratiquer, de temps en temps, des frictions sèches sur toutes les parties du corps avec les mains ou une brosse douce. Le massage appliqué d'une manière intelligente est encore préférable.

Veilles et passions. — Les veilles, énervant le corps, amènent des palpitations nerveuses, et provoquent une excitation maladive ; il en est de même des émotions morales, qui ont pour résultat de jeter le trouble dans les fonctions digestives. Il faudra, par conséquent, les éviter autant que possible.

Mais hâtons-nous de dire que ce sont là de ces recommandations que les goutteux précisément n'observent guère, bien qu'ils soient prévenus que tout ce qui tend à augmenter la prédominance du système nerveux a une influence marquée sur le retour des accès. L'impressionnabi-

lité des malades dans cette affection est si facile
à mettre en jeu, que Guy-Patin disait, en parlant
des goutteux : « Quand ils ont la goutte, ils sont
à plaindre ; quant ils ne l'ont pas, ils sont à
craindre. »

Bains. — Les bains, généralement, conviennent peu aux goutteux, parce qu'ils rendent le
corps très-impressionnable aux influences atmosphériques. Certains malades à Vichy prennent
les bains avec modération ; ce mode de traitement me paraît cependant indispensable, si ce
n'est lorsque les parties où siége la goutte se
trouvent enflammées ; dans ces cas seulement,
il faudra en suspendre l'usage.

Habitation. — Les goutteux auront soin de
choisir un climat chaud et doux, afin de favoriser le plus possible la transpiration cutanée.
Cette fonction de la peau est souvent si puissante,
qu'on a vu des accès avorter sous l'influence
d'une abondante transpiration.

Maintenant, que faudra-t-il faire pour annuler
la cause prédisposante de la goutte et empêcher
la cause déterminante de se produire? La réponse est facile, tout le monde la conçoit d'a-
vance ; mais il faut, pour réussir, que ceux qui
se trouvent dans une situation maladive aussi
fâcheuse aient le courage, s'ils veulent guérir,
de s'imposer des privations, en renonçant à
leurs jouissances. C'est la première condition à
laquelle ils doivent se soumettre, s'ils veulent

que le médecin et le remède leur rendent la santé. Alors, mais alors seulement, les eaux minérales de Vichy pourront être utilement appliquées, non-seulement pour détruire le mal déjà existant, mais encore pour placer l'individu dans une situation de santé durable, en traitant un état humoral particulier par un altérant spécifique, qui est la soude pour la goutte, comme le soufre l'est pour l'affection dartreuse, l'iode et le mercure pour d'autres affections.

Mais avant de commencer le traitement, les malades devront se présenter préalablement à leur médecin, afin que celui-ci puisse s'assurer de l'état réel de l'estomac et des organes internes, et savoir de lui s'il n'y a pas contre-indication à prendre des bains et à boire les eaux, à quelle dose et à quelle source ils doivent le faire, s'il y a lieu, ou bien encore s'il ne faudrait pas les modifier en les mélangeant avec d'autres boissons. Toutes ces précautions, ignorées des malades, sont de la plus grande utilité pour éviter que la goutte articulaire, toujours bénigne, ne se transforme par imprudence en goutte interne ou viscérale, plus dangereuse que la première, et très-souvent mortelle. C'est sans doute pour avoir oublié cette règle si importante de conduite, que quelques malades ont éprouvé parfois des effets plus nuisibles qu'utiles, attribués à l'action des eaux, alors qu'ils n'auraient dû accuser de cet insuccès que la disposition de leur estomac ou des autres organes de l'économie. Ce qu'il y a de certain, c'est que, contrairement, à ce qu'on a avancé, aucun exemple de déplacement du principe goutteux, par l'usage des eaux de Vichy, prises convenablement, n'est jamais venu à ma connaissance. Mes observations, sous ce rapport, donnent un démenti formel à tous les médecins opposants, endurcis ou systématiques. Il n'y a pas, il faut le dire, de médication contre la goutte qui n'offre ses dangers ou ses inconvénients. L'eau de Vichy, sous ce rapport, est celle qui en présente le moins, je dirai plus, elle n'en présente aucun ; car, en supposant qu'il y ait excès d'alcalinité, la nature a grand soin de protéger les malades contre cet excès, en l'éliminant par les urines et la sueur, dans les mêmes proportions que les quantités ingérées : ce qui explique les doses élevées et longtemps soutenues que peuvent prendre sans inconvénient les goutteux, les graveleux et les diabétiques.

Faut-il chercher à guérir la goutte ? Oui, comme on doit chercher à se débarrasser de toute infirmité dangereuse, — bien que quelques médecins aient soutenu qu'il valait mieux la respecter, — attendu qu'on ne nuit jamais lorsqu'on surveille l'action d'un médicament, pas plus qu'on ne peut donner une diathèse alcaline en forçant la médication des eaux de

Vichy, ainsi que quelques personnes ont voulu le faire croire.

Le relevé statistique de mes observations, dont les effets ont été constatés l'année ou les années qui ont suivi la cure, démontre que sur un nombre proportionnel de cent malades, cinquante-sept voient disparaître complétement les accès, qui, depuis plusieurs années, leur venaient une ou plusieurs fois par an ; trente-quatre obtiennent un soulagement tellement notable, que quelques malades l'ont accepté et considéré comme un résultat de guérison, et neuf n'éprouvent de la part des eaux ni bien ni mal ; mais jamais, je dois le répéter, aucun effet fâcheux n'a été signalé dans mes observations, soit comme transport du principe goutteux sur le cœur, le cerveau ou autres organes internes, soit aussi comme agent de dissolution du sang, encore bien que quelques malades aient abusé parfois de ce moyen de guérison.

Rhumatisme.

La ressemblance qui existe entre les symptômes du rhumatisme et ceux de la goutte, deux affections qui se trouvent souvent réunies chez le même individu, et les résultats favorables que j'ai observés, concernant le rhumatisme musculaire, sciatique ou articulaire, sur des malades venus à Vichy pour toute autre affection, me permettent d'exprimer aujourd'hui, d'après les relevés que j'en ai faits, que les rhumatisants trouveront dans les sources de Vichy, soit en bains, soit en boisson, un puissant moyen de guérison, dont les effets peuvent être rapportés non-seulement à la thermalité, qui, dans la plupart des établissements thermaux, constitue le fond de la médication et la seule vertu curative des eaux, mais encore à leurs propriétés sur les urines et à leur excitation sur la peau, ainsi qu'à la nature particulière des éléments minéralisateurs qu'elles renferment, avec d'autant plus de raison, que le bicarbonate de soude est généralement employé aujourd'hui à cet effet, par la plupart des médecins.

Il est à noter également que dans cette maladie, comme dans la goutte et les grandes inflammations, l'état des urines constate une acidité humorale considérable et le sang une plus grande plasticité, phénomènes morbides qui indiquent le bon emploi de la soude, auxiliaire puissant de la thermalité des eaux dans le traitement du rhumatisme.

Gravelle urique.

La gravelle est une maladie caractérisée par la présence de petits graviers, ordinairement rougeâtres, rendus avec les urines, ou se déposant bientôt après leur émission, tantôt sous forme pulvérulente (sables), tantôt sous forme cristalline, de volume, de couleur et de densité variables (graviers ou calculs).

Les sels contenus dans l'urine sont des produits du sang sécrétés par les reins ; et ce qui prouve qu'ils font partie du liquide sanguin, c'est que si l'on compare les substances minérales de l'urine avec celles du sang, on trouve à peine une différence entre les deux liquides, de telle sorte qu'on peut connaître la composition du sang en analysant la composition de l'urine. Or, lorsqu'on trouve de l'acide urique se déposant dans les urines à l'état cristallin, ce phénomène indique une diathèse ou constitution urique.

Causes. — Les causes de la gravelle, disons-le tout d'abord, ont la plus grande analogie avec celles de la goutte ; et ce qui le prouve, c'est qu'elle est de même toujours provoquée par un régime succulent, azoté, ou par des aliments trop échauffants, des vins généreux, des liqueurs spiritueuses ; par un défaut d'exercice et de transpiration, des habitudes trop sédentaires, une difficulté d'oxygénation pulmonaire, l'irrégularité dans les heures des repas, les digestions mauvaises, les aliments ou les boissons acides, les vins, le vinaigre, la bière, les fruits et l'oseille. Toutes ces choses, d'ailleurs, sont si contraires aux personnes disposées à la gravelle, que M. Magendie, qui a étudié particulièrement

l'influence du régime sur la production des calculs urinaires, a démontré que chez l'homme ou
les animaux qui se nourrissent d'aliments azotés,
tels que la chair, le poisson et les œufs, l'urine est
rare et renferme toujours une quantité considérable d'acide urique, tandis que si la nourriture
est purement végétale et modérée, ce liquide
est abondant et sans traces d'acide. Cette disposition à l'acide urique disparaît dans la chlorose, l'anémie et le diabète, maladies dans
lesquelles les urines sont, en outre, très-peu
colorées.

Ce n'est pas tant la nourriture animale, dit
Prout, qui donne la gravelle urique, mais bien
plutôt les efforts de l'esprit après les repas, les
acidités gastriques, les affections déprimantes,
à cause du désordre qu'elles apportent dans les
digestions ; ce qui lui a fait dire qu'un traitement propre à rétablir les fonctions digestives est
le meilleur moyen de combattre cette affection.

C'est dans les conditions de l'alimentation et
de l'assimilation qu'il faudra chercher, de préférence les causes de la gravelle, et non dans
les reins ; car on a la preuve que l'acide urique
prédomine dans l'urine, par le régime animal,
de même que par quelques végétaux, tels que
les haricots, les pois et les lentilles ; et que l'alcalinité, au contraire, se manifeste chez les animaux par le régime purement végétal : les navets, les pommes de terre, les carottes, etc.

On a placé en seconde ligne, mais seulement comme causes indirectes, les émotions vives, la colère, la fatigue, la gêne habituelle de la respiration, les maladies du foie, le rhumatisme, la goutte, les maladies du cœur, les privations, ou bien encore une trop petite quantité de boisson, laquelle serait insuffisante pour dissoudre l'acide urique formé naturellement par les reins. A toutes ces causes on peut ajouter celles qui sont de nature à diminuer la quantité d'urine, telles que des sueurs abondantes, les chaleurs de l'été qui, par la transpiration, augmentent la densité des sels dans les humeurs ; les veilles nocturnes, une diarrhée considérable, un obstacle à l'émission de l'urine, ou l'abus d'aliments trop salés, qui, d'après les expériences de M. Barral, favorisent le développement de l'acide urique. Disons aussi que la gravelle est souvent le résultat de causes que nous ne pouvons apprécier ; car il est beaucoup de personnes chez lesquelles l'organisme seul produit ou favorise le retour des graviers dans certaines conditions passagères ou permanentes de la vie, par suite d'une disposition ou constitution que l'on peut appeler *lithique*.

Relativement aux symptômes qui caractérisent cette affection, les malades connaissent trop les douleurs déchirantes de la gravelle, connues sous le nom de coliques néphrétiques, pour qu'il soit utile d'en parler ici.

Quant au mode d'action des eaux, il est évident aujourd'hui, pour tous les hommes de bonne foi, que la disparition des graviers est due à l'action chimique du bicarbonate de soude, qui, introduit dans le corps et charrié par le sang, se combine avec l'acide urique partout où il le rencentre, pour former un urate de soude plus soluble que lui, qui s'échappe au dehors par les émonctoires naturels, l'urine et la sueur. Ce qui prouve que c'est bien là la cause de cette dissolution, c'est que les remèdes de Mlle Stephen, de Mascagni, de Saunders, de Jurine, et de Whyt qui, depuis plus d'un siècle, ont joui d'une réputation méritée, ne sont autre chose que des solutions alcalines de sous-carbonate de soude, de potasse ou de chaux. Mais la meilleure preuve que la dissolution de cet acide ne tient qu'à l'alcalinité des eaux de Vichy, c'est qu'aussitôt que la prédominance alcaline a lieu, ou seulement que l'acidité des urines diminue (car il n'est pas toujours nécessaire qu'elles arrivent jusqu'à l'alcalinité pour empêcher l'acide urique de se précipiter), on voit immédiatement les sables et même les petits calculs disparaître entièrement. Il ne faudrait pas croire cependant que dans cette action tout se borne à une opération purement chimique directe : il y a aussi des phénomènes de nature organique et vitale ; car beaucoup de personnes, après avoir cessé l'usage des eaux, restent plusieurs mois, et même des années, sans rendre de nouveaux graviers ni des urines briquetées. Cela prouve que le remède a modifié la nature du sang, la substance des reins, et l'économie tout entière, puisque les urines ont pu reprendre leur état normal, sans laisser déposer, comme auparavant, de l'acide urique. Il ne faut pas oublier non plus que cette maladie tend toujours à reparaître, de même que la goutte, et que son traitement doit être prolongé. A cet effet, il faut que les malades fassent un usage presque habituel des eaux de Vichy, en se reposant de temps en temps, sans avoir à craindre que cet usage, prolongé avec modération, puisse jamais être nuisible à la santé. Et cela est si vrai, que, « dans les fabriques, dit Darcet, où l'on extrait du sel de soude de la soude brute, il y a des ouvriers qui passent leur vie à piler, tamiser, et embariller le sel de soude, de telle sorte que les parois des murs et les vêtements des ouvriers en sont tout couverts. Ces ouvriers passent dix heures par jour dans ces ateliers, sans prendre aucune précaution ; ils doivent, par conséquent, y respirer et avaler une grande quantité de sel de soude ; or, ceux qui y travaillent depuis six ou sept ans, ayant été interrogés, ont déclaré qu'ils n'y éprouvaient aucune incommodité ; qu'ils y avaient seulement plus tôt faim, et plus grand'faim que dans les autres ateliers de la fabrique ; qu'ils étaient, en général, plutôt constipés que relâchés. J'ai,

15.

en outre, dit également Darcet, constaté que l'urine de ces ouvriers était rarement acide, et presque toujours fortement alcaline. »

Il ne suffit pas, malgré tout cela, de faire seulement usage des eaux de Vichy pour se croire à l'abri de la gravelle urique ; il y a encore d'autres précautions à prendre : il faudra nécessairement diminuer la formation de l'acide urique par l'abstinence, ou tout au moins par la diminution des aliments trop animalisés, se priver de boissons acides ou spiritueuses, et se contenter d'une alimentation pour ainsi dire végétale, ainsi que de l'usage habituel d'une grande quantité de boissons aqueuses.

Si maintenant nous voulions examiner ici les conditions qui président à la formation de la gravelle, il nous serait impossible, après avoir compulsé tous les auteurs, de trouver d'autres causes, d'autres motifs à cette maladie, que ceux que nous avons exposés au sujet de la goutte : il n'y aurait sous ce rapport rien à ajouter ni à retrancher ; ce qui démontre de la manière la plus évidente que le traitement de cette affection doit être aussi celui de la goutte, puisque les causes prédisposantes et déterminantes sont absolument les mêmes, qu'elles se transmettent par l'hérédité, et marchent toujours ensemble, comme un seul et même état morbide, et cela est si vrai, que la goutte précède quelquefois la gravelle, que d'autres fois, c'est la gravelle qui commence, et qu'enfin les concrétions engendrées par la néphrite ou la diathèse goutteuse ont une composition chimique identique.

Or, comme il a été démontré dans tous les temps, physiologiquement et chimiquement, de la manière, par conséquent, la plus positive, que les eaux alcalines de Vichy agissaient avec la plus grande efficacité contre la gravelle, nous sommes fondé à admettre que cette vertu sera tout aussi puissante pour la goutte. Les faits que j'ai observés confirment d'ailleurs pleinement cette assertion.

Je dois dire ici, dans l'intérêt des malades, comme aussi dans l'intérêt des eaux de Vichy, en m'appuyant d'ailleurs sur des faits démontrés par la science, que les diverses eaux minérales possèdent des propriétés curatives bien différentes, suivant qu'elles sont neutres, acides ou alcalines. Les eaux neutres, comme celles de Contrexeville et tant d'autres, réputées pour la guérison de la gravelle et de la pierre, n'agissent que par la quantité d'eau que les malades boivent; elles *entraînent* les graviers bien plus qu'elles ne les fondent, comme pourraient le faire d'ailleurs les premières eaux venues, si on les prenait dans les mêmes proportions; tandis que les sources alcalines, comme celles de Vichy, ou acides, comme celles de Seltz, agissent par leur nature chimique spéciale, c'est-à-dire en *dissolvant* et en *entraînant* tout à la fois, ce qui leur donne une puissance double et une vertu réellement curative ; et si les graviers rendus par les malades sont moins nombreux à Vichy, c'est qu'ils sortent en état de dissolution invisible dans les urines.

La gravelle urique, bien entendu, n'aurait peut-être jamais lieu, si l'on pouvait, sans inconvénient pour la santé, entretenir nos humeurs dans un état permanent d'alcalinité.

Je dois également prévenir les malades que les eaux à base alcaline seraient plus nuisibles qu'utiles ; qu'au lieu de diminuer la maladie, elles ne pourraient, au contraire, que l'aggraver, si, avant d'en commencer l'emploi, ils ne faisaient analyser par leur médecin les divers produits expulsés par les urines, afin que celui-ci puisse s'assurer de la nature des dépôts graveleux. De cette manière, ils pourront attendre sans crainte et sans danger le résultat salutaire de la puissance médicale des eaux.

Les individus qui ont été opérés de la pierre et qui viennent à Vichy pour consolider leur guérison ou rétablir les fonctions de la vessie, altérées par le séjour de la pierre ou par les fatigues de l'opération, doivent apporter aussi des fragments de leurs calculs pour les soumettre à l'analyse.

Il serait facile de trouver à l'appui de cette sage recommandation un grand nombre d'observations ; une seule suffira pour démontrer,

je pense, toute la gravité de la question. M. R***
rendait tous les jours, par suite de l'usage des
eaux de Vichy, des quantités plus ou moins considérables d'un sédiment blanc, granuleux, d'autant plus abondant qu'il buvait davantage. Après
avoir fait l'analyse de ce dépôt, je reconnus qu'il
était formé de chaux. Ce malade, avant d'entrer
à l'hôpital, avait déjà fait un traitement d'un
mois à Vichy. Ce phénomène, tout à fait surprenant pour lui, qui voyait les produits des
autres se dissoudre par l'eau alcaline, frappa
son attention. Le médecin qu'il avait consulté
avant d'entrer à l'hôpital l'avait rassuré, en lui
disant que pareille chose se présentait souvent
à Vichy, et que, d'ailleurs, c'était un bon signe,
puisque ces eaux avaient la propriété d'expulser
les graviers des reins et de la vessie. Ce résultat, loin d'être salutaire, était, au contraire, très-
fâcheux, vu que les alcalis, en saturant les acides, ont tous la propriété de précipiter ce sel
terreux, qui n'existe en dissolution dans les
urines qu'à la faveur des acides libres qu'elles
renferment naturellement. D'ailleurs, la preuve
que le précipité était bien le résultat de l'action
alcaline, c'est qu'il cessait de paraître dès que
M. R*** suspendait son traitement. Il me fut
aisé, en outre, de reproduire plusieurs fois ce
précipité, en versant directement de l'eau minérale de Vichy dans les urines du malade, lorsque la veille il avait cessé de faire usage d'eau

alcaline. Cette personne, comme on le pense bien, suspendit immédiatement le traitement, les eaux ne pouvant que lui être funestes et donner lieu peut-être avec le temps à un calcul vésical de nature phosphatique.

De pareils exemples sont fréquents à Vichy; il me suffira de les avoir signalés pour éveiller l'attention des malades.

Dans une notice sur les eaux de Vichy, sans nom d'auteur, on a avancé que ces eaux ne pouvaient avoir aucun effet contraire dans le cas de gravelle blanche, assertion que je ne puis laisser passer sous silence, car elle est en opposition avec toutes les lois chimiques et tendrait à détruire ce que j'ai avancé. Il est vrai de dire aussi que l'auteur nie l'existence de la gravelle blanche, prenant sa source dans les reins comme la gravelle rouge.

Or, comme le catarrhe vésical, avec ses produits muqueux, boueux et calcaires, présente aussi des traces de gravelle blanche, c'est précisément cette dernière maladie que l'auteur a admis comme constituant tout simplement la gravelle blanche ou phosphatique à base de chaux. C'est ainsi qu'en décrivant les dépôts phosphatiques, il dit : « On est convenu d'appeler gravelle blanche phosphatique les maladies des voies urinaires dans lesquelles les urines boueuses, fétides, décolorées, laissent déposer une plus ou moins grande quantité de phosphate

de chaux et de phosphate ammoniaco-magnésien, sous forme de gravier et de consistance
variable. »

Personne ne conteste que ces produits ne ré-
sultent évidemment d'une vessie malade d'une
affection catarrhale. Sous ce rapport, nous
sommes tous d'accord sur l'efficacité des eaux
de Vichy, ainsi que nous allons le voir dans le
catarrhe vésical.

Mais, puisque l'auteur de cette notice nie
(p. 49) que la gravelle phosphatique soit une gravelle, par cela seul qu'elle ne dépend pas, comme
la gravelle urique, d'une disposition générale
venant des reins, mais bien de la vessie proprement dite, notre opinion sur les eaux de Vichy,
à l'égard de la gravelle blanche, conserve toute
sa valeur, et l'auteur, nous en sommes certain,
serait de notre avis sur la réaction fâcheuse que
nous attribuons aux eaux alcalines dans la gravelle blanche, si, comme nous l'avons démontré
plus haut par l'observation de M. R***, à laquelle
nous pourrions ajouter une foule d'autres, cet
auteur, dis-je, voulait bien reconnaître l'existence de la gravelle blanche dépendante d'une
disposition phosphatique provenant des reins,
et ne pas se borner à admettre, comme source
de cette nature de gravelle, le catarrhe vésical
seul, ce qui constitue deux maladies essentiellement différentes.

A ce propos, nous ajouterons qu'avec la gravelle blanche, affection que l'on rencontre de préférence chez les personnes qui font usage de farineux, on trouve souvent de l'acide urique dans le même dépôt : dans ce cas, il faudra que le malade prenne pendant plusieurs jours les eaux de Vichy, et consacre le reste de la saison à l'usage des eaux acides. On emploie avec avantage, dans cette espèce de gravelle, l'acide nitrique ou chlorhydrique, sous forme de limonade, en se privant de certains légumes qui renferment beaucoup de phosphates calcaires, tels que la pomme de terre et les navets. J'ai pensé qu'il était utile de donner ici la composition des divers sédiments ou dépôts qui sont rendus avec les urines. Le rang qu'ils occupent sur la liste indiquera aussi leur fréquence dans la nature.

1º Acide urique.
2º Urate d'ammoniaque.
3º Phosphate de chaux.
4º Phosphate de magnésie.
5º Phosphate ammoniaco-magnésien.
6º Oxalate de chaux.
7º Oxyde cystique ou cystine.

La proportion dans la nature des produits graveleux est de 95 sur 100, pour l'acide urique pur ou uni à une petite quantité de chaux ou d'ammoniaque, ce qui est rare. D'après le tableau qui précède, nous voyons que l'eau de Vichy doit être favorable aux deux premiers et au dernier de ces produits ; mais que, pour les autres, il y aurait danger à en conseiller l'usage, parce que les phosphates ou oxalates de chaux, solubles dans un liquide acide, comme l'urine normale, sont insolubles et se précipitent dans un liquide alcalin à base de soude comme les eaux de Vichy, tandis que c'est le contraire pour l'acide urique, l'urate d'ammoniaque et l'oxyde cystique, produits qui sont tous solubles dans un milieu alcalin. La réaction alcaline doit exister dans l'urine des graveleux durant la cure, car l'acide urique et les urates sont d'autant plus solubles, qu'ils se trouvent en présence d'un excès de soude, qui les entraîne au dehors en dissolution dans les urines et la transpiration.

Quelques personnes m'ont souvent demandé l'explication d'une pellicule reflétant les couleurs de l'iris, qui se forme à la surface de l'urine pendant qu'on fait usage des eaux alcalines. Cette pellicule, dont on se préoccupe quelquefois, est produite par du phosphate ammoniaco-magnésien, qui n'étant soluble qu'à la faveur, comme je le disais plus haut, des acides libres de l'urine, se forme dès que cette sécrétion commence à devenir alcalescente et se précipite plus tard au fond du vase, sous forme d'un dépôt blanc jaunâtre. Il est convenable de prendre, à l'égard de la gravelle, les mêmes soins hygiéniques que pour la goutte, à cause de l'affinité réelle qui existe dans les causes et la nature des deux affections. C'était aussi l'opinion de Scudamaure, qui dit que les goutteux, sans exception, sont, à une époque quelconque, atteints de la gravelle. Cette proportion est, en effet, de 99 sur 100.

Le résultat numérique de mes observations, relativement à cette affection, démontre que sur cent malades, cinquante-cinq sont guéris, quarante améliorés, et cinq seulement restent sans résultat appréciable.

Calculs urinaires.

Tout ce qui vient d'être dit au sujet de la gravelle, sous le rapport des causes, du traitement ou des soins hygiéniques à prendre, pendant comme après la cure, s'applique également aux affections calculeuses; mais avec cette différence, toutefois, que la gravelle, qui est un produit solide plus ou moins divisé, doit être plus facile à dissoudre que les calculs urinaires, dont les molécules sont plus nombreuses et fortement soudées entre elles par une matière animale ou mucus.

L'analyse chimique doit également indiquer aux malades s'ils peuvent ou non faire usage avec fruit des eaux minérales de Vichy. A cela je dois cependant ajouter que, quelle que soit la nature des calculs, s'ils sont volumineux, on ne doit espérer ni dissolution, ni désagrégation radicale, et qu'il faudra, sans plus tarder, avoir recours à l'opération de la taille ou de la lithotritie, comme le moyen le plus sûr de guérison, et ne pas attendre des résultats qui ne pourraient être que chimériques. Toutefois, la théorie, ainsi que les expériences que j'ai faites, me permettent de conclure que si, comme dans la gravelle, des calculs d'un très-petit volume et de nature urique existaient dans la vessie, il y aurait peut-être possibilité d'obtenir par les eaux alcalines une dissolution ou une désagrégation entière, après avoir fluidifié préalablement le mucus qui sert de lien aux molécules salines ; car les urines dans la vessie doivent être considérées comme étrangères, pour ainsi dire, à l'organe qui les contient, ou comme un liquide qui viendrait du dehors.

Voici, dans tous les cas, les conclusions de deux rapports faits à l'Académie de médecine sur cette question, par M. Bérard, d'après l'invitation du ministre du commerce, à la date du 9 avril 1839, t. III du *Bulletin de l'Académie.*

Dans ces conclusions générales, il est dit :

« Des faits, des expériences, des raisonnements exposés dans ce rapport, nous tirons les conclusions suivantes :

« 1° Les concrétions urinaires sont attaquées par l'urine, lorsque celle-ci est devenue alcaline par suite de l'usage des eaux thermales de Vichy, prises en bains et en boisson.

« 2° Il n'est pas prouvé que des concrétions urinaires d'un volume assez considérable pour constituer de véritables calculs aient été entièrement guéries par ces eaux.

« 3° Cette guérison n'est nullement impossible, elle offre même de grandes probabilités.

« 4° La question ne peut être jugée que par expérimentation.

« 5° L'expérimentation ne paraît pas offrir de dangers. »

M. O. Henry, chargé ensuite d'analyser les calculs pour éclairer la Commission, ajoute :

« 1° Que l'eau minérale naturelle de Vichy, ainsi, probablement, que toutes les eaux alcalines gazeuses, agit d'une manière non douteuse sur les calculs des voies urinaires.

« 2° Que les effets de l'eau minérale sur ces calculs consistent, non-seulement dans la dissolution de plusieurs principes de ces concrétions, mais encore dans la désagrégation de leurs ingrédients : d'où résulte, d'une part, la diminution du volume de ces calculs, diminution qui peut amener leur expulsion naturelle hors de la vessie par les urines ; de l'autre, leur division naturelle, qui conduit aux mêmes résultats ; ou enfin leur plus grande friabilité, qui favorise singulièrement les efforts mécaniques de la lithotritie pour les réduire en poudre.

« 3° Que les calculs mis directement en contact avec l'eau de Vichy, et les fragments rendus naturellement par des calculeux soumis à une certaine médication par cette eau minérale, offrent des traces évidentes de l'action dissolvante ou désagrégeante de ce liquide, soit dans leur diminution en poids, soit dans les nouvelles formes qu'ils présentent. »

Mais il est, ce me semble, une remarque fort importante à faire au sujet de ces deux rapports : c'est qu'on n'a pas spécifié par l'analyse la nature chimique des calculs mis en expérimentation, ce qui était cependant indispensable, attendu que pour les uns on aurait pu apprécier la propriété dissolvante des eaux, et pour les autres, les phosphates ou oxalates, leurs forces désagrégeantes, puisque la dissolution de ces derniers produits est impossible avec des eaux alcalines. Quoi qu'il en soit de cette omission, le lecteur comprendra, d'après ce que j'ai dit plus haut, que s'il y a des avantages à obtenir par la simple action désagrégeante des eaux alcalines, à l'égard des produits salins insolubles, il y a aussi de graves inconvénients à redouter, à cause de la précipitation des phosphates par la saturation des acides naturels des urines par les eaux de Vichy ; ce à quoi la Commission de l'Académie n'a pas fait attention en expérimentant en dehors du liquide urinaire, comme elle l'a fait, ce qui n'est pas la même chose que d'expérimenter directement dans l'eau des sources ; avec d'autant plus de raison que les urines des personnes calculeuses indiquent déjà qu'elles tiennent en dissolution les éléments salins du genre des calculs, et que, s'ils sont de nature phosphatique, un précipité de ce genre doit se former en même temps que la désagrégation des pierres. Cet inconvénient, il est vrai, ne serait pas à craindre si le calcul était d'acide urique ou d'urate d'ammoniaque. Ces réflexions se rattachent naturellement à ce que je disais, au commencement de ce chapitre, sur l'action peu favorable des eaux alcalines à l'égard des calculs urinaires de nature phosphatique ou oxalique, lesquels ont presque toujours pour origine centrale un calcul d'acide urique.

Les calculs vésicaux que l'on trouve chez l'homme se présentent dans l'ordre suivant. Le lecteur jugera, s'il est malade, se rapportant à ce que j'ai dit au sujet de la gravelle, dans quelle catégorie il doit être placé, et, par conséquent, quels sont les résultats qu'il doit attendre des eaux alcalines.

Sur deux cent cinq calculs que M. Chevalier a analysés, il en a trouvé :

173 d'acide urique ou d'urate d'ammoniaque ;
14 de phosphate de chaux ;
11 de phosphate ammoniaco-magnésien ;
3 d'oxalate de chaux ;
3 d'acide urique et de phosphate ;
1 d'acide urique, de phosphate et d'oxalate de chaux.

Le docteur Leroy d'Etioles rapporte également que sur deux cent cinquante-deux grosses pierres, qui composent la collection laissée par son père et la sienne, cent cinquante-six sont composées en totalité ou en partie d'acide urique, et sur deux cent trente-huit cas de gravelle ou pierre, deux cent un présentent le même acide.

Il faudra, règle générale, et quelle que soit la nature des produits vésicaux, éviter que l'urine ne séjourne longtemps dans la vessie, par cette raison que plus un liquide sécrété demeure dans un organe, et plus sa densité augmente, attendu que les parties aqueuses y sont résorbées ou volatilisées, et que les parties salines étant plus rapprochées se précipitent rapidement. Les rapports numériques concernant l'affection calculeuse chez l'homme et la femme sont pour cette dernière dans les proportions de 1 à 24.

Catarrhe vésical.

Le catarrhe vésical, ou cystite muqueuse, est ordinairement le résultat d'une inflammation aiguë de la membrane muqueuse de la vessie, passée à l'état chronique. Cette maladie est caractérisée par la présence dans les urines d'un mucus plus ou moins épais, boueux, fétide, collant au fond du vase, renfermant des sels phosphatiques à base de chaux et d'ammoniaque, donnant à l'urine une réaction alcaline. D'autres fois, ce mucus se présente sans indication précise d'aucun phénomène inflammatoire, déterminé seulement par un trouble ou une modification vitale des glandes muqueuses de la vessie.

Causes. — Les causes qui peuvent donner lieu au catarrhe vésical sont très-nombreuses : les unes sont appréciables, et les autres ne le sont pas. Dans la première catégorie on doit placer, en première ligne, la présence dans la vessie d'un corps étranger, d'une pierre ou d'une sonde restée trop longtemps à demeure ; tout calcul, de quelque nature qu'il soit, détermine par sa présence dans la vessie l'inflammation de cet organe et une sécrétion consécutive de muco-pus, qui décompose promptement l'urée et donne à l'urine une odeur ammoniacale et un trouble crayeux, formé par la précipitation des phosphates calcaires, qui se déposent par couches et augmentent d'une manière permanente le volume du calcul. L'inflammation aiguë des reins, de la vessie, de la prostate ou du canal de l'urètre ; des injections plus ou moins irritantes ; l'atonie ou la paralysie complète ou incomplète de la vessie ; les obstacles ou rétrécissements du canal, l'engorgement de la prostate ou du col de la vessie, le séjour trop prolongé de l'urine, sont autant de causes qui peuvent consécutivement donner lieu au catarrhe vésical. Il en existe d'autres qui se rattachent à la profession, celles, par exemple, qui exigent une attitude assise prolongée.

Cette maladie peut également se déclarer par suite du déplacement d'une affection dartreuse, goutteuse ou rhumatismale ; d'une nourriture composée exclusivement de substances animales ou de liqueurs fortes ; sous l'influence d'un séjour prolongé dans des lieux froids et humides, comme l'Angleterre et la Hollande. Il est d'observation que l'on rencontre plus de maladies des organes urinaires dans les contrées froides et humides, et plus de maladies cutanées dans les régions tropicales. La suppression d'un exutoire, de la transpiration habituelle, celle des pieds en particulier, de même qu'une boisson glacée, prise au moment où le corps est en sueur ; l'abus des diurétiques, les excès dans les rapports sexuels, favorisent également le catarrhe vésical.

Cette maladie paraît susceptible de se développer également sous l'influence d'un état nerveux du canal, du col, de la vessie, ou des tuniques de cet organe. Choppart et Dupuytren ont remarqué que si un malade, guéri, par exemple, d'un catarrhe vésical, vient à être affecté d'une angine, d'une bronchite ou d'une pneumonie, il ne se passe rien du côté de la vessie, disent ces auteurs, tant que l'inflammation accidentelle de ces parties éloignées parcourt ses périodes ; mais lorsque cette maladie tend à se terminer, la sécrétion muqueuse de la vessie devient plus abondante. On l'a vue survenir aussi après un rhume, sans préexistence d'affection vésicale.

Tous les âges peuvent être affectés de cette maladie, mais elle se développe plus particulièrement chez les vieillards ; c'est une des infirmités qui viennent affliger très-souvent les dernières années de leur existence. Les hommes y sont plus sujets que les femmes ; chez celles-ci, les accouchements laborieux, les pertes blanches, où l'époque critique, sont ordinairement les causes déterminantes de cette affection.

Lorsque le catarrhe a duré plusieurs années, on trouve ordinairement la vessie rétractée sur elle-même, d'une capacité moindre, et sa membrane muqueuse considérablement épaissie et ridée. Dans l'intervalle des replis, on trouve des cellules plus ou moins profondes, logeant parfois des dépôts calcaires. Si l'on exprime ces brides muqueuses, on en retire un mucus semblable à celui qui se trouve dans les urines. C'est là, dit Choppart, un engorgement des tuniques de ce viscère.

Dans cette affection, la prostate est souvent le siége d'un engorgement plus ou moins considérable, accompagné parfois d'abcès consécutifs.

L'état catarrhal des urines varie depuis le trouble lactescent ou nuageux, jusqu'à l'état glaireux, épais et collant. Cette matière, par le refroidissement, tombe au fond du vase pour s'y attacher, tandis que la partie liquide, ordinairement décolorée, vient à la surface.

Traitement. — Avant de parler du traitement par les eaux de Vichy, il est utile, je pense, de jeter un coup d'œil sur les moyens généralement employés pour combattre cette affection. Un grand nombre de remèdes ont été préconisés ; la plupart sont abandonnés aujourd'hui ; les seuls, jusqu'à présent, qui aient conservé quelque crédit, sont : les résineux, la térébenthine, le baume de copahu, les bourgeons de peuplier et l'acide benzoïque. Sans doute les résineux, qui ont la propriété de modifier l'urine, de ralentir sa décomposition, et de lui communiquer une odeur alcoolique agréable, ont rendu quelques services, mais il faut dire aussi que leur emploi n'a pas toujours été sans inconvénient, et que beaucoup de malades, en outre, ne peuvent pas les supporter. Après les résineux, les caustiques ont été mis en usage par le professeur Lallemand, à l'aide du nitrate d'argent en dissolution, comme cautérisants directs. Mais M. Civiale ajoute qu'il faut être très-réservé dans l'emploi des injections de ce genre, dans le cas où il existe des cellules vésicales, ou bien encore dans le cas où, le catarrhe n'étant que partiel, la partie malade n'occupe pas le bas-fond. Dans le premier cas, dit cet auteur, les injections pourraient être très-nuisibles, et, dans le second, leur effet serait à peu près nul.

D'après cet exposé, nous voyons que des accidents graves peuvent résulter des meilleures méthodes de traitement ; ce qui indique que ce n'est qu'avec la plus grande réserve qu'il faut en faire usage. Mais comme tous ces inconvénients n'existent pas dans le traitement par les eaux de Vichy, cette médication, qui offre de nombreux exemples de guérison, doit naturellement trouver sa place ici.

Dans la plupart des maladies, l'état des urines servant de moyen d'appréciation pour doser les quantités d'eaux minérales nécessaires à chaque malade, et leur alcalinité étant la limite à laquelle on doit s'arrêter, nous devons dire ici que le catarrhe vésical ne se prête pas à ce mode d'appréciation, attendu que chez ces malades les urines sont généralement alcalines ; plusieurs causes provoquent, du reste, cette réaction : ce sont celles que nous avons indiquées comme donnant lieu au catarrhe vésical. Dans toutes ces circonstances, avons-nous dit aussi, l'urine se décompose et donne naissance à du carbonate d'ammoniaque, qui communique à ce liquide une réaction alcaline.

Mode d'action. — Les eaux de Vichy, dont l'action thérapeutique à cet égard a été à peine mentionnée par les auteurs qui ont le plus écrit sur ces thermes, méritent cependant de fixer l'attention des médecins, et exigent par conséquent des développements plus étendus que ceux dans lesquels nous sommes entré pour la plupart des maladies précédentes. Cette opinion est basée ici sur la guérison de cas nombreux, qui avaient résisté jusque-là à la plupart des remèdes préconisés dans cette affection. On peut employer ces eaux sous toutes les formes : en bains, en boisson, en lavements et en injections. Quant à ce dernier mode, on doit y recourir avec circonspection.

Relativement à leur mode d'agir, il est incontestable qu'elles jouissent de la propriété de modifier l'état organique et vital de la vessie, ainsi que je l'ai dit à l'occasion de leurs effets sur les organes membraneux ; de faire disparaître ou de diminuer l'abondance et la consistance de la matière glaireuse et visqueuse vésicale en la fluidifiant, comme aussi d'augmenter et de changer la nature des urines, circonstances qui viennent s'ajouter à l'effet direct de l'eau minérale sur cet organe pour combattre avec plus d'efficacité encore l'état catarrhal, car il ne faut pas perdre de vue que la vessie est soumise à l'action de l'urine, comme si c'était un liquide venu du dehors.

Les eaux rendent en même temps de grands services à ces malades, en rétablissant les fonctions digestives et les forces physiques, généralement affaiblies dans le catarrhe vésical, par suite de la tristesse morale qu'inspire en particulier cette affection, et des souffrances orga-

niques que la vessie fait éprouver sympathique-
ment aux autres parties du corps.

Mais avant de commencer le traitement, la
première condition à remplir, c'est de détruire
la cause ou les causes qui ont pu donner lieu au
catarrhe. Il faudra, par conséquent, expulser les
calculs, détruire les obstacles du canal, rappeler les dartres, la goutte ou le rhumatisme, sur
les points où la maladie siégeait précédemment.

D'autre part, il est à considérer que les dispositions anatomiques de la prostate, son engorgement fréquent, ainsi que l'état névralgique
du col de la vessie, sont autant de causes qui
rendent difficile la guérison du catarrhe, et souvent même s'y opposent, soit par une action
mécanique, soit par suite de l'extrême irritabilité nerveuse du col, dont la dilatation, toujours
difficile en pareil cas, ne se trouve plus en rapport d'action avec les mouvements expulsifs de
la vessie : de telle sorte que les efforts de cet
organe se trouvent alors constamment paraly-
sés par la résistance douloureuse du sphincter
de cet organe, connue sous le nom de spasme
ou de ténesme vésical.

D'après ces considérations, il est évident que
toutes les cystites muqueuses ne pourront pas
être guéries par les eaux de Vichy. J'en ai vu
plusieurs dans ce cas ; mais je dois ajouter, avec
la même sincérité, que les affections catarrhales
de la vessie éprouvent, en général, de grandes

améliorations sous l'influence de ce traitement. On compte même des guérisons vraiment remarquables, dont je crois utile de donner ici un aperçu, bien que ce livre ne soit pas destiné à former un recueil d'observations. A cet égard, je citerai d'abord, comme le fait le plus remarquable de guérison, l'histoire de M. A***, atteint d'un catarrhe muco-purulent depuis quatre ans, à la suite d'un coup reçu sur la région du bas-ventre. Au bout de huit jours de traitement, pendant la deuxième saison de 1847, le malade vit ses urines revenir à leur état normal, après avoir essayé inutilement, pendant trois ans et demi, tous les moyens employés en pareil cas, tels que : injections de toute nature, même avec le nitrate d'argent, à l'hôpital de Montpellier, sous la direction du docteur Serre. Ce catarrhe avait résisté aussi à l'action des eaux thermales de Baréges et de Bourbon-l'Archambault, prises sur les lieux en 1846 et 1847.

CATARRHE VÉSICAL AVEC PARALYSIE DE LA VESSIE.

M. X***, âgé de soixante ans, vint en 1847 à Vichy, pour un catarrhe vésical qui avait résisté depuis cinq ans à tous les traitements ordinaires ; depuis deux ans il ne pouvait plus uriner, si ce n'est à l'aide d'une sonde. Quinze jours après s'être soumis à l'usage des eaux, ce malade vit disparaître comme par enchantement (c'était son expression) les mucosités épaisses, gluantes, collant au fond du vase, qu'il rendait journellement, et la paresse de la vessie cessa en même temps. Au bout de trente jours, ce malade quitta Vichy, heureux d'être délivré de son infirmité.

Deux mois après, à l'entrée de l'hiver, la vessie revint à son état catarrhal, mais dans des proportions infiniment moindres qu'avant la cure. M. X*** est venu pendant trois saisons, et chaque fois les résultats ont été les mêmes, c'est-à-dire que le catarrhe a disparu au bout de dix à quinze jours.

Revenu à Vichy en 1850, il en est reparti après trente jours de traitement, radicalement guéri, malgré les fréquentes promenades à âne qu'il faisait pendant la saison, en m'assurant que, depuis sa première cure, il n'avait plus eu besoin de faire usage de la sonde, et que sa santé générale s'était, en outre, parfaitement rétablie depuis cette époque.

Je conseillai à ce malade, puisque le froid humide de l'hiver l'exposait au retour du catarrhe, phénomène qui se produit généralement à l'égard de tous les catarrhes, bronchiques ou autres, de passer l'hiver dans une province du Midi, ce qu'il me promit de faire, et sa guérison, depuis lors, a été durable.

CATARRHE VÉSICAL PAR SUITE DE CALCULS.

M. G***, atteint de catarrhe vésical, âgé de cinquante-cinq ans, est venu à Vichy en 1850, après avoir été débarrassé d'un calcul volumineux, formé, d'après les fragments que j'ai examinés, en grande partie d'acide urique. Ce malade, qui avait été lithrotitié un an auparavant, rendait des mucosités considérables, collant au fond du vase. Au bout de quinze jours de traiment, ce dépôt avait complétement disparu, et M. G***, arrivé à Vichy le 15 mai, en partit le 26 juin, rendant ses urines avec facilité et sans traces d'affection catarrhale.

CATARRHE VÉSICAL AVEC INCONTINENCE D'URINE.

Le nommé G***, âgé de vingt-quatre ans, d'un tempérament lymphatique, fut atteint en 1848 d'une irritation du canal, pour laquelle il fut traité sans succès pendant deux mois. Au bout de ce temps, il fut pris de tous les symptômes du catarrhe vésical, que l'on traita par la térébenthine et les bains ; mais la maladie, au lieu de céder, ne fit que s'aggraver, et l'urine, à partir de cette époque, n'étant plus retenue par la vessie, s'échappait goutte à goutte, de telle sorte que le malade était forcé de garder nuit et jours un vase entre ses jambes pour la recevoir ;

le plus léger effort ou la plus légère fatigue suf-
fisait pour amener avec les urines des stries de
sang et de mucosités très-épaisses. Outre cette
affection, G*** était atteint d'une éruption fu-
ronculeuse, pour laquelle on avait employé simplement les bains gélatineux. C'est dans cet état
que je vis le malade, le 15 mai 1849. Il fut mis
le même jour à l'usage de l'eau des Célestins, à
la dose progressive de six verres, avec un bain
quotidien. Le 29 mai, on remarque déjà une
amélioration très-sensible dans l'état catarrhal
des urines. Le 10 juin, elles sont parfaitement
claires ; plus de douleurs vers la région vésicale, et l'éruption de la peau est presque guérie.
Le 18, l'incontinence d'urine a cessé ; dès ce
jour, le malade urine à volonté, son état général est très-satisfaisant ; il quitte Vichy vers la
fin de juin, complétement guéri. Un an après,
au mois de mai 1850, son médecin écrit que
G***, atteint de catarrhe de vessie avec incontinence d'urine, maladie qui avait résisté à plusieurs traitements avant d'aller à Vichy, n'é-
prouvait plus, depuis son retour des eaux,
qu'un peu de gêne lorsqu'il restait plus d'une
heure sans uriner ; que ses urines étaient limpides, et que sa guérison, enfin, s'était conso-
lidée.

Sans doute, comme je le disais plus haut,
tous les malades ne doivent pas s'attendre, en
venant à Vichy, à une guérison certaine ; mais

il doit suffire, ce me semble, que quelques personnes se soient bien trouvées de ce moyen; et
que d'autres en aient obtenu des guérisons ra-
dicales, pour encourager ceux qui sont atteints
de cette affection à essayer ce traitement, qui,
dans tous les cas, ne pourra avoir qu'un résultat plus ou moins avantageux, mais jamais nuisible, en ayant soin d'agir avec prudence, par
petites doses et de cesser les eaux pour les reprendre ensuite, suivant l'état ou la situation du
malade, le traitement ne pouvant dans ces cas
être dirigé d'après l'alcalinité des urines, ainsi
que nous l'avons dit plus haut.

Hygiène. — D'après la nature des causes dont
j'ai parlé plus haut, il sera facile de prendre les
précautions nécessaires pour éviter le retour de
la maladie, sans oublier qu'après l'action des
eaux, les soins hygiéniques sont, pour ainsi dire,
les meilleurs éléments de succès. Ainsi, les malades feront bien, après la cure, de se nourrir
d'aliments doux, légers, faciles à digérer, renfermant, en même temps, une forte proportion
de principes nutritifs ; de prendre une assez
grande quantité de boissons adoucissantes ; de
se livrer à un exercice modéré au milieu de la
journée ; de pratiquer des frictions sèches sur
la peau ; de porter des gilets et des caleçons de
flanelle ; de faire en sorte surtout de vider la
vessie au moindre besoin, en se rappelant qu'il
vaut encore mieux attendre, si l'urine ne vient

pas facilement, que de faire de violents et inu-
tiles efforts pour l'expulser.

Le relevé statistique concernant les cystites
chroniques que j'ai traitées par les eaux de
Vichy démontre que, sur quatre-vingt-dix-sept
malades, onze n'ont obtenu aucune amélioration, cinquante-et-un ont été plus ou moins soulagés, et trente-cinq ont été guéris.

Diabète sucré.

On désigne sous le nom de *diabète sucré* ou de
glycosurie une maladie caractérisée par la présence du sucre dans les urines, accompagnée
d'une excrétion plus abondante de ce liquide,
laquelle peut s'élever parfois jusqu'à quarante
litres, mais qui varie ordinairement entre six et
huit litres par jour.

Les signes qui indiquent l'existence de cette
maladie sont des urines abondantes, inodores,
très-limpides, d'une couleur de petit-lait cla-
rifié, d'une saveur plus ou moins sucrée. Ces
urines, soumises à l'analyse, ne fournissent point
de composés azotés, c'est-à-dire qu'elles ne renferment ni urée, ni acide urique; car, s'il existe
une réaction acide, c'est à l'acide lactique libre
qu'il faut l'attribuer : elles sont formées d'une
grande quantité d'eau, de très-peu de sels, et
d'une proportion plus ou moins considérable de
sucre ou glycose. Lorsqu'elles sont soumises à

l'ébullition avec une dissolution de potasse caus-
tique ou de chaux, elles prennent une couleur
brune rougeâtre, dont l'intensité varie suivant
la quantité de matière sucrée ; elles dévient à
droite la lumière polarisée, et décomposent en
rouge le tartrate de cuivre potassique.

Sous l'influence de cette affection, les malades
sont tourmentés par un besoin continuel de boire
et d'uriner ; la soif augmente surtout après l'ingestion des substances amylacées et pendant la
digestion stomacale, elle devient nulle ou insignifiante si le repas se compose de viande
pure ; l'appétit est exagéré au début et perverti
vers la fin ; la bouche est constamment sèche et
pâteuse ; les sueurs sont rares, la peau est souvent sèche ; les reins et le foie sont ordinairement le siége d'un malaise local ; les forces physiques et génératrices s'affaiblissent rapidement,
de même que la vision ; la constipation est habituelle ; l'amaigrissement augmente avec les
progrès de la maladie ; la peau devient flasque,
mince, le tissu cellulaire et graisseux disparaît,
et le malade arrive ainsi, dans un temps plus ou
moins long, à une consomption complète, et
souvent à la phthisie pulmonaire. Si la maladie
n'est pas arrêtée, cette affection peut entraîner
aussi, comme conséquence d'un état général
diathésique, diverses maladies, telles que des
anthrax, des abcès, le charbon, l'albuminurie,
des furoncles, de l'œdème, et parfois une espèce

de prurigo signalée par M. Hervez de Chégoin ;
cet érythème diabétique se présente plus particulièrement du côté des parties sexuelles chez
la femme. Cet état diathésique, qui est le produit du mélange d'une grande quantité de sucre
avec le sang, détermine parfois des hémorrha-
ies passives des gencives, qui sont spongieuses ;
l'haleine, la transpiration deviennent douccâtres
et fétides ; d'autres fois la cataracte, l'amaurose,
ainsi que diverses formes de gangrène ; on ne
peut évidemment attribuer la coïncidence de ces
divers états morbides avec la glycosurie qu'à
l'altération du sang, à l'imprégnation des tissus
par la matière sucrée et aux modifications que
le pricipe fait subir aux malades en changeant
les conditions physiologiques.

Toutefois, comme il n'est pas toujours possible de reconnaître aux signes dont nous venons
de parler l'affection diabétique, alors qu'ils se
présentent isolément, il faudra avoir soin d'examiner les urines toutes les fois qu'une personne
éprouvera de l'amaigrissement, avec affaiblissement général des extrémités et des organes de
la virilité, suivi d'un trouble amaurotique de la
vision, sans s'arrêter ni à la quantité d'urine
rendue, ni à la faim ou à la soif ; car on trouve
souvent du sucre dans les urines de certains
malades, sans que la soif ou les urines soient
augmentées, symptômes qu'on regarde cependant
dant comme caractéristiques de l'affection dia-

bétique. On a vu quelquefois aussi l'élimination du sucre se faire alternativement par les urines et par les sueurs, qui seules renferment alors le principe sucré. Toutes ces particularités sont importantes à connaître, parce que leur ignorance pourrait conduire à une triste illusion ; mais si l'élimination du sucre est peu considérable, l'individu peut rester longtemps sans qu'il paraisse en ressentir les atteintes.

Le diabète peut être confondu avec la polyurie ; dans ces deux affections, la soif et les urines constituent un véritable flux urinaire ; c'est pourquoi on a donné à ces maladies le nom de *diabète non sucré* ou de *diabète insipide*.

La quantité de glycose varie aux différentes heures de la journée ; après les repas, l'urine est très-chargée de glycose : son apparition commence quatre heures après, et finit au bout de huit, pour reparaître après un autre repas ; celle de la nuit, où urine du sang, ne contient pas de sucre chez le diabète commençant, mais à une époque plus avancée de la maladie ce produit se manifeste dans les mêmes proportions, à toutes les heures de la journée. Quant à l'étude de la pesanteur de l'urine, son poids ne peut avoir aucune valeur, attendu qu'elle contient un très-grand nombre de substances autres que le glycose, dont les quantités peuvent faire varier la pesanteur, la proportion de sucre restant la même. Nous savons seulement qu'elle est

plus dense que l'urine normale, sans pouvoir
fixer le degré d'augmentation.

Causes. — Disons ici, avant d'aller plus loin,
que le sucre, en petite quantité, existe dans le
sang, ainsi que dans tous les fluides à l'état normal. Il est probable qu'on en trouverait aussi
dans l'urine ordinaire, si nous avions des réactifs plus sensibles que ceux qui sont à notre
disposition. Il y a, sous ce rapport, unanimité
d'opinion parmi les auteurs; mais un point sur
lequel ils ne sont pas d'accord, c'est de savoir
au juste quelles sont les causes qui donnent lieu
à cette exagération du sucre dans l'économie.
Cette question fait encore aujourd'hui le sujet
de nombreuses contestations. On sait seulement,
et tout le monde en convient, que par l'acte de
la digestion, il se forme du sucre dans l'estomac,
aux dépens des aliments de nature végétale renfermant un principe amylacé, et que le sucre
ou glycose ainsi formé passe de l'estomac ou des
intestins dans les veines, pour se rendre au foie
et disparaître ensuite, après avoir traversé les
poumons, où le sucre normal se trouve brûlé.
C'est là l'état physiologique ou naturel. Mais il
arrive parfois que la quantité de sucre est tellement abondante, ou bien si incomplétement détruite, dans l'appareil respiratoire, qu'il continue à circuler avec le sang et les urines. C'est
alors seulement qu'il y a maladie sucrée.

Maintenant, quelle est la cause de ce changement dans la composition chimique de nos sécrétions humorales? Voici, à cet égard, l'opinion des personnes qui se sont le plus occupées de cette question.

M. Bouchardat pense que le sucre que l'on trouve dans les urines est le résultat d'une modification maladive, d'un trouble des organes de la digestion et du foie, qui produirait plus de sucre qu'il ne peut en être assimilé.

M. Alvaro-Reynoso croit que le diabète provient de la gêne des phénomènes respiratoires, qui ne brûlent pas suffisamment le sucre, et que la partie non brûlée passe dans les urines.

M. Cl. Bernard, tout en admettant que le sucre se produit dans l'estomac, aux dépens des matières amylacées, par le fait de la digestion, produit qu'il n'a jamais trouvé dans l'estomac et les intestins des animaux soumis au régime de la viande, déclare que, indépendamment de cette source intermittente d'une alimentation féculente, il en existe une autre permanente et tout à fait spéciale, qui s'opère dans le foie de tous les animaux à l'état normal, quelle que soit la nature des aliments, mais qui se manifeste d'une manière exagérée chez les diabétiques, par suite d'une hypersécrétion d'un principe analogue à l'amidon végétal appelé glycogène, lequel, après avoir été sécrété par le foie, est repris ensuite par cet organe et transformé en sucre diabétique. Cette matière amylacée, qu'on peut extraire avec abondance du foie normal par une simple décoction, se change facilement en sucre, en présence d'un ferment quelconque, de la salive, par exemple.

Mon collègue et ami, le docteur Poggiale, n'a jamais trouvé de sucre dans la veine porte, comme le dit M. Figuier, après un repas composé de viande, l'animal ayant été soustrait à l'influence d'une alimentation amylacée ou sucrée, ce qui vient confirmer les faits annoncés par M. Cl. Bernard, et prouver que le foie seul est l'organe chargé de la formation du sucre.

M. Miahle croit que la présence du sucre dans les urines a pour cause un vice d'assimilation de la glycose normale ou exagérée, par défaut d'alcalinité suffisante dans le sang, devenu neutre ou acide dans cette maladie.

Le docteur Prout, de son côté, fait observer que le diabète n'est pas constitué par la formation du sucre dans l'estomac, ce qui est normal, mais bien par la plus ou moins grande altération des fonctions assimilatrices de cet organe. Il est également porté à croire que, dans le diabète, le foie est toujours gravement attaqué. Ajoutons ici l'opinion de M. Andral, qui, après avoir fait cinq ouvertures de corps de diabétiques, déclare que le foie, chez chacun d'eux, au lieu de présenter la couleur normale, avait une coloration d'un rouge brun très-foncé et congestionné, d'un aspect tout particulier ; ce qui démontre que, chez les diabétiques, le foie se fait remarquer par une très-grande quantité de sang qui gorge son tissu ; un coup reçu sur cet organe détermine souvent des urines sucrées : « Or, dit ce célèbre professeur, si le foie sécrète du sucre, il est logique d'admettre qu'il est le siége d'une suractivité dans la fonction glycogénique. »

Le docteur Jones dit que cette maladie prend souvent une forme intermittente, et que le sucre disparaît quelquefois pendant plusieurs mois, pour reparaître ensuite. L'automne et le printemps paraissent plus favorables à cette maladie.

D'autres auteurs ont également trouvé du sucre dans les urines des personnes atteintes de la maladie de Bright, ou maladie des reins. Cette maladie peut se développer aussi sous l'influence du système nerveux et spécialement à la suite de lésions du cerveau, du quatrième ventricule, ainsi que des altérations de la partie supérieure de la moelle et du centre nerveux. Il est évident que l'état diabétique n'est pas un état normal et qu'il doit y avoir là un trouble quelconque dans le système nerveux de la vie organique, le pneumo-gastrique, le grand sympathique, ou le système cérébro-spinal, de même que dans les affections morales tristes, la monomanie, l'hypocondrie et l'hystérie. Chez la moitié des femmes enceintes ou en couches, aussitôt que commence la lactation, on remarque que plus la sécrétion laiteuse est abondante, plus aussi le sucre augmente dans les urines des nourrices. Ce signe, qui varie de 1 à 12 grammes par litre d'urine, pourrait servir à apprécier la richesse du lait d'une bonne nourrice. On a dit aussi que les épileptiques, les aliénés en démence, ou paralytiques, présentaient du sucre ; je dois déclarer que, d'après mes recherches, faites à Bicêtre en présence de mon savant confrère le docteur Delasiauve, il m'a été impossible d'y trouver, sur plus de trente malades examinés, des traces de sucre dans les urines, dans ces trois groupes de maladies mentales, ce qui met au néant pour moi les assertions publiées à ce sujet.

On a dit aussi que le séjour dans un climat froid et humide, l'abus des boissons froides et qu'un défaut de transpiration étaient de nature à provoquer le diabète, car les chevaux et les brebis des pays humides y sont fort sujets.

Le sucre qui apparaît dans le cours de ces diverses maladies n'est qu'un épisode, dont la quantité ne dépasse jamais 25 grammes par litre ; l'urine n'est pas ordinairement augmentée, l'appétit ni la soif ne sont pas exagérés.

D'autres ont écrit que la dyspepsie, l'intempérance dans le vin, les liqueurs alcooliques, la bière ou le cidre, pouvaient également produire la maladie sucrée, laquelle est plus fréquente chez les habitants qui font usage de boissons fermentées ; l'âge adulte de trente à quarante ans est l'époque de la vie où cette maladie se manifeste le plus souvent ; l'hérédité paraît être aussi une des causes réelles de cette infirmité. « Le diabète, dit M. Landouzy, affecte principalement les individus pourvus d'embonpoint et d'une forte constitution. »

De toutes ces opinions, il ressort évidemment que la cause qui donne lieu à la présence du sucre dans les urines n'est pas encore bien déterminée ; elle se compose de plusieurs éléments dont il est difficile de faire la part exacte. Mais si nous sommes peu avancés sous ce rapport, nous pouvons dire, avec la même sincérité, que nous connaissons parfaitement aujourd'hui les substances qui, introduites dans l'estomac, contribuent à la manifestation du sucre dans les urines ; car tout le monde sait que les matières qui renferment de la fécule sont de nature à se transformer en glycose par l'acte de la digestion, ce qui n'a pas lieu avec les matières animales.

Il résulte, d'après toutes les opinions que nous venons de passer en revue, que les organes et les fonctions qui paraissent le plus affectés dans cette maladie sont le foie et le système nerveux de la vie organique ; de plus, la digestion et l'assimilation sont dérangées dans leur fonctionnement naturel, le sang et les fluides non-seulement sont altérés par la présence anomale du sucre, mais encore changés dans leur composition chimique, puisque l'alcalinité y est moindre et que la salive, qui est naturellement alcaline, devient acide dans le diabète.

On appelle les aliments végétaux, féculents ou autres, aliments de respiration, parce que leur rôle dans les lois vitales est d'entretenir la respiration et la calorification en se combinant avec l'oxygène de l'air dans l'acte respiratoire, qui les détruit en brûlant leur principe sucré, pour donner naissance à de l'acide carbonique et à de l'eau ; mais si le sucre, aliment végétal provenant de la digestion, échappe à la respiration, soit à cause de sa trop grande quantité, soit par un défaut de combustion pulmonaire, le résultat est que ce produit passe en nature dans le sang et les urines. Ce sang, ainsi chargé de sucre, devant servir à la reconstruction matérielle du corps, ne peut fournir évidemment que de mauvais matériaux de réparation, ce qui explique l'affaiblissement considérable et progressif qui a lieu dans les organes et les fonctions des diabétiques et amène les diverses maladies consécutives dont nous avons parlé plus haut.

D'après cet exposé, faisant connaître que le foie et les organes digestifs ou leurs fonctions sont principalement en jeu dans cette maladie, il est inutile d'entrer ici dans aucune explication pour démontrer l'efficacité des eaux de Vichy, les bons effets obtenus d'ailleurs par les malades atteints de glycosurie viennent journellement en donner la meilleure preuve. Il en serait de même si nous envisagions le diabète comme provenant d'un défaut d'alcalinité du sang, attendu qu'il est incontestable que les alcalis favorisent la décomposition de la matière sucrée, et que la combustion de ce principe par l'oxygène dans l'acte de la respiration est d'autant plus complète, que le sucre se trouve en présence d'un alcali libre ou d'un carbonate alcalin.

Traitement. — Les diverses indications à remplir dans le traitement du diabète consistent premièrement dans le choix d'aliments particuliers ; ensuite dans l'emploi des moyens de nature à empêcher et à corriger les humeurs viciées par la présence du sucre, en introduisant dans l'économie tout le principe alcalin qui lui fait défaut.

En ce qui concerne la première de ces indications, tout le monde sait aujourd'hui qu'il faut supprimer généralement tous les aliments de nature végétale, renfermant de l'amidon ou du sucre, et faire usage d'une nourriture animale ; remplacer le pain ordinaire par du pain de gluten, et boire, aux repas, du vin de Bordeaux plus ou moins étendu d'eau. Toutefois, comme l'alimentation constitue une des parties importantes du traitement, je crois qu'il est utile d'exposer en détail et de faire connaître en particulier les aliments dont les diabétiques doivent faire usage. Ces aliments sont : les bouillons, gras ou maigres, transformés en potages par l'addition de légumes convenables, du fromage ou du gluten ; les viandes de toute espèce, de même que toutes les parties de l'animal dont on fait habituellement usage sur nos tables ; le foie seul doit être pris avec modération, par les motifs dont nous avons parlé plus haut. Le gibier, la charcuterie, le beurre, la graisse, l'huile, le poisson de mer et d'eau douce, les huîtres, le homard, les moules, etc., offrent une ressource variée et très-précieuse aux diabétiques. Les œufs sont permis encore, bien qu'ils renferment quelques traces de sucre.

Parmi les légumes dont ces malades peuvent également se nourrir, on trouve généralement tous les légumes herbacés, tels que les choux-fleurs ou les choux de Bruxelles, les épinards, la chicorée, la laitue, les cardons, les haricots verts, les champignons, les truffes, ainsi que les diverses espèces de salades, dans lesquelles on fera entrer une grande quantité d'huile et très-peu de vinaigre.

Pour les desserts, les fromages de toute espèce ; les noix, les noisettes et les olives, le thé et le café, sans sucre, sont permis ; on peut y ajouter une petite quantité d'eau-de-vie, de rhum ou de kirsch.

Le vin de Bordeaux, de Bourgogne, ou le vin blanc sont utiles aux repas ; il ne faudrait pas en abuser cependant, comme le font certains malades; une bouteille dans la journée me paraît une quantité suffisante.

Le pain de gluten, avons-nous dit, doit remplacer le pain ordinaire; cependant il faut en faire usage avec modération, attendu qu'il est impossible de le débarrasser complétement d'une certaine quantité de farine; un ou deux échaudés pourraient également dans la journée remplacer le pain ordinaire.

Au nombre des aliments nuisibles dans cette maladie, nous devons signaler, parmi les végétaux, le pain ordinaire, les pâtisseries, les pommes de terre, les navets, les carottes, la betterave, les oignons, les fécules de toute espèce, l'arrow-root, le tapioka, le sagou, le sucre, l'amidon, la farine, le vermicelle, la semoule, le riz et le macaroni, ainsi que les légumes secs, tels que les haricots blancs, les pois, les lentilles; et la plupart des fruits, comme les pommes, les poires, les châtaignes, les glands, les confitures ou autres aliments sucrés; les raisins doivent être complétement proscrits.

Le sel ordinaire, favorisant la sécrétion du sang, doit être employé avec modération; il faudra éviter la farine dans toutes les sauces; on peut la remplacer par des jaunes d'œufs ou de la crème. Le lait est nuisible, de même que la bière, le cidre, ainsi que les boissons acides. Les acides, que les diabétiques recherchent avec avidité, leur sont très-préjudiciables, ils saturent en partie l'alcali libre du sang, ce qui nuit également, dit M. Chevreul, à la destruction des matières combustibles alimentaires.

A ce régime il faudra ajouter, pour étancher la soif dans le courant de la journée, des infusions amères, toniques et ferrugineuses non sucrées. Les boissons alcooliques augmentent notablement le sucre, disent les docteurs Gunsler et Harvey, et peuvent, si on en fait abus, produire le diabète chez les individus prédisposés, de même que tous les aliments digérés avec peine. Toutefois, avant d'aller plus loin, ajoutons ici qu'une alimentation exclusivement animale ne peut être continuée trop longtemps sans avoir aussi ses inconvénients ; il faudra donc la mitiger avec des aliments de nature végétale, suivant la marche de la maladie et la constitution du malade. Le régime, ou mieux la sobriété aux repas, est une chose utile, car il est d'observation que le sucre diminue par l'effet de l'abstinence, et qu'il disparaît même par l'inanition ; il faut aussi que les diabétiques boivent peu de liquide à la fois. On a remarqué, comme phénomènes de guérison spontanée, qu'une perturbation quelconque, un accès de fièvre, de goutte, de rhumatisme, de même qu'une émotion morale vive, pouvaient faire disparaître le sucre momentanément des urines, pour reparaître, il est vrai, dès que la perturbation s'est dissipée,

Pour remplir la seconde indication, celle qui a rapport au traitement proprement dit, il faudra administrer les alcalis; car ce sont eux qui, jusqu'à présent, ont donné dans le diabète les résultats pratiques les plus satisfaisants ; or, comme l'eau de Vichy est un médicament alcalin naturel, le plus chargé de tous ceux que nous connaissons, un modificateur particulier en outre de l'organisme et du foie, seul organe qui présente des signes d'altération dans cette maladie, il est donc évident qu'il sera préférable de l'employer, d'autant que de nombreux exemples de guérison en ont démontré déjà toute l'efficacité. Ces eaux ont un double avantage, celui de favoriser l'oxydation du sucre ou sa combustion dans la respiration, et de permettre, en même temps, aux malades, de varier l'alimentation en faisant usage de quelques végétaux renfermant des traces d'amidon ou de sucre ; c'est pourquoi M. Bouchardat les recommande comme un moyen qu'on ne doit pas négliger, soit pour faciliter et régulariser les digestions, soit pour permettre l'introduction d'une plus grande quantité d'aliments féculents. Le principe alcalin a, par sa nature, l'avantage en effet d'empêcher, dans l'estomac, la transformation de la matière féculente en sucre, et de diminuer, en même temps, la sécrétion exagérée du sucre hépatique.

M. Bernard a également démontré que le

sang des animaux, soumis à l'action du bicarbonate de soude recueilli longtemps après les repas, fournit beaucoup moins de matière sucrée.

M. Miahle cite quelques exemples de guérisons remarquables de diabète, opérées en très-peu de jours sous l'influence d'une forte alcalisation, à l'aide du bicarbonate de soude, de la magnésie calcinée et de l'eau de Vichy, aussi s'oppose-t-il avec autant de force que de raison à l'usage des boissons acides dans cette maladie. C'est d'après ces données que beaucoup de malades aujourd'hui se rendent à Vichy pour y faire usage des eaux. L'efficacité du traitement doit être attribuée ici premièrement à l'influence des eaux sur la digestion, l'estomac et le foie ; secondement, à leur action sur la nature chimique du sang et sur l'acte respiratoire, car on a remarqué que le sucre normal paraît dans les urines aussitôt que l'alcalinité du sang diminue ou que la respiration est incomplète.

Il résulte en outre des expériences faites par M. Frémy, qu'en faisant varier les aliments acides ou alcalins, on peut déterminer à volonté la présence ou l'absence du sucre dans les sécrétions, ce qui vient corroborer les opinions émises sur l'utilité des alcalis dans le diabète. Quant aux moyens externes, il faudra agir sur la peau pour rétablir la transpiration, faire usage de bains avec le bicarbonate de soude, pratiquer

des frictions toniques et stimulantes, porter de
la flanelle, faire usage de sudorifiques, respirer
un air vif et pur, faire journellement de l'exercice par la marche et la gymnastique, afin d'activer la circulation, la respiration et la sueur ;
il faut aussi surveiller les malaises du côté du
foie, qui très-souvent signalent le début du
diabète. On a reconnu que les eaux minérales
sodiques sont particulièrement efficaces dans les
cas de diabète compliqués de maladie du foie,
et ce qui tendrait à confirmer cette opinion,
c'est que si la sécrétion du sucre exagéré existe
dans le foie, la quantité de bile diminue ; cette
double fonction dont cet organe est chargé
doit toujours être dans des rapports normaux,
sans quoi la santé est dérangée.

Dès que le sucre commence à diminuer, les
malades ne tardent pas à s'apercevoir de ce
changement par le retour général des forces
physiques ; leur altération s'apaise, les urines
sont moins abondantes ; l'urée, l'acide urique
et l'oxalate de chaux reparaissent, ce qui est un
des signes positifs d'une guérison prochaine ;
puis la moiteur ou la transpiration de la peau ne
tarde pas à revenir. Il ne faudra pas perdre de
vue cependant que cette affection est du genre
de celles qui reparaissent facilement ; c'est
pourquoi le traitement alcalin et le régime devront être continués longtemps, voire même
après que tous les signes de la maladie auront

disparu. Il faudra, par conséquent, que les malades reviennent plusieurs années de suite à Vichy, attendu que les eaux, par la nature et la richesse de leur composition, sont encore aujourd'hui le meilleur de tous les traitements que l'on connaisse dans cette cruelle affection, plus facile à guérir dès le début que plus tard.

L'hydrothérapie et les bains de mer ont été conseillés également dans cette affection ; ces moyens peuvent être utiles lorsque la maladie sucrée est peu avancée et que les forces sont encore en bon état; mais si le malade est affaibli, ces moyens sont nuisibles, parce qu'ils enlèvent du calorique à un état maladif qui en manque, car l'abaissement de la température chez les diabétiques est à peu près constant. Ce remède, dans ce cas, est un mal passager qui s'unit au mal principal.

D'après les causes et les théories diverses sur lesquelles on s'appuie pour expliquer l'affection glycosurique, il est évident que les malades ne doivent pas perdre de vue les soins de l'hygiène ni la thérapeutique des fonctions, après la cure de Vichy.

Le résultat du traitement des malades atteints de diabète me permet de conclure que ceux qui se présentent à Vichy n'ayant qu'une quantité modérée de sucre, une trentaine de grammes par exemple par litre d'urine, voient vers le milieu, ou à la fin de la cure, ce liquide débarrassé complétement de la matière sucrée. Mais si cette proportion est plus forte, et la maladie ancienne, la disparition du glycose devient dès lors beaucoup plus difficile à obtenir. Les épreuves analytiques destinées à faire connaître la situation des malades pendant la cure ont été faites, non pas avec la potasse ou avec l'eau de chaux, qui ne font qu'indiquer approximativement la présence du sucre, mais bien à l'aide de la liqueur titrée de Fehling, qui permet de déterminer, aussi bien qu'avec le polarimètre, le poids exact du principe sucré contenu dans l'urine.

Nos observations à cet égard constatent que sur un chiffre, par exemple, de 100 malades traités par les eaux de Vichy, 50 voient leur sucre disparaître complétement, 16 en obtiennent une diminution plus ou moins notables et 34 restent comme avant la cure, ayant reçu cependant une amélioration sensible dans l'ensemble des fonctions nutritives, ainsi que dans l'état général des organes.

De la polyurie.

La polyurie, que l'on désigne sous le nom de diabète non sucré ou insipide, se confond avec la maladie sucrée et la polydipsie. C'est une maladie dont l'origine est ignorée, mais dont les symptômes sont presque complétement identiques au diabète. Les malades qui se rendent à

Vichy pour cette maladie sont moins nombreux que ceux qui sont atteints du diabète, néanmoins j'ai pensé qu'il était utile dans leur intérêt d'en faire mention dans cette nouvelle édition, en exposant les signes différentiels qui la distinguent et les divers traitements qu'elle réclame.

L'appétit chez les polyuriques est plutôt diminué que augmenté ; la détérioration de la constitution ne se fait pas sentir aussi rapidement, mais la maladie est aussi persistante et tout aussi sujette à récidive ; l'urine rendue est moins dense que l'urine normale ; ce qui est tout le contraire dans la maladie sucrée ; quant à la proportion des principes constituants solides, elle reste la même : ce sont des urines naturelles, plus abondantes seulement que dans l'état normal.

Le siége de la maladie, d'après un mémoire que j'ai publié à ce sujet, doit être placé dans les reins ; elle devrait être désignée, non pas sous le nom de diabète, nom qu'on devrait laisser uniquement à la maladie sucrée, mais bien sous le nom de néphrite polyurique ; quant à la polydipsie ou à la soif, ce n'est qu'un symptôme qui se trouve lié à la néphrite, qui précède la soif et la commande.

Traitement.—Le régime dans la polyurie n'a pas la même influence que dans le diabète, le malade peut faire usage d'aliments de nature animale ou végétale de toute espèce. Les ferrugineux, le quinquina et les amers paraissent être favorables à cette maladie, mais comme les digestions sont difficiles et que le malade éprouve certaines souffrances gastriques pendant et après les digestions, plusieurs médecins ont pensé que l'usage des eaux ferrugineuses de Vichy leur serait très-utile pour réveiller les forces vitales et s'opposer par de meilleures digestions et une assimilation plus complète au dépérissement du malade, c'est ce que nos observations, quoique peu nombreuses, ont paru confirmer.

Albuminurie.

On appelle albuminurie la présence de l'albumine au sein de l'urine, provenant d'une sécrétion anomale des reins, qui laisse passer la partie albumineuse du sang, ce qui n'a pas lieu dans l'état normal.

Si l'origine de cette maladie, qui paraît dépendre de divers phénomènes physiologiques de l'économie, est encore le sujet de nombreuses recherches, il n'en est pas de même de son diagnostic, dont les signes caractéristiques se traduisent par l'appauvrissement de l'albumine du sang et la présence d'une certaine quantité de cette substance dans les urines, avec ou sans globules sanguins. Lorsque ces derniers signes existent, elle porte plus particulièrement alors le nom de maladie de Bright, ou de néphrite albumineuse. Dans tous les cas, cette affection est généralement suivie d'hydropisie des extrémités inférieures et, plus tard, d'hydropisie générale. Le sang, dans cette maladie, ne renferme pas d'urée. La perte de l'albumine, dans la maladie de Bright confirmée, est ordinairement de 6 à 12 grammes par 1,000 d'urines. Schmidt a trouvé que cette quantité pouvait s'élever de 4 à 25 grammes.

Causes. — Plusieurs causes ont été signalées comme étant de nature à produire cette affection, laquelle peut tenir à un état maladif permanent ou seulement passager. Les uns ont pensé qu'elle pouvait dépendre d'un obstacle au cours du sang, d'un anévrysme du cœur et des gros vaisseaux, de mauvaises digestions ou d'une maladie de la moelle ; on l'a signalée comme pouvant être consécutive à la diarrhée, à l'hépatite, au diabète, au rhumatisme, ainsi qu'à l'usage des alcooliques, de la bière et du cidre. D'autres ont cru pouvoir l'attribuer à un défaut d'oxygénation pulmonaire, à une respiration gênée et incomplète, comme dans le catarrhe pulmonaire, l'asthme ou les asphyxies lentes, dans la phthisie et le croup ; ou bien à l'exposition au froid et à l'humidité, à la suppression subite ou permanente de la transpiration. On a cru aussi qu'elle était consécutive aux maladies de nature à entraver les fonctions de la peau, à quelques maladies fébriles qui, par un mode inconnu, peuvent déterminer des congestions rénales, telles que la fièvre typhoïde, les fièvres intermittentes, la cystite cantharidienne, la scarlatine, la rougeole et le choléra, maladies dans lesquelles divers auteurs ont constaté la présence de l'albumine dans les urines, ainsi que chez les enfants lymphatiques ou débilités par suite de maladies diverses. MM. Bouchut et Empis l'ont observée chez les deux tiers des malades atteints de maladies couenneuses, le croup et la diphthérite. Ce phénomène coïncide avec la gravité de la maladie ; sa diminution, au contraire, annonce une guérison prochaine.

On a dit aussi que l'habitude des liqueurs fortes, un mauvais régime, l'abus des saignées, la cirrhose du foie, la chlorose et la grossesse pouvaient déterminer l'albuminurie. On l'a observée surtout après une nourriture trop animalisée, comme chez certains diabétiques ; les œufs aussi déterminent facilement la présence de l'albumine dans les urines. Mais il est à remarquer que lorsqu'elle paraît dans ces divers états morbides, sa présence n'est que passagère ; elle disparaît avec la maladie principale. Cette affection se montre à tous les âges, depuis la naissance jusqu'à l'extrême vieillesse ; mais les constitutions qui prédisposent le plus à l'albuminurie sont les constitutions scrofuleuses, tuberculeuses et les cachexies syphilitiques.

D'autres interprétations physiologiques ont été données, par M. Miable en particulier, pour expliquer ce détournement de l'albumine du sang. Ce chimiste a pensé que l'albumine des aliments cessait de se transformer en fibrine dans le foie, et privait la nutrition du malade de cet élément plastique.

Toutes ces causes passagères ou permanentes prédisposent à la néphrite albumineuse, maladie que M. Rayer a particulièrement étudiée avec le plus grand soin en France, et qu'il attribue à l'inflammation directe, aiguë ou chronique, et souvent à la désorganisation du tissu des reins, à une congestion simple de cet organe, sans maladie de Bright. L'irritation produite par les cantharides peut également la déterminer. Le docteur Osborne fait remarquer, à ce sujet, que ce ne sont pas seulement les reins qui produisent une sécrétion albumineuse, mais aussi toutes les autres surfaces ou tissus organiques, lorsqu'ils sont enflammés.

De toutes ces opinions il résulte qu'on reconnaît aujourd'hui pour cause à cette maladie, comme fait matériel, la présence de l'albumine dans les urines, avec diminution de la matière fibrineuse ou plastique du sang, ce qui donne lieu aux hydropisies ou cachexies séreuses, à la diminution des forces et au trouble général des fonctions organiques dont ces malades sont atteints.

Dans l'albuminurie comme dans le diabète, le sang abandonne les substances, l'albumine ou le sucre, à son passage dans les reins, parce qu'elles sont en excès et, en quelque sorte, en dehors de lui, sans que l'état du rein soit ordinairement modifié ; ce n'est pas toutefois que l'albumine soit en excès, mais bien parce que les individus se trouvent sous l'influence d'une diathèse cachectique et que le pouvoir d'assimilation est diminué ou supprimé.

Traitement. — Les théories diverses sur la cause de l'albuminurie expliquent aujourd'hui la différence des succès obtenus par les divers moyens de guérison qui ont été adoptés. Quoi qu'il en soit, le traitement dans cette affection doit avoir pour but de rétablir dans l'économie l'albumine désorganisée, en dirigeant la médication suivant les causes déterminantes indiquées plus haut. C'est ainsi qu'on a préconisé, comme méthode générale de traitement, les aliments azotés, gras et fortifiants. D'autres conseillent la prédominance du régime végétal ; sans prétendre, dit M. Gubler, qu'on puisse supprimer les substances albuminoïdes, il faudra éviter les aliments dans lesquels entre l'albumine proprement dite. On a proposé, en outre, les saignées générales ou locales et les alcalis. Les médecins qui ont conseillé ce dernier traitement ont pensé que si la soude venait à manquer, il en résulterait bientôt une coagu-

lation albumineuse dans les vaisseaux capillaires, avec obstacle à la circulation ; ils ont
voulu aussi favoriser la dissolution et l'écoulement de l'albumine dont les reins sont particulièrement pénétrés dans cette maladie. En recommandant particulièrement les eaux de
Vichy, on a eu pour but également de rendre la
digestion plus parfaite et de donner au foie plus
de facilité dans la transformation de l'albumine
alimentaire en fibrine, avec d'autant plus de
raison que les affections gastriques, les dyspepsies, les catarrhes chroniques de l'estomac
ou des intestins accompagnent presque toujours l'albuminurie ; il en est de même des maladies du foie et de la rate. On conseille les
bains de vapeur pour remédier à la sécheresse
de la peau et des diurétiques, comme modificateurs de l'état morbide des reins, mais on a remarqué que la médication diurétique devait
être employée avec prudence.

Les eaux de Vichy, dans toutes ces circonstances, obtiennent des résultats de guérison
très-remarquables du côté des voies digestives,
surtout parce que l'alimentation a une influence
des plus évidentes sur le produit de l'albuminurie, au point, dit M. Luton, qu'elle peut l'entretenir ou l'exagérer, et amener, tôt ou tard, des
lésions rénales incurables. On devra donc surveiller cette alimentation avec le plus grand soin
toutes les fois que l'état du malade le permettra.

Il faudra, en outre, stimuler la peau par les bains alcalins et la membrane muqueuse digestive par l'eau de Vichy en boisson et seconder leur action par l'usage de quelques toniques, tels que vins généreux, aliments fortifiants, préparations amères et ferrugineuses, de manière à relever les forces digestives et à ramener les humeurs de l'économie à l'état normal. Sous ce double rapport, les eaux de Vichy conviennent parfaitement. Il faudra en même temps que les malades aient soin de se couvrir le corps de flanelle, afin d'entretenir la circulation et de fortifier la transpiration cutanée. La durée de cette maladie est variable, la forme aiguë transitoire, alors qu'elle n'est qu'un symptôme, peut ne durer que quelques jours, mais la forme chronique a une durée qu'il est difficile d'évaluer ; on cite des cas qui ont duré plus de dix ans. Si l'albuminurie se présente avec le diabète, elle est considérée comme une coïncidence fâcheuse.

Mode d'administration des eaux.

Les eaux minérales de Vichy sont administrées sous diverses formes : en boisson, bains, douches et lavements, pures ou mélangées, selon l'indication du médecin traitant.

Leur efficacité, indépendamment des matériaux actifs qu'elles renferment, dépend en grande partie de leur mode d'application et des formes sous lesquelles on les présente aux malades ; c'est ainsi qu'il faudra préférer, chez certaines personnes, l'eau en boisson, et chez d'autres les bains ou les douches.

Parmi les malades destinés à faire usage plus particulièrement des eaux en boisson se trouvent : ceux qui sont disposés aux congestions pulmonaires cérébrales ou aux maladies du cœur, ceux également qui sont atteints d'hydropisie du ventre ou des jambes, les femmes enceintes, une certaine classe de goutteux, ceux, par exemple, qui présentent à leur arrivée une sensibilité trop grande des articulations, avec menace d'inflammation ; dans ces cas, l'effet des bains pourrait augmenter ou réveiller la fluxion goutteuse.

Il arrive souvent que des malades, à cause de l'état de leur estomac, ne peuvent supporter les eaux en boisson sans la vomir ou provoquer des coliques ou de la diarrhée. C'est alors que l'usage des bains sera très-utile en permettant à ces personnes d'attendre un moment plus favorable pour compléter la cure, par l'usage simultané de l'eau en boisson et en bains.

Lorsque les malades se trouvent en dehors des conditions indiquées ci-dessus, l'usage des bains doit être prescrit comme un moyen indispensable de compléter le traitement.

La quantité d'eau prise en boisson doit varier, comme tous les médicaments pris dans les pharmacies, suivant une foule de circonstances, telles que l'âge, le sexe, la constitution, le tempérament, la nature de la maladie, son ancienneté. L'eau de Vichy, à cause de sa richesse en substances minérales, réclame, de la part du médecin et du malade, la plus grande surveillance et une grande habitude de direction, car leur emploi, par des mains habiles, intelligentes et exercées, est souvent une condition de succès. Le nombre des verres d'eau varie depuis deux jusqu'à cinq ou six; il est très-rare qu'on doive aller plus loin, on s'arrête en moyenne à la dose de trois à quatre verres; mais il arrive souvent que des malades sont assez imprudents pour en élever la dose jusqu'à douze et quinze verres et souvent plus; cet excès d'intempérance, si peu conforme à l'expérience et à la raison, est des plus préjudiciables à la cure. Ces excès ont pour effet de déterminer ordinairement un trouble violent, une perturbation générale dans toutes les fonctions et de provoquer des inflammations gastriques ou intestinales des plus graves, tels que la diarrhée, la dyssenterie, des vomissements et parfois des inflammations de reins, avec fièvre consécutive. Une trop grande quantité de liquide, quelle que soit d'ailleurs sa nature, fatigue l'estomac et rend les digestions plus pénibles.

18.

En dehors des quantités, le succès du remède dépend aussi de son mode d'absorption ; tout le monde comprend que les grandes doses doivent être digérées et absorbées avec plus de difficulté que les petites, c'est pourquoi l'eau de Vichy, médicament d'une grande puissance, doit être administrée de préférence par petites quantités à la fois, par demi-verre et souvent moins, avec la précaution de laisser un intervalle de quinze minutes au moins entre chaque prise d'eau ; de cette manière, les signes de l'alcalinité durent plus longtemps, tandis que bues en trop grande quantité et pour ainsi dire coup sur coup, les traces de leur absorption ne durent pas autant, elles fatiguent et glissent plus vite, ainsi que les anciens médecins l'avaient déjà observé.

En général, les malades doivent boire la quantité d'eau nécessaire dans la matinée plutôt que dans la journée, en se promenant, et non dans la chambre ni dans le bain ; le dernier verre d'eau sera pris une demi-heure ou une heure avant de se mettre à table. Dans tous les cas il faudra faire en sorte que la plus forte dose soit prise avant le déjeuner, à cause de la vacuité de l'estomac et de l'absorption plus facile alors des principes minéralisateurs de l'eau ; car il est démontré que les médicaments déploient une efficacité plus grande chez les malades qui sont à la diète ou au régime. Après le déjeuner, qui sera toujours léger, où après le dîner, elle peut troubler la digestion, à moins toutefois qu'un intervalle de deux ou trois heures ne se soit écoulé depuis le dernier repas. Il est cependant des malades dont les digestions sont accompagnées de rapports acides, ou qui digèrent difficilement; ceux-là pourront boire, après le repas, en guise de café, un demi-verre ou un verre entier d'eau minérale.

Il serait convenable aussi de prendre de préférence les bains dans le courant de la journée, lorsque la température est modérée; par ce moyen, on n'aurait pas à craindre le refroidissement que peut causer l'air frais du matin. Dans les jours de chaleur, il serait préférable de les prendre le matin, l'absorption étant plus facile à cause de la vacuité de l'estomac; et, si rien ne s'y oppose, la personne se couchera dans un lit chaud pendant une heure après la sortie du bain, afin de favoriser la transpiration cutanée, si nécessaire à l'efficacité du traitement.

Il serait certainement possible d'obtenir, dans certains cas, la guérison des maladies par l'eau prise en boisson seulement; mais il est préférable d'y joindre le secours puissant des bains.

En ce qui concerne la quantité d'eau nécessaire à chaque malade pour satisfaire aux exigences d'une cure complète et convenable, cette appréciation est tout à fait du ressort du médecin, qui seul peut diriger le traitement; elle doit être établie d'une manière, non pas invariable, mais assez générale cependant pour constituer une méthode de traitement, comme cela a lieu d'ailleurs pour toutes les grandes médications, afin d'arriver aussi promptement que possible et sans accident au rétablissement du malade. Ces principes, qui n'existaient pas à Vichy à mon arrivée, j'ai dû les établir, en prenant pour point de départ et pour base l'effet physiologique des eaux sur nos humeurs, comme le moyen le plus rationnel et le plus sûr d'arriver au résultat désiré.

Si cette manière de procéder dans l'administration des eaux et d'envisager leur mode d'action curative n'est pas rationnelle aux yeux de quelques personnes, intéressées sans doute à faire croire le contraire, je dois dire du moins que mes expériences sur des individus bien portants prouvent qu'elle n'a jamais fait du mal, et que mes observations sur les malades chez lesquels cette méthode est employée tous les ans démontrent, au contraire, qu'elle opère avec les plus grands avantages et les meilleurs résultats.

D'après cette méthode d'appréciation, basée sur des faits et non sur des hypothèses, qu'on trouvera décrite lorsqu'il sera question de l'eau prise en boisson, il est évident que le médecin et le malade auront du moins la conviction que le remède aura pénétré jusqu'à l'organe affecté, surtout quand cet organe ne peut être mis en rapport direct avec l'eau, comme cela a lieu pour l'estomac ou la peau. Dans ces derniers cas, on conçoit qu'il est moins important d'arriver jusqu'à l'alcalinité des humeurs, on peut même s'en dispenser complétement, sans nuire pour cela au résultat favorable de la cure.

Cette prédominance alcaline dans nos humeurs me paraît indispensable à la réalisation d'un traitement efficace et sérieux, toutes les fois du moins que la tolérance le permet ; agir autrement, c'est, selon moi, agir en aveugle, sans principes, naviguer sans boussole ou, mieux, traiter les malades au hasard.

Toutes ces indications sommaires démontrent suffisamment combien est utile et délicate la connaissance pratique du mode d'administrer les eaux de Vichy, ainsi que nous allons le voir d'ailleurs en commençant par les bains.

BAINS.

Les bains, comme utilité hygiénique, ont été dans tous les temps reconnus indispensables à la santé publique. Montaigne, en 1570, les croyait déjà de la première nécessité. Son opinion, dans ses écrits, est exposée de la manière suivante : « J'ay veu, dit-il, par occasion de mes voyages, quasi tous les bains fameux de chrestienté, et depuis années, ay commencé à m'en servir. Car, en général j'estime le baigner

salubre, et croy que nous encourons non légères incommodités en notre santé pour avoir
perdu cette coutume qu'estoit généralement observée au temps passé, quasi en toutes les na-
tions, et est encore en plusieurs, de se laver le
corps tous les jours ; et ne puis pas imaginer
que nous ne vaillions beaucoup moins de tenir
ainsi nos membres encroutez et nos pores estoupés de crasse... A cette cause, j'ay choisy jusqu'à cette heure à m'arrester et à me servir de
celles où il y avait plus d'amenité de lieu, com-
modité de logis, de vivre et de compagnie. »
Cette observation des membres *encroutez et de
nos pores estoupés de crasse*, ainsi que le dit Montaigne, explique le besoin que les Romains
avaient de construire en tous lieux des thermes
magnifiques. Ce peuple agissait ainsi par mesure d'hygiène publique, attendu que les Romains n'avaient sur la peau qu'une étoffe de laine
qu'ils renouvelaient rarement, comme font les
Kabyles de nos jours, et des vêtements très-lar-
ges, sous lesquels la poussière, pouvant venir se
mêler facilement à la transpiration, formait sur
le corps un enduit désagréable et malsain, qui
estoupait de crasse les pores du corps.

Anciennement les malades ne commençaient
les bains qu'après avoir pris, pendant plusieurs
jours de suite, l'eau minérale en boisson. Aujourd'hui les malades sont trop pressés de faire
marcher ces deux moyens ensemble. Quoi qu'il

en soit, je dirai que l'eau de Vichy, sous forme de bains, possède de très-grands avantages : 1° celui d'exciter la peau, de déterminer une sueur abondante, suivie de chaleur avec picotements ; quelquefois, rarement, il est vrai, il survient une éruption de petits boutons de nature exanthémateuse, désignés sous le nom de *psydracia thermalis ;* 2° celui d'introduire dans l'économie les principes salins, seules parties de l'eau qui paraissent être absorbées par la peau. Ces principes salins doivent être considérés comme passant au travers d'un filtre laissant, dans les mailles du corps, les traces de leur présence, pour être expulsés ensuite par les diverses voies d'excrétion, après avoir purifié les parties touchées.

Ces bains peuvent aussi déterminer de l'insomnie, de l'agitation ou de la céphalalgie, et quelquefois un mouvement fébrile, ou réveiller d'anciennes inflammations cutanées. Ils sont surtout favorables aux personnes dont l'appareil digestif est trop irrité ou irritable ; dans les maladies des voies urinaires, des organes du ventre, dans les névroses hyposthéniques, les douleurs musculaires ou articulaires, ainsi que dans toutes les irritations ou inflammations viscérales, où l'eau, prise à l'intérieur, ne pourrait qu'augmenter le mal au lieu de le détruire.

C'est au médecin à apprécier l'opportunité de

toutes ces indications : il devra déterminer la durée et la température du bain ; ceci est un point important à considérer, parce qu'un bain pris trop froid ou trop chaud fait varier singulièrement l'effet qu'il doit produire. Sans entrer ici dans toutes les considérations qui se rattachent à la température des bains, ce qui m'entraînerait trop loin, je dirai seulement, comme un fait d'observation, s'appliquant à tous les bains en général, que le bain tiède, de 34 à 35 degrés centigrades, agit plus avantageusement que ceux qui sont plus chauds ou plus froids, attendu qu'à cette température il est toujours suivi d'un sentiment de bien-être avec chaleur agréable, qu'il relâche et déprime doucement les tissus, en favorisant l'absorption et les sécrétions. Le bain, en général, trop chaud, c'est-à-dire qui dépasse la température ordinaire de l'intérieur du corps, qui est de 36 à 37 degrés centigrades, produit une excitation pléthorique vers la peau, diminue l'absorption et peut déterminer une congestion pulmonaire ou cérébrale, accompagnée d'accélération de la circulation, de sueurs abondantes et de lassitude générale.

Les bains froids de 20 à 25 degrés centigrades sont toniques, à condition qu'on y reste peu de temps, de quinze à vingt minutes, sans quoi ils sont débilitants, et refoulent vers les poumons et le cerveau le sang porté à la périphérie du corps ; ils ont les mêmes inconvénients que les bains trop chauds, mais c'est en agissant dans un sens contraire.

Règle générale, les bains doivent être chauds pour les personnes faibles, et tempérés pour les sujets forts ; quant à la durée, elle doit être réglée d'après le tempérament du malade, son état de faiblesse ou de maladie. Elle varie aussi selon les habitudes et l'expérience des localités ; à Vichy, elle est de une heure pour les bains de baignoire. Après ce laps de temps, on a remarqué que la peau cessait d'absorber, et qu'il n'y avait aucun avantage, sous ce rapport, à les prolonger au delà.

Le médecin doit également déterminer la quantité d'eau minérale à mettre dans les bains ; elle doit varier suivant la constitution, l'âge, la force du sujet, la nature de la maladie, et celle de la peau du malade. Ceci est à considérer pour les femmes, à cause de l'excitation plus facile et plus sensible, par suite de la délicatesse du système cutané ; c'est pourquoi la transpiration chez elles est plus facile, et la sécrétion urinaire moins abondante que chez les hommes.

Ces bains sont très-utiles aussi, comme nous le verrons plus loin, dans certaines affections de la peau, accompagnées de prurit ou de démangeaisons sans inflammation cutanée. C'est en dissolvant, par son alcali, l'épiderme ou membrane mince, écailleuse, espèce de vernis qui recouvre la peau ainsi que la matière grasse qui l'imprègne, et avec laquelle les sels alcalins forment un savon soluble, que les produits du bain sont plus facilement absorbés et qu'ils pénètrent plus facilement jusqu'au derme par imbibition, sans quoi l'eau pénètre difficilement dans l'intérieur du corps. Il convient de suspendre les bains pendant l'écoulement périodique. Cette fonction a trop d'influence sur la santé, et son dérangement est trop facile pour qu'on doive s'y exposer légèrement.

Il est utile que le malade, en sortant du bain, soit essuyé promptement avec du linge chaud, pour que la peau ne reste pas exposée à l'action réfrigérante de la vaporisation qui s'échappe du corps ; ce soin est plus particulièrement recommandé aux personnes affectées de la goutte ou de douleurs rhumatismales.

Toutes ces indications devraient être connues des employés des bains, lesquels devraient être initiés aux inconvénients des bains trop chauds ou trop froids, ainsi qu'aux accidents auxquels ils peuvent donner lieu.

D'autres recommandations hygiéniques, concernant les bains en général, devraient être indiquées ici. Nous le ferons brièvement, pour satisfaire au désir manifesté par quelques malades, sans cependant dépasser les bornes de cet ouvrage. Ainsi il faudra être à jeun ou avoir soin de ne se mettre dans un bain tempéré qu'après un temps suffisant pour que la digestion soit entièrement terminée.

Si le bain, au contraire, est froid, il ne faudra pas se trouver tout à fait à jeun, afin d'être en état de réagir contre l'impression d'une basse température ; après un court séjour dans un bain, il n'y a aucun inconvénient à prendre quelques aliments légers, un bouillon, un potage ou une tasse de chocolat. Cette alimentation est même utile dans les bains de piscine, quand ils doivent être prolongés, afin d'éviter la débilité qui est le résultat ordinaire de ces sortes de bains.

On peut également, sans aucun danger, manger immédiatement après un bain, à moins qu'il n'y ait utilité pour le malade à provoquer une transpiration douce et abondante, ce à quoi on parvient facilement en prenant une heure de repos dans un lit convenablement chauffé, sans beaucoup se couvrir.

L'augmentation du poids du corps d'une personne qui a fait un séjour plus ou moins prolongé dans un bain, a été l'objet des recherches d'un grand nombre de médecins. Ces recherches n'ont fourni, jusqu'à présent, aucun résultat positif ; car elles sont toutes différentes, et cela devait être, si nous examinons les difficultés qu'on rencontre dans cette appréciation, lesquelles dépendent d'une foule de causes, qui varient suivant les individus et empêchent la réalisation de cette question : telle que l'état des capillaires de la peau, la nature de l'épiderme, c'est ainsi que l'enfant absorbe plus facilement que l'adulte, la femme plus que l'homme, à ces causes on peut ajouter l'état maladif de la personne, la plénitude ou la vacuité de l'estomac ou des vaisseaux sanguins, ainsi que les pertes éprouvées par l'exhalation pulmonaire et cutanée, durant les diverses heures de la journée, sous l'influence d'une atmosphère qui varie dans sa nature et par sa densité. De là, on le conçoit, des difficultés sans nombre, que l'on rencontre dans l'appréciation exacte de cette question. Il est démontré, toutefois, que notre corps perd, dans l'air libre, de 24 à 30 grammes de son poids par heure ; et mes expériences à ce sujet me permettent d'énoncer, en tenant compte de cette diminution naturelle du poids du corps, que quelques individus augmentent de 30 à 60 grammes, après un bain d'une ou de deux heures, et que d'autres restent dans les mêmes conditions ; c'est-à-dire qu'ils perdent, par l'exhalation pulmonaire, ce qu'ils gagnent par l'absorption cutanée. Quelques médecins cependant ont prétendu que le poids du corps diminuait, ce qui ne m'a pas été démontré.

Les causes qui favorisent l'absorption de la peau et qui peuvent augmenter le poids du corps après un bain, sont : une nourriture peu abondante, l'astomac vide ou peu chargé d'aliments, les purgations, les saignées, les frictions exercées sur la peau et le massage pendant l'immersion dans le bain, pris à une douce température. Quant aux autres indications que nous aurions encore à ajouter, les malades les trouveront dans chaque localité balnéaire, d'après la nature des eaux et le genre de maladie qu'on a l'habitude d'y traiter.

BAINS DE PISCINE.

Les bains de piscine ne sont pas usités à Vichy ; néanmoins, comme il en existe un spécimen destiné aux dames, dans l'établissement des bains de l'hôpital, je dois en dire un mot et exposer tous les avantages qu'un pareille mode de traitement peut procurer aux malades ; mais à une condition, c'est que l'eau de cette piscine soit de l'eau courante et non de l'eau dormante, et que l'espace soit assez grand pour y faire de la gymnastique, c'est alors qu'on obtiendra tout l'effet salutaire de ce genre de balnéation.

Les bains de piscine ont des avantages précieux dans certaines maladies, qui ne peuvent être remplacés par les bains de baignoire. L'exercice auquel on doit pouvoir se livrer a pour effet d'accélérer la circulation, de permettre un séjour plus prolongé de trois à quatre heures dans l'eau et de favoriser une plus grande absorption que lorsqu'on reste dans l'immobilité.

La température de l'eau dans une piscine doit
être moins élevée, attendu que le baigneur, en
se donnant du mouvement, augmente la circulation du sang et développe par là une certaine
quantité de calorique, et cela est si vrai, qu'une
personne qui s'agiterait vivement pendant quelque temps dans un bain froid, finirait par
échauffer l'eau aux dépens de sa propre chaleur. Un bain de piscine trop chaud peut donc
avoir des inconvénients, déterminer une fièvre
artificielle ou une trop grande excitation vers
le cerveau, le cœur ou les poumons.

BAINS DE VAPEUR.

D'après le récit de Chomel, il existait anciennement des bains de vapeur ou étuves humides
à Vichy. Voici, à ce qu'il paraît, comment ces
bains étaient disposés : on mettait les personnes
malades dans un vaisseau de pierre taillée en
forme de cuve, dans le fond duquel l'eau minérale coulait entre deux planches ; la première
était à jour, pour laisser passer la vapeur, en
sorte que les personnes n'étaient mouillées que
par les gouttes de sueur qui tombaient abon-
damment de leur corps. On mettait ensuite sur
la cuve un drap ou une couverture, la tête seule
du malade paraissant au dehors, et, de temps en
temps, on lui essuyait le visage.

Ce genre de bain est si efficace, que les peuples non civilisés, par un sentiment instinctif, en font usage dans diverses localités. Les insulaires de l'Océanie, dit M. Comeira, chirurgien de la marine, pratiquent les bains de vapeur en faisant chauffer dans de l'eau une espèce de sinapis. Ils reçoivent les vapeurs qui se dégagent de cette plante sur le corps, préalablement entouré d'étoffe, de manière que la transpiration soit des plus énergiques, et que la sueur ruisselle de tous côtés, ils en prennent également en jetant de l'eau sur des pierres rougies.

La transpiration provoquée par les bains est un puissant moyen de secours dans quelques maladies ; les sueurs agissent en outre comme les urines : elles nous enlèvent les produits les plus animalisés de notre corps et diminuent par conséquent l'embonpoint.

Le bain de vapeur, à la température ordinaire des sources, ou chauffé dans une chaudière, ne pourrait avoir qu'une action stimulante sur la peau, suffisante dans quelques cas, mais souvent incomplète, attendu que, d'après mes expériences, les vapeurs d'eau minérale de Vichy, dans cette condition, ne renferment que de l'acide carbonique et de la vapeur d'eau ; ce qui a lieu également pour toutes les sources minérales, dont les principes les plus importants ne sont pas volatils. Ainsi obtenue, l'eau de Vichy ne peut avoir évidemment la valeur d'une médication alcaline, telle qu'on doit l'exiger dans cette localité thermale ; car je ne suis parvenu à obtenir les sels fixes des eaux qu'en la projetant en pluie sur une plaque de fonte fortement chauffée ; c'est alors seulement que j'ai pu constater la présence de la soude dans la vapeur et l'air environnant.

C'est après avoir exposé à la Société d'hydrologie de Paris mes idées sur ce système d'évaporation ou de pulvérisation, que le docteur Salles-Giron a fait établir aux sources de Pierrefonds les premières salles d'inhalation d'eau pulvérisée. Ce nouveau mode d'administrer les eaux serait très-utile et trouverait de nombreux cas d'application chez les goutteux, les rhumatisants, les diabétiques et les albuminuriques. Il serait, par conséquent, à désirer, dans l'intérêt de tous les malades, que ce moyen de guérison fût établi à Vichy. Nous soumettons cet avis à l'activité intelligente et éclairée de M. le directeur de la Compagnie concessionnaire.

Les bains de vapeur comportent, comme les bains froids, une alimentation légère, un quart d'heure ou une demi-heure avant de les prendre, afin de réagir également contre leur action éminemment débilitante, qui parfois va jusqu'à la syncope.

DOUCHES.

Les douches, que Mme de Sévigné, étant à Vichy en 1676, appelait « une répétition du purgatoire, » consistent à diriger sur une partie du corps, avec plus ou moins de violence, le jet d'une colonne d'eau minérale, d'un volume déterminé. La direction qu'on donne à ce jet lui a fait prendre les noms de douche *ascendante, latérale* ou *descendante.* La forme du jet varie suivant l'indication de la maladie ; il en est de même de sa durée et de sa hauteur. Quant à sa force, on la règle suivant l'ouverture du robinet. La durée d'une douche est ordinairement de dix à vingt minutes.

On peut les diviser également en douches *révulsives,* quand on les applique sur les parties éloignées du mal, et *dérivatives,* lorsqu'on les dirige sur l'organe malade. On emploie les premières toutes les fois que la partie affectée est trop irritée, trop sensible ou enflammée, dans le but de faire cesser l'état maladif, en développant ailleurs une irritation en quelque sorte supplémentaire sur un organe qui n'est nullement affecté, ou qui a cessé subitement de l'être à l'instant où la maladie qu'on veut guérir s'est développée dans un organe plus ou moins éloigné.

On emploie également les douches dérivatives pour attaquer des organes dont les parties sont froides, empâtées et sans douleur, afin d'y rappeler la chaleur, de réveiller les fonctions de la peau, de dégorger ou de rétablir le jeu des viscères qui fonctionnent mal.

La douche produit une action stimulante, nerveuse, analogue au massage, effet mécanique qui a pour but d'accélérer localement la circulation ; c'est un moyen accessoire dont le traitement sérieux est l'eau en boisson et en bains, la thermalité et la percussion l'emportent infiniment sur l'action minérale, dont on peut, dans ce cas, perdre de vue la composition. Ce mode de traitement trouve son utilité dans les engorgements du foie et de la rate ; dans les maladies des articulations, par suite de douleurs goutteuses, rhumatismales, musculaires ou sciatiques. Or, comme toute douche ébranle le système nerveux, on aura soin, pour calmer l'effet général et local de la partie douchée, de se placer immédiatement après dans un bain mitigé, pendant une demi-heure au moins.

Les douches, pour être utiles, doivent être appliquées avec la plus grande précaution. On évitera par conséquent que le jet du liquide ne frappe avec trop de violence les organes en souffrance, pour ne pas augmenter l'inflammation, ou réveiller d'anciennes douleurs, en commençant par la circonférence du point affecté. Il suffira que la percussion fasse rougir vivement la peau, pour que l'effet désiré soit produit, sans aller toutefois jusqu'à la vésication, ce qui pourrait arriver par la seule force du calorique de l'eau. Les douches peuvent être appliquées une ou deux fois par jour, pendant dix ou quinze jours de suite; on peut les cesser et les reprendre avec le même avantage, après plusieurs jours de repos. Après la douche, le malade devrait se revêtir de vêtements de flanelle et se faire transporter dans son lit pour favoriser et attendre la transpiration.

Ce mode de traitement convient également contre les engorgements et le relâchement des ligaments de la matrice, sous la forme d'irrigations à jet continu ou intermittent. Les malades prennent ces irrigations pendant qu'elles sont couchées dans le bain. Ce moyen sera très-favorable aussi dans les cas de suppression des règles ou de stérilité.

Quant à la douche ascendante, elle n'est utile que lorsqu'il y a constipation, paresse ou atonie des intestins, sans irritation locale; il en sera de même toutes les fois qu'on voudra rétablir le flux hémorrhoïdal.

DOUCHES ÉCOSSAISES.

La douche écossaise, que l'on emploie souvent à Vichy, consiste à recevoir alternativement sur tout le corps, ou simplement sur une de ses parties, une pluie d'eau chaude et froide. L'effet de ce moyen est d'autant plus intense, qu'il y a plus de distance et d'intervalle entre les températures des deux douches. La température ici est plus importante que la force d'impulsion. Car l'effet thérapeutique que le médecin a pour but d'obtenir s'opère par un mouvement centrifuge et centripète d'action et de réaction ou mieux d'expension et de restriction sur la peau, que l'on désigne sous le nom de méthode perturbatrice. Il faut, pendant la durée de la douche, éviter que le malade ait froid aux pieds, afin de maintenir la chaleur dans les parties et éviter toute surexcitation vers la tête. C'est un moyen de combattre toutes les névralgies, rhumatismales ou autres : l'effet alternatif du froid et du chaud qui se répète pendant plusieurs minutes, détermine chaque fois une modification profonde dans le système nerveux.

MASSAGE.

Ce mode de traitement, analogue en quelque sorte à l'action de la douche, trouve son utilité dans beaucoup de maladies qui se présentent à Vichy ; mais c'est un moyen que nous voyons avec regret totalement oublié dans cette station thermale. Si ce mode de traitement, d'une valeur réelle, en grande faveur en Orient, est aussi négligé en France, c'est qu'on n'a pas cherché à se rendre compte des effets de guérison qu'il peut produire dans certaines maladies. C'est un auxiliaire d'un grand secours dans toutes les tumeurs ou engorgements organiques ou articulaires, ainsi que chez les malades trop faibles pour prendre un exercice actif.

LAVEMENTS.

L'eau minérale prise en lavements et conservée dans le corps constitue un véritable bain interne ; elle est aux intestins ce que l'eau en boisson est à l'estomac, ayant non-seulement alors une action locale, mais une action générale, par suite de son absorption, laquelle est très-active en ce point, à cause de la présence d'un grand nombre de vaisseaux absorbants.

Cette manière inusitée d'administrer l'eau de Vichy m'a procuré des résultats remarquables de guérison ; elle m'a permis, en outre, de pouvoir diminuer et même de remplacer celle qui aurait dû être prise par l'estomac, toutes les fois que l'irritabilité de cet organe mettait le malade dans l'impossibilité de profiter du bénéfice de la saison. La température naturelle des sources rend d'ailleurs ce mode d'administration très-facile, puisqu'on peut l'employer sans avoir besoin de soumettre l'eau à l'action préalable de la chaleur artificielle.

Les circonstances dans lesquelles les eaux

ainsi employées ont été le plus utiles sont : les constipations opiniâtres avec paresse des intestins, les engorgements du foie, des ovaires et de la matrice. Je rapporterai ici une guérison remarquable de ce genre obtenue chez une dame anglaise qui, après plusieurs couches laborieuses, avait vu se développer lentement un engorgement considérable de l'ovaire du côté droit. Cette dame, après avoir fait usage pendant un mois des eaux en bains et en boisson, ne voyant aucune amélioration dans son état, allait quitter Vichy, lorsqu'elle vint me consulter. Je lui conseillai de prendre trois lavements par jour d'eau de la Grande-Grille, en lui recommandant de les garder le plus longtemps possible. Après un mois de traitement, et à la grande satisfaction de la malade, le volume de la tumeur avait considérablement diminué ; elle pouvait, à cette époque, se baisser sans difficulté et faire de longues courses, ce qui auparavant lui était impossible. Il faut dire aussi que cette personne n'avait pas cessé totalement l'usage des bains ; elle y mettait seulement un intervalle de trois ou quatre jours, par suite de la faiblesse musculaire qu'elle disait ressentir toutes les fois qu'elle en prenait. L'eau en boisson avait été abandonnée à la fin du premier traitement, son estomac ne pouvant plus la supporter. Cette dame quitta Vichy, heureuse enfin du succès qu'elle avait obtenu.

Un autre malade de l'hôpital a été guéri de la même manière d'une tumeur qui s'était développée dans l'épaisseur du côlon ascendant; plusieurs autres, atteints de coliques chroniques, ont obtenu par ce moyen des résultats tout aussi satisfaisants. Il en a été de même à l'égard des engorgements du foie, organe qui se prête parfaitement à ce mode d'administration, attendu que la veine porte prend naissance dans les intestins, pour se rendre spécialement au foie, où elle dépose les produits qu'elle a puisés par ses racines sur toute l'étendue du tube digestif.

BOISSONS.

Après avoir passé en revue les divers moyens d'administrer les eaux, nous devons parler de celui qui consiste à les faire prendre en boisson. J'insisterai longuement sur ce point, parce que c'est la manière la plus avantageuse d'en faire usage. Mais auparavant disons un mot sur la difficulté que l'on rencontre à trouver la source qui convient à l'estomac du malade, ce qui exige parfois quelques tâtonnements. Bien que l'analyse chimique n'indique, pour ainsi dire, entre elles aucune différence de composition, il n'en est pas moins vrai que leur manière d'être n'est pas égale pour toutes les personnes, ce qui prouve que les diverses sources doivent être considérées comme très-analogues, mais non comme identiques. C'est ainsi, par exemple, que de deux individus placés dans les mêmes conditions maladives, l'un se trouvera bien d'une source, tandis que l'autre ne pourra pas la supporter. Ce résultat, qui se rencontre assez fréquemment, n'a pu jusqu'à présent trouver une explication satisfaisante. Voici, à cet égard, l'opinion du baron Lucas : « Les sept sources de Vichy, dit ce médecin, présentent dans leur emploi médical des différences bien plus importantes qu'on ne pourrait le croire d'après l'analyse chimique ; et, bien qu'il soit difficile d'apprécier *à priori* la raison de cette différence, des observations nombreuses, renouvelées depuis vingt-trois ans, ne me laissent aucun doute à cet égard. Dans cet état d'incertitude, il faut interroger la susceptibilité des organes, la mobilité nerveuse des malades ; il faut tâtonner pendant tout le cours du traitement. Cette même circonspection est nécessaire surtout, suivant les changements de l'atmosphère : la température, le degré d'humidité, l'état électrique de l'air, sont autant de causes influentes qu'il n'est jamais permis de négliger. »

Le second point à considérer, après avoir reconnu la source qui convient aux dispositions de l'estomac des malades, c'est de trouver les quantités nécessaires à la cure individuelle. Cette importante question, qui n'avait nullement éveillé l'attention des médecins jusqu'à mon arrivée à Vichy, consiste à placer les malades dans des conditions régulières d'alcalinité. La seule indication que recevaient les buveurs était de se rendre à telle ou telle source, et d'y puiser trois ou quatre verres d'eau, soir et matin, et souvent plus ; car les malades sont toujours disposés à dépasser la dose prescrite par le médecin, tant ils sont désireux, et on le conçoit, de se débarrasser au plus vite de leurs infirmités et d'abréger le plus possible la durée du séjour ; de telle sorte que, s'ils arrivaient à la dose d'eau convenable, ils le devaient bien plus à un heureux hasard qu'à une direction raisonnée de leur part. Cette marche peu régulière avait deux inconvénients également funestes, qui étaient de prendre trop ou trop peu ; ce qui ne saurait arriver après l'examen chimique que j'ai le premier mis en usage d'une manière méthodique, avec le plus grand avantage et sans aucun des inconvénients attachés à la méthode habituelle dite *à discrétion*, ou bien suivant la tolérance de l'estomac des malades.

Cette méthode que j'emploie journellement, consiste à constater tous les matins, avant de commencer la cure du jour, dans les humeurs acides à l'état normal, dans l'urine en particulier, à l'aide des papiers réactifs de curcuma ou de tournesol, ce dernier rougi par un acide faible, la quantité d'eau minérale nécessaire à chaque individu pour modifier son état humoral et l'élever au degré d'alcalinité convenable, afin de pouvoir, par ce moyen bien simple, diminuer ou augmenter la quantité d'eau minérale, suivant l'importance de la maladie ou l'état du malade. L'acalinité n'est ici qu'un moyen précieux que la chimie nous offre pour mesurer, si je puis m'exprimer ainsi, la quantité d'eau minérale qui convient à chaque individu ; un thermomètre destiné à faire connaître l'état de nos humeurs pendant la cure ; une boussole, enfin, qui doit servir de guide aux malades ainsi qu'aux médecins, et non point seulement pour constater la présence d'un agent thérapeutique sur lequel doit reposer toute la puissance des sources de Vichy ; car, nous devons le reconnaître, les autres éléments de l'eau sont, sans aucun doute, tout aussi utiles à la guérison que le bicarbonate de soude, dont ou ne peut incontestablement les séparer sans détruire à l'instant la solidarité d'action du médicament, dont l'ensemble constitue le traitement par les eaux de Vichy.

A cet effet, j'engage les malades, particulièrement ceux qui sont atteints d'engorgement des viscères de l'abdomen, de goutte, de gravelle, de diabète, de cachexie palustre ou de toute autre maladie ayant altéré sa constitution, à porter jusqu'à l'alcalinité les humeurs acides du corps, l'urine en particulier. Cette transformation humorale permet de mesurer la dose du médicament à administrer pendant le traitement, et

donne la certitude que l'individu a été organi-
quement mis en rapport avec les éléments de
l'eau, qu'il a vécu en un mot pendant la durée
de la cure dans un milieu différent de celui dans
lequel il se trouvait placé avant de faire usage
des eaux. C'est durant le temps passé sous l'influence de cette transformation que l'état morbide disparaît, pour faire place et permettre à
l'état physiologique de reprendre le cours normal des fonctions organiques. Par ce changement momentané dans la nature de nos humeurs,
on aura ainsi tout lieu d'espérer que cette modification amènera nécessairement par la suite
un changement favorable dans la situation vicieuse dans laquelle le malade se trouvait placé
avant de venir à Vichy, situation qui compro-
mettait sa santé, minée sourdement et de toute
part par la cause morbide.

Je dirai à ceux qui, à cet égard, se font un
métier de critiquer à Vichy les idées des autres,
s'imaginant par là faire sans doute étalage d'un
grand savoir, *qu'en toute chose, il ne faut ni aller
au delà, ni rester en deçà du but :* inconvénients
graves, dont le procédé que j'ai indiqué peut, à
lui seul, mettre à l'abri les personnes qui désirent
faire une cure sérieuse et convenable.

Cette manière régulière de doser les eaux de
Vichy, comme il est d'usage de doser tout médicament, suivant la nature ou la gravité de la
maladie, a été appliquée non-seulement aux

malades de l'hôpital militaire, mais encore aux personnes étrangères à cet établissement. J'ai été conduit, par ce procédé, à m'assurer que les anciens médecins approchaient bien plus de la vérité que ceux d'aujourd'hui, relativement aux proportions d'eau nécessaires au traitement de chaque malade. Les anciens intendants ou médecins des eaux étaient, avec raison, très-réservés dans les doses qu'ils faisaient prendre en boisson ; car Fouet recommande très-expressément de ne les boire qu'à petites doses et de n'augmenter que par huit onces. D'autre part, il nous dit que si on veut les prendre avec fruit, il ne faut en boire que trois ou quatre verres par jour, pendant trente ou quarante jours, afin de donner au sel le temps d'agir sur les humeurs, qui lui résistent longtemps, et sur lesquelles, quand on les presse, dit-il, elles ne font que glisser et n'emportent rien. Nous voyons, en effet, tous les jours, que les petites doses d'un médicament pénètrent plus doucement dans le sang, et qu'elles ne provoquent point, ainsi administrées, d'action purgative, ni aucun trouble du côté de l'estomac.

Ce qu'il y a de surprenant c'est que, malgré ce qu'on vient de lire, écrit depuis des siècles et répété depuis seize ans dans ce Guide, certains critiques sans valeur, peu versés, il faut le dire, dans la science médicale, aient voulu se poser en réformateurs à l'égard des doses d'eau tandis qu'ils n'étaient au fond que de pauvres copistes cherchant à faire du neuf, en attirant sur eux l'attention publique, et puis, voyant qu'il leur est impossible de rejeter ces faits, ils calomnient la bonne foi des hommes les plus honorables.

Comment, en effet, ne pas occasionner de violentes inflammations gastro-intestinales en buvant journellement des dix, quinze et vingt verres d'eau minérale pure, et quelquefois plus, alors que la peau, organe beaucoup moins impressionnable que l'estomac, ne peut supporter longtemps le contact de cette même eau pure sans s'emflammer? Ne sait-on pas, en outre, ainsi que l'a démontré M. Ed. Robin, qu'une trop grande quantité de sels dans le sang ralentit la circulation de manière à produire des effets hyposthénisants ou stupéfiants?

A l'aide du procédé dont je viens de parler, basé sur la nature chimique des humeurs, je suis parvenu à reconnaître des différences individuelles bien grandes. C'est ainsi que j'ai vu des malades être complétement alcalisés avec deux verres d'eau minérale pendant vingt-quatre heures, chaque verre ayant une contenance de 200 à 250 grammes ; tandis que d'autres ne parvenaient à manifester des traces d'alcalinité qu'après en avoir avalé quinze ou vingt verres. Il est facile de concevoir par là combien, avec une eau aussi énergique, il eût été dangereux et compromettant d'en boire, dans le premier cas, huit ou dix verres seulement, ainsi que cela se pratique journellement parmi quelques malades, et, à plus forte raison, si cette dose eût été poussée plus loin, comme on le voit très-fréquemment. Il faut cependant qu'elle soit assez élevée, sans quoi les acides de l'estomac pourraient s'emparer de tout l'alcali ; dans ce cas, le sang et par suite tous les organes s'en trouveraient privés, et le traitement, dès lors, serait incomplet, toutes les fois du moins que l'état constitutionnel aurait besoin d'être modifié pour opérer une guérison profonde, diathésique.

J'ai vu également, à l'aide de ce moyen d'appréciation, que les constitutions délicates, que les malades les plus affaiblis par de graves ou longues souffrances, étaient ceux qui se trouvaient saturés avec des doses minimes ou homœopathiques, un ou deux verres par jour ; tandis que les personnes les plus fortes étaient celles qui se trouvaient le plus réfractaires à l'alcalisation.

Cette observation est ici de la plus haute importance pratique, car ce sont précisément les plus faibles et les plus malades qui, par ces motifs, se croient dans la nécessité d'en prendre des quantités plus fortes : ce qui explique les nombreux accidents qui arrivent si souvent aux malades, alors qu'ils ne prennent pour guide que leurs propres sensations, et pour règle de conduite que les dérangements apportés par le traitement dans l'ordre des fonctions.

Il peut se faire qu'en prenant les eaux *à discrétion*, comme les prescrivent encore, malgré les inconvénients que nous avons signalés, la plupart des médecins de Vichy, quelques malades supportent des doses considérables d'eau avec un amendement rapide dans les symptômes de leur maladie ; en agissant ainsi, il arrive souvent que ces personnes se trouvent tout à coup incommodées et forcées de cesser la cure pour la reprendre plus tard ; mais ce retour n'est pas toujours possible, soit par dégoût, soit par intolérance de la part de l'estomac, qui se trouve ordinairement fatigué par ces doses outre mesure administrées dès le début. Il est cependant quelques constitutions rebelles, rares à la vérité, qui ne sont nullement influencées par l'action des eaux, et chez lesquelles la manifestation alcaline ne se produit que très-difficilement. Dans ce cas, il ne faudrait pas insister pour l'obtenir, dans la crainte d'irriter les voies digestives. Ces rares exceptions prouvent seulement qu'il existe des constitutions dont les humeurs sont fortement acides et difficiles à être modifiées par les eaux.

L'alcalinité disparaît souvent quand les malades veulent dépasser certaines limites. Il survient, dans ce cas, une espèce de fièvre générale ou locale, qui fait que les urines, qui étaient alcalines, peuvent, si le trouble général causé par l'eau ou par tout autre motif est assez prononcé, devenir acides bientôt après, et rester dans cette état, tant que la fièvre ou le malaise n'auront pas cessé.

L'odeur fétide que les eaux de Vichy communiquent parfois aux urines, pourraient faire penser qu'elles évacuent une matière étrangère à toute sécrétion, par une sorte de dépuration de quelques principes morbides. Ce principe fugace, dont nous ignorons la cause, est, dans tous les cas, inappréciable à l'analyse chimique, comme toutes les émanations de ce genre.

Je dois blâmer également l'usage, généralement répandu, de prendre les eaux alcalines coupées avec du vin, comme moyen de traitement ; ainsi que nous allons le démontrer plus loin, c'est un procédé auquel certainement ceux qui le conseillent n'ont point réfléchi, mais dont on comprendra l'inconvénient quand on saura que le vin, à cause de son acidité naturelle, détruit complétement et change la composition chimique de l'eau, en lui faisant perdre son alcalinité, qu'il importe tant de lui conserver, et qui constitue, pour ainsi dire, la vertu essentielle de l'eau. Cette action décomposante et neutralisante tout à la fois est tellement puissante, qu'un verre de vin rouge ordinaire de Bourgogne, qui n'est pas très-acide, détruit l'alcalinité de trois verres de la même dimension d'eau des Célestins, la plus alcaline de toutes les sources. Si ce mélange d'eau minérale avec le vin a lieu, le traitement dès lors ne pourra avoir d'autre effet que de favoriser les digestions ; dans ce but unique, les malades peuvent en faire usage comme d'une chose très-utile, mais il ne faudra pas le considérer comme pouvant fournir les éléments d'une cure sérieuse générale, ayant pénétré profondément dans l'organisme, et susceptible par conséquent de fournir des résultats positifs de guérison ; puisque l'eau employée de cette manière n'est plus dans son état naturel, mais bien une eau décomposée, qui peut suffire ainsi pour guérir diverses affections de l'estomac, mais non pour combattre et détruire un état général diathésique.

Il est ici une remarque à faire, c'est que les malades prennent sans répugnance des quantités d'eau minérale chaude ou froide qu'ils ne pourraient jamais avaler si c'était de l'eau ordinaire.

Durée du traitement.

La durée de la saison des eaux est une question difficile à déterminer ; sa limite est subordonnée à une foule de circonstances que personne ne peut apprécier d'avance, vu que pour certaines affections la guérison pourra s'effectuer au bout de quelques jours, tandis que pour d'autres il faudra plusieurs mois, et même des années. Cela dépend évidemment du plus ou moins de gravité des maladies et de la tolérance des malades pour ce médicament.

Tardy pensait, relativement à la durée du traitement, que, pour désobstruer les humeurs, il fallait huit jours seulement, en ne prenant jamais plus de quatre verres par jour ; et encore, dit cet auteur, cette dose est-elle trop considérable. Pour guérir une infirmité ordinaire, il faut quinze jours, et pour détruire les obstructions rebelles, les paralysies, les engorgements du foie, de la rate, etc., deux ou trois mois, en ayant soin de prendre, après chaque huitaine, quelques jours de repos. Il recommandait également à ceux qui partaient de faire usage des eaux pendant huit ou dix jours par mois dans le courant de l'année.

« On s'abuse étrangement, dit Tardy, si l'on pense qu'en prenant chaque matin six ou huit livres d'eau, ou trois ou quatre pintes pendant vingt jours consécutifs, on doive en attendre les mêmes succès que ceux qu'on a lieu d'espérer lorsqu'on emploie deux mois pour en consommer la même quantité.

« Cet abus, continue le même auteur, est beaucoup moins à craindre pour les personnes qui n'ont que de petites maladies à combattre que pour celles qui en ont de graves. »

Il arrive parfois aussi qu'en continuant les eaux pendant un temps trop long, on voit l'amélioration, qui s'était manifestée dans les premiers jours, cesser tout à coup et la maladie se réveiller, c'est-à-dire qu'après un effet calmant il survient une action trop vive, sous l'influence de laquelle l'état maladif tend à reparaître.

Dans tous les cas, voici, sous ce rapport, ce que l'expérience nous a permis de recueillir dans le service de l'hôpital militaire de Vichy : tous les malades qui étaient atteints d'engorgement du foie ou de la rate ont été mesurés tous les quinze jours, ainsi que l'organe malade ; cette opération a été faite avec le plus grand soin pendant une période de deux mois ; au bout de ce temps, il est résulté de nos diverses épreuves que ceux qui, après un mois ou quarante jours, n'avaient pas encore éprouvé de diminution dans le volume de l'engorgement, n'ont rien gagné par la suite, car leur état est resté stationnaire jusqu'à leur sortie de l'hôpital, malgré la continuation du traitement, qui a duré soixante jours pour les plus graves. Il faut ajouter aussi que, dans les derniers jours, la faiblesse musculaire et l'espèce de dégoût que les malades éprouvaient pour l'eau nous ont mis dans la nécessité de ralentir et même de suspendre chez quelques-uns le traitement ; ce qui tendrait à prouver qu'après quarante jours de séjour bien employés, les malades peuvent, en général, se considérer comme ayant satisfait aux exigences d'une saison complète, de telle sorte que, si, à cette époque, ils ne sont pas guéris, il vaut mieux les renvoyer à une autre année que de les obliger à continuer péniblement un traitement qu'ils finissent toujours par prendre avec dégoût et, par conséquent, sans bénéfice aucun pour leur santé.

Il est d'observation que les saisons à Vichy, sous le rapport de leur durée, peuvent être divisées en trois catégories : elles seront de vingt à vingt-cinq jours pour les affections légères, de trente au moins pour les moyennes, et de quarante pour les plus graves, les plus enracinées. C'est un moyen dont il ne faut pas abuser, car on voit souvent qu'une fois l'impulsion donnée, l'action vitale des organes malades, mise en jeu par les eaux, suffit ensuite pour achever la guérison. L'effet consécutif de la cure n'est pas toujours sensible au moment du départ des malades ; ce n'est ordinairement qu'un mois et même plusieurs mois après avoir cessé les eaux que la personne pourra juger du résultat définitif du traitement. Ce travail modificateur des eaux est tellement constant, que le médecin doit en avertir les malades, afin de les détourner de l'emploi, pendant ce même laps de temps, de toute autre médication active qui ne serait pas réclamée par une absolue nécessité.

Le retard que la nature apporte à manifester le bienfait des eaux peut s'expliquer de la manière suivante : le sang étant l'incitateur de toutes nos fonctions et le réparateur matériel de tous nos organes, dont la vitalité est devenue inerte par l'effet des souffrances, ces organes, ayant reçu un commencement de régénération pendant la cure à l'aide du sang modifié par les eaux, et réveillés de leur engourdissement, ne peuvent être en état de fonctionner qu'après avoir acquis évidemment une certaine force de cohésion, laquelle, comme chez les enfants qui viennent au monde, ne s'obtient qu'après une durée de quelques mois.

Précautions observées anciennement.

Après avoir étudié tous les écrits qui ont été publiés sur les eaux de Vichy, on ne doit plus être surpris aujourd'hui des cures remarquables qu'on voyait autrefois, et qui se réaliseraient très-facilement de nos jours si l'on voulait se soumettre aux privations et aux précautions minutieuses des temps passés. Pour mieux faire ressortir à cet égard la différence qui existe entre ce qui se faisait autrefois et ce qui se fait actuellement, et comparer la différence des résultats obtenus aux deux époques, nous rappellerons que les anciens médecins recommandaient à leurs malades, plus dociles qu'aujourd'hui aux prescriptions du docteur, de vivre très-régulièrement quinze ou vingt jours avant de se rendre aux eaux ; de n'y arriver qu'à petites journées, de manière à ne pas perdre le sommeil pendant tout le voyage; de se reposer, en arrivant, deux ou trois jours de suite; de se passer de domestique et d'éloigner toutes les inquiétudes, de quelque nature qu'elles fussent. Quelques malades se faisaient saigner, d'autres se purgeaient; le tout pour se disposer à l'usage des eaux. D'autres fois, on leur faisait boire trois verres d'eau minérale, pendant trois ou quatre jours, avant de prendre le purgatif, afin de détremper les humeurs et de faciliter l'action purgative des médicaments. On conseillait aux malades de manger seuls, pour ne pas s'exposer à manger par complaisance; de ne pas dormir après les repas; de prendre les eaux par petites quantités, de 16 à 20 onces, et d'aller ensuite en augmentant, de 6 en 6 onces, jusqu'à ce qu'on fût arrivé à la dose qu'on ne devait pas dépasser. L'eau en boisson devait être prise le matin, en s'arrangeant de manière à avoir fini le dernier verre à huit heures pendant les chaleurs, et à neuf heures dans les temps frais. On disposait les personnes en leur faisant prendre préalablement du bouillon de poulet ou de veau, dans lequel on ajoutait de la chicorée sauvage, de la laitue et de la poirée; on avait remarqué que, par suite de ces précautions, les effets salutaires des eaux étaient beaucoup plus prompts, plus soutenus et plus sensibles. Lorsque la maladie n'était pas grave, on faisait prendre au malade, dans le premier verre d'eau minérale, deux onces de manne ; d'autres fois, les sujets ne se purgeaient qu'après avoir pris les eaux pendant quatre ou cinq jours.

« Il faut, disait Tardy, que le malade s'adresse au médecin, non-seulement pour savoir si les eaux lui sont convenables, mais encore pour qu'il le dirige sur la source qui paraît convenir davantage à sa position et à son tempérament ; pour qu'il détermine la quantité et le temps pendant lequel on doit en faire usage, la composition du bain, sa durée, sa température, et qu'il juge si le malade a besoin d'être saigné ou purgé, ce qui est très-important pour les femmes à cause des règles, et pour les hommes à cause des hémorrhoïdes. »

Nous n'en dirons pas davantage au sujet des précautions que l'on prenait anciennement, persuadé que cela suffira pour éveiller l'attention des malades et leur faire comprendre que si on n'obtient pas aujourd'hui des guérisons aussi miraculeuses qu'autrefois, il ne faut pas s'en prendre à la vertu des eaux, qui est toujours la même, mais bien à l'absence du régime et de précautions hygiéniques. Je ne suis pas d'avis que les malades insistent pendant les repas sur l'usage exclusif des eaux alcalines, il faut en tout une juste proportion ; car il serait à craindre que toute l'acidité du suc gastrique, dont une partie est nécessaire à une bonne digestion stomacale, ne fût détruite complétement, ce qu'il faut éviter, d'autant que l'eau prise convenablement, matin et soir, suffit et constitue la véritable cure.

Règles hygiéniques à suivre pendant la cure.

Il n'y a pas de médication possible sans une hygiène appropriée à la nature de la maladie et du médicament.

Tous les malades doivent savoir qu'il ne suffit pas de se rendre à une source d'eau minérale, d'en boire une certaine quantité, de prendre très-exactement son bain, pour obtenir de l'usage de cette eau la guérison des maladies dont on est atteint; il faut encore ne pas se livrer aux plaisirs de la table, aux promenades, aux courses accidentées, fatigantes et souvent remplies d'émotions; les distractions sont utiles sans doute, mais, poussées à l'extrême, elles produisent sur la maladie les plus mauvais résultats.

Lorsque la santé est compromise, on ne saurait examiner de trop près les conditions hygiéniques dans lesquelles on doit se placer pour rendre à l'organisme les éléments de vie qu'il a perdus, et les règles à suivre dans l'usage des choses qui doivent être mises en rapport avec l'estomac, la peau et les poumons pendant qu'on prend les eaux. La régularité dans le régime et la sévérité dans les choses permises doit être la règle des malades; cette ligne de conduite, en mettant les organes dans des conditions meilleures pour recevoir le bienfait des eaux, rend la cure beaucoup plus complète.

Les adjuvants diététiques et hygiéniques sont, dans ce cas, d'une importance réelle ; il ne faut pas les négliger à Vichy, à cause de la nature toute particulière des eaux. Il faut d'abord choisir, lorsqu'il y a possibilité de le faire, une localité thermale où règne un air pur, un climat doux, un site d'un aspect agréable; il est rare qu'on n'obtienne pas déjà, avec ces conditions premières, d'innombrables avantages pour le rétablissement de la santé. Sous ce rapport, Vichy et ses environs n'ont rien à envier aux pays les plus favorisés. Mais, pour répondre à toutes ces indications et ne rien omettre de ce qui peut seconder l'effet salutaire du traitement, j'ai vu, par les questions qui m'ont été adressées, qu'il m'était indispensable de faire connaître en détail les règles hygiéniques à observer pendant et après le traitement.

HABITATION.

Les divers hôtels ou logements particuliers de Vichy réunissent en général toutes les conditions hygiéniques que réclame la position des personnes qui viennent y chercher la santé. Toutes les habitations n'offrent pas, il est vrai, une exposition parfaite, mais elles sont bien distribuées, et leur construction en pierres granitiques scellées à la chaux les rend très-propres à conserver la sécheresse des appartements. Les rues, dans le nouveau Vichy, sont larges, l'air s'y renouvelle et y circule facilement ; le parc, par sa position centrale, ses belles allées, ses beaux arbres, rend de grands services aux malades, en leur procurant la facilité de se livrer à l'exercice de la promenade dans les courts instants de liberté que leur laissent les diverses parties du traitement.

VÊTEMENTS.

La nature des vêtements pendant la cure n'est pas aussi indifférente qu'on pourrait le penser pour seconder et rendre plus efficace encore l'effet des eaux. Il convient de choisir ceux qui sont surtout favorables à l'absorption de la sueur. Sous ce rapport, les tissus de laine occupent le premier rang : mais après ceux-ci, considérés comme matière absorbante, viennent les tissus de coton, qui sont peut-être préférables, parce qu'ils n'ont pas, autant que les premiers, la faculté de conserver les miasmes et les odeurs, ni l'inconvénient de produire sur la peau de quelques personnes une irritation quelquefois insupportable. D'après ces considérations, les malades auront soin d'appliquer sur le corps, soit avant le bain, soit après, des chemises ou peignoirs de coton, comme le moyen le plus efficace de réunir tous les avantages à la fois. Les tissus de lin et de chanvre sont moins favorables que ceux dont je viens de parler, parce qu'ils se mouillent et se sèchent trop rapidement, et qu'ils produisent par là un abaissement de température très-désagréable au corps. Il est utile, en général, que les malades s'habillent chaudement. Cette précaution est d'autant plus nécessaire, que la peau, excitée par la chaleur de l'air, par les bains ou les douches, devient très-impressionnable aux influences atmosphériques.

ALIMENTS DONT ON PEUT FAIRE USAGE.

Le pain que l'on trouve sur les tables de Vichy est de très-bonne qualité ; il est très-nourrissant et de facile digestion.

Au nombre des aliments de nature végétale dont les malades peuvent faire usage sans contrarier l'effet des eaux, nous signalerons d'abord tous ceux qui ont pour base la fécule ; cette classe d'aliments passe avec facilité et répare très-promptement les forces des gens faibles. Viennent ensuite les épinards, la laitue, la chicorée, les carottes, les asperges, les cardons, salsifis, les réceptacles d'artichauts, les choux-fleurs, les pommes de terre, les pois et haricots verts. La nature de tous ces légumes se concilie parfaitement avec les propriétés chimiques des eaux ; ils ont, en outre, l'avantage d'être légers, adoucissants et d'une digestion facile.

Les aliments tirés du règne végétal sont préférables toutes les fois que les fonctions vitales éprouvent une excitation quelconque, et le régime animal convient, au contraire, quand l'excitation est amoindrie ou que le malade a éprouvé de grandes déperditions de sang.

Toutes les substances alimentaires tirées du règne animal peuvent être employées indistinctement, sans détruire la nature des eaux ni compromettre le résultat de la cure. En général, les viandes conviennent mieux rôties que bouillies, parce que le rôti bien fait conserve à la viande son principe alibile ou nourrissant, et lui donne cette belle couleur brun-caramel qui rend sa digestion plus facile ; ce mode de cuisson est très-avantageux en outre pour faire perdre aux viandes blanches leur saveur fade et leur donner le stimulant nécessaire pour réveiller les forces de l'estomac. Le poisson est aussi un aliment léger qui convient aux malades.

Le beurre, le chocolat, les pruneaux cuits et les fromages ordinaires peuvent, sans inconvénient, servir à la nourriture des personnes qui boivent les eaux, excepté toutefois le fromage à la crème, comme nous le verrons plus loin.

La salade ne serait pas nuisible, si l'on pouvait se passer d'introduire dans son assaisonnement du vinaigre et du poivre. Les fruits secs et les sucreries, qui forment en grande partie les desserts des tables de Vichy, ne sont point contraires, si ce n'est que la digestion en est très-difficile.

Les fruits, comme nous allons le voir bientôt, doivent être bannis de l'alimentation ; cependant, comme toutes les personnes qui viennent prendre les eaux ne sont pas gravement malades, celles qui n'ont que des affections légères pourront suivre avec moins de rigueur, sous ce rapport, les règles d'un traitement sérieux ; elles pourront, par conséquent, en faire usage avec modération, ainsi que des confitures ou compotes préparées avec ces mêmes fruits.

Il est arrivé souvent que les malades m'ont demandé ce que je pensais de l'usage des glaces et des sorbets. J'ai toujours répondu que ces rafraîchissants n'avaient rien de nuisible à l'action des eaux, mais qu'il fallait éviter seulement de les prendre au moment où le corps se trouve sous l'influence d'une abondante transpiration, pour ne pas compromettre, par un dérangement quelconque, le temps destiné à la cure.

Quant au café, il doit être interdit aux personnes nerveuses. Pour les autres, si elles en prennent ordinairement, elles pourront le continuer. Le thé peut être autorisé dans les mêmes conditions, sans craindre de nuire à l'efficacité du traitement.

ALIMENTS DONT ON DOIT SE PRIVER.

Après avoir désigné d'une manière générale, comme je viens de le faire, les aliments dont on peut faire usage, je vais indiquer, dans le même ordre, ceux qui peuvent produire sur la santé des malades quelque influence fâcheuse, à cause de la difficulté de leur digestion, mais plus particulièrement sous le rapport des phénomènes chimiques, dont le résultat serait de paralyser l'action d'un des éléments essentiels de l'eau, du bicarbonate de soude, et de nuire par là à l'efficacité du traitement.

Au nombre des aliments dont la digestion est difficile, nous trouvons, parmi ceux qui appartiennent au règne animal : toutes les viandes noires ; elles ne conviennent guère qu'aux personnes qui se livrent à la fatigue, et nullement à l'estomac des personnes souffrantes : elles ont, en outre, l'inconvénient grave d'augmenter l'élément acide dans nos humeurs, et de diminuer la quantité des urines, tandis que les aliments de nature végétale donnent des résultats entièrement opposés. Les viandes salées et fumées, les pâtisseries, les fritures où le beurre et la graisse dominent, sont des aliments très-lourds, très-indigestes ; c'est pourquoi les malades feront bien de s'en abstenir.

Tous les légumes secs doivent être rejetés, à cause de leur enveloppe, qui est toujours d'une digestion difficile ; il en sera de même des champignons. Le sel et le poivre ne doivent pas dominer dans les assaisonnements.

Parmi les aliments de la seconde catégorie, c'est-à-dire ceux qui sont nuisibles par leur nature, nous trouvons en première ligne les fruits ; mais, avant d'aller plus loin, je crois qu'il est nécessaire, pour mieux convaincre les malades de ce danger, de donner un aperçu succinct de la composition chimique des fruits, afin que ceux qui voudront s'éclairer et ne plus marcher dans une vieille et pernicieuse routine puissent apprécier scientifiquement l'importance de cette recommandation, et juger par eux-mêmes de la valeur des conseils de quelques médecins arriérés, qui ne craignent pas de prescrire ces sortes d'aliments, malgré l'évidence des faits ; mais il faut dire aussi qu'on ne convertit pas les gens qui, de parti pris, ne veulent pas être convertis.

Les fruits renferment des principes constituants qui sont sucrés ou acides. Ces derniers portent le nom d'acide tartrique, citrique, acétique, etc., principes qu'on doit reconnaître. tout d'abord, pour être des plus nuisibles à l'action et au résultat salutaire des eaux, parce

qu'ils détruisent complétement leurs propriétés
alcalines, pour lesquelles les malades viennent
tout exprès, et souvent de fort loin, aux sources
de Vichy. Dans cet état de choses, il faut le dire
puisque c'est la vérité, les personnes qui font
usage de ces fruits en prenant les eaux, au lieu
d'avoir introduit dans le sang du bicarbonate de
soude, comme c'était leur intention, n'y ont in-
filtré, au contraire, que des tartrates, des ci-
trates ou des acétates de soude, sans propriétés
alcalines, et dont les effets, ainsi que nous le
voyons journellement lorsque nous employons
ces préparations dans les diverses maladies, ne
sont nullement analogues à l'action du bicarbonate alcalin, mais, au contraire, tout à fait différents. Ces combinaisons nouvelles, en dénatu-
rant complétement les sels des eaux, détruisent,
par conséquent, aussi les propriétés particulières et spéciales du médicament et annulent
les effets salutaires qui doivent en être le résultat. Au nombre de ces fruits malfaisants, il faut
citer le citron, les fraises, les groseilles.

L'action des fraises, que quelques médecins
recommandent, et que d'autres laissent volon-
tiers manger aux malades pendant le traitement,
comme une chose indifférente, est cependant si
peu en harmonie avec la nature des eaux, et si
peu conforme au traitement alcalin, que je dois
ici, pour démontrer toute l'inconséquence et la
légèreté de semblables conseils, citer l'obser-

vation qui m'a été communiquée par le professeur Lallemand, membre de l'Institut, qui m'a autorisé à dire que, pendant son séjour à la faculté de Montpellier, plusieurs malades étant venus, à diverses époques, le consulter pour des irritations légères de l'appareil digestif, il leur conseilla, à titre de médication rafraîchissante et tempérante, de faire usage des fraises ; mais qu'il fut fort étonné d'entendre dire, quelques jours après, à la plupart de ces malades, qu'ils rendaient par les urines les fraises qu'ils avaient mangées. Quoique la chose fût évidemment impossible, le célèbre professeur voulut néanmoins vérifier le fait, et il vit que les prétendus pepins n'étaient autre chose que l'acide urique qui, sous forme de sable, se déposait au fond du vase. Il va sans dire que ce phénomène disparaissait aussitôt que les malades cessaient de manger des fraises, et ce qui prouve l'exactitude de cette observation et sa valeur, c'est que si on mange une certaine quantité de fraises, l'alcalinité de l'urine disparaît, de même que si on prenait du vin pur ou des boissons acides. — Il n'est donc pas indifférent de suivre les préceptes nuisibles de ceux qui autorisent l'usage des acides.

Le fromage à la crème, dont les tables de Vichy sont si largement pourvues, étant très-acide, doit être également rejeté. Il n'est pas douteux, d'après ce qui précède, que les personnes qui, pendant leur traitement, auront ainsi enfreint les règles d'une hygiène aussi rationnelle n'aient plus tard de grands reproches à se faire, quand elles verront que leurs infirmités n'ont rien perdu de leur intensité. Celles qui connaissaient le danger regretteront alors, mais un peu tard, ainsi que beaucoup m'en ont fait l'aveu, d'avoir cédé trop légèrement à une funeste intempérance ou à des conseils peu logiques, ou plutôt donnés par un système bien arrêté d'opposition professionnelle. Aujourd'hui, les malades, mieux avertis de l'écueil qu'ils doivent éviter, obtiendront, sans aucun doute, à la suite de leur traitement, un soulagement plus grand et des guérisons plus certaines.

BOISSONS ALIMENTAIRES.

L'eau pure est certainement la plus saine comme la plus salutaire de toutes les boissons ; c'est le meilleur et le plus actif de tous les dissolvants connus ; aucune boisson ne facilite autant les digestions, ne donne au chyme et au chyle la consistance, la douceur et la légèreté qui conviennent à leur absorption dans les vaisseaux chylifères. Elle remplace, en outre, avec le plus grand avantage, la partie séreuse du sang qui s'échappe continuellement par les nombreux pores de la peau, surtout pendant l'été. L'homme, d'ailleurs, qui ne boit que de l'eau, a toujours le teint frais, l'haleine douce, l'esprit plus libre, le caractère plus facile, plus égal et la santé mieux affermie. On voit par là qu'aucune boisson ne peut remplacer l'eau et venir aussi bien qu'elle au secours de nos organes et de nos fonctions.

L'eau douce que l'on trouve dans les puits de Vichy possède, outre les sels ordinaires des eaux potables, des propriétés alcalines plus ou moins prononcées, que les pluies augmentent par le lessivage des terres environnantes. Cette propriété n'est nullement malfaisante, elle soutient au contraire l'action plus sérieuse des sources minérales. Une eau douce d'excellente qualité, celle de l'Allier, va être mise à la disposition des habitants, grâce à la munificence impériale.

L'eau de la source des Célestins convient très-bien aux malades qui désirent faire usage d'eau minérale à leurs repas ; il faut seulement qu'elle soit prise pure ou coupée avec l'eau douce, si l'on a l'intention de continuer ainsi le traitement curatif général, mais jamais avec du vin ; car, dans ce cas, l'eau minérale ne pourra agir qu'en favorisant uniquement les digestions, ainsi qu'on l'a vu plus haut. Une simple énumération des éléments que le vin renferme fera mieux ressortir, je pense, la justesse de cette observation.

Le vin se compose d'alcool, de sucre, d'acide

acétique ou de vinaigre et de plusieurs sels, tels que les tartrates acides de potasse et de chaux, ainsi que d'une matière colorante.

On voit évidemment, d'après l'énumération de tous ces principes constituants du vin, que ce mélange ne peut qu'être nuisible à l'action médicinale des sources, avec prédominance alcaline, et par conséquent au bienfait de la cure. Toutes les boissons fermentées en général, mélangées avant ou pendant qu'elles sont dans l'estomac et qu'elles cheminent à travers la circulation veineuse, pour aller jusqu'au foie, se combinent, décomposent et neutralisent le principe alcalin des eaux, et forment avec lui des sels neutres, d'où découlent des propriétés étrangères, et enfin des résultats nuls ou différents de ceux qu'on espérait obtenir. Quelques chimistes ont écrit que tous les acides organiques était détruits ou brûlés par l'oxygénaton pulmonaire et transformés en carbonates, ce qui a fait dire à quelques médecins qu'on pouvait, par conséquent, et sans inconvénient, prendre des acides en buvant les eaux alcalines. Sans vouloir contester ici cette combustion, on ne peut cependant se refuser à admettre, ainsi que nous l'avons vu en parlant des maladies du foie, que cette décomposition neutralisante, par le mélange hétérogène des acides avec les alcalis, détruit l'efficacité spéciale des eaux de Vichy, à l'égard d'une grande partie de nos or-

ganes, durant le long trajet qu'elle a à parcourir, à l'abri de toute décomposition étrangère à
l'organisme, avant d'arriver jusqu'aux poumons, région enfin où ces acides, combinés avec
la soude des eaux, doivent, dit-on, passer de nouveau à l'état de carbonates alcalins; mais alors
pourquoi détruire volontairement ceux qui se
trouvent tout naturellement et très-utilement
placés dans les eaux?

Ces phénomènes de décomposition sont d'ailleurs si rapides et si évidents pour tout le
monde, que les malades les voient tous les jours
s'opérer sous leurs yeux, toutes les fois qu'ils
mélangent les eaux de Vichy avec du vin ou
d'autres boissons acides, car les carbonates de
soude se laissent décomposer par des acides
très-faibles partout où ces agents se rencontrent, et ce qui prouve que ces acides ne sont
pas dénaturés dans l'économie et qu'ils peuvent
retenir fâcheusement dans cet état les sels de
Vichy, jusqu'à ce qu'ils soient éliminés du corps,
comme le sont toutes les substances non assi-
milables, le bicarbonate lui-même, c'est que
les chimistes Reil et Woehler, Chevreul et Mo-
richini, dans leurs expériences sur les urines,
ont parfaitement retrouvé les acides oxalique,
citrique, gallique, tartrique et autres acides végétaux, les plus combustibles de tout les acides
organiques, sans altération aucune dans les
urines, et sous la même forme qu'avant leur en-

trée dans l'économie. D'après les expériences récentes faites par M. le professeur Burhheim de Dorpat, insérées dans l'*Union médicale* du 14 octobre 1858, ce chimiste nous dit que non-seulement on retrouve tous ces acides dans l'urine lorsqu'ils ont été introduits dans l'estomac à l'état de liberté, mais encore lorsqu'ils sont combinés à la soude ou à la potasse.

Or, vouloir admettre, malgré la preuve matérielle des faits, qu'un semblable mélange ne puisse être nuisible à la nature spéciale des eaux, il faut vraiment toute la mauvaise volonté d'une opposition systématique pour ne pas accepter ces distinctions ; c'est vouloir, en un mot, se tromper soi-même et nier l'évidence. Mais il y a des gens, il faut le dire, qui éprouvent un plaisir tout particulier à nier et à combattre par obstination ce que le sens commun admet, et dont l'aveu est pour eux chose impossible.

Si les malades, soit par habitude, soit par raison de santé, sont dans l'usage de boire du vin aux repas, cette boisson sera continuée pendant la cure, afin de ne rien déranger aux convenances habituelles de leurs digestions. Les vins de Bourgogne, et surtout de Bordeaux, doivent être préférés, comme étant plus légers et moins acides que les vins ordinaires du pays. Je recommande en particulier le vin de Bordeaux, comme étant très-utile aux malades atteints d'affections gastriques ou intestinales et le plus convenable, en outre, pour seconder l'action des organes digestifs.

Après avoir passé en revue, ainsi que nous venons de le faire, les qualités utiles ou nuisibles des aliments et des boissons, il est encore une autre recommandation relative à la connaissance des substances qui, indépendamment de leur nature, conviennent plus particulièrement à chaque individu. L'expérience sous ce rapport peut mieux faire connaître aux personnes la règle d'après laquelle elles doivent se guider.

L'alimentation la plus convenable, du reste, est celle qui se compose d'une partie de principes azotés, viandes, et de trois de substances végétales. Il faut ainsi, comme règle générale d'hygiène, prendre pour nourriture l'aliment qui se digère le plus vite et le plus complétement, sans s'inquiéter de sa nature. Les aliments viandes sont ceux qui donnent la force, et les végétaux ce qui donnent la chaleur. La sobriété, toutes choses égales d'ailleurs, est la condition indispensable pour rendre les eaux efficaces; mais comme la quantité d'aliments est relative à chaque personne, il est impossible de poser d'avance des règles précises à cet égard ; ce qu'il y a de certain, c'est qu'en général les malades mangent beaucoup trop, et qu'ils ébranlent chaque fois, par leurs excès, les ressorts de leur constitution et détruisent immédiatement les effets des eaux, ce qui fait qu'un grand nombre retombent, ou restent constamment malades, ou bien ne retire qu'un faible avantage du traitement. Il n'en serait pas ainsi, j'en suis certain, si chaque malade savait s'arrêter lorsque l'appétit ne se fait plus sentir. Deux repas suffisent, et encore faut-il qu'ils soient légers. L'estomac, d'ailleurs, ne peut être livré à l'action de deux causes de nature à le fatiguer ; cet organe ayant besoin de toutes ces forces pour soutenir l'effet des eaux et permettre leur passage dans le sang. Il est à remarquer également que lorsqu'une personne, dans l'état de santé, prend une quantité d'aliments plus forte que celle qui lui est nécessaire pour vivre, l'excédant de cette nourriture se dépose d'une manière nuisible dans toutes les parties du corps, sous forme de chair et de graisse.

Il ne faut, dans aucun cas, user d'une trop grande variété de mets à chaque repas ; on ne doit faire usage que des plus simples : soutenir doucement l'organisme sans le surexciter, et réparer seulement les parties évacuées par les excrétions ; c'est là d'ailleurs une des conditions les plus favorables à la santé.

« Lorsque je vois, disait Adisson, ces tables modernes couvertes de toutes les richesses des quatre parties du monde, je m'imagine voir la goutte, l'hydropisie, la fièvre, la léthargie et la plupart des autres maladies cachées en embuscade sous chaque plat. »

En résumé, nous devons prévenir les personnes que toute maladie exige un régime particulier, fondé sur la nature du mal et le degré de l'affection, soit aiguë, soit chronique ; à plus forte raison quand on doit appliquer à l'organisme l'action d'un remède aussi puissant et aussi énergique que l'eau minérale de Vichy. Ce régime, il faut le dire, est ici plus utile que partout ailleurs, à cause de la nature particulière du remède, qui ne permet pas de faire usage de toute sorte d'aliments.

Toutes ces recommandations, qui ont pour but de conserver précieusement l'alcalinité naturelle des eaux, seraient, sans aucun doute, mieux observées si l'on connaissait toute l'influence qui lui est réservée dans l'accomplissement des fonctions organiques, ainsi que nous l'avons démontré ailleurs, en parlant des propriétés particulières du bicarbonate de soude.

DU SOMMEIL.

Le sommeil doit être modéré, de six à huit heures, par exemple. Mais est-il toujours possible de régler le sommeil? Non, car si l'âme est agitée par le sentiment vif des passions, le sommeil est alors difficile, sauf toutefois chez les personnes à imagination froide ou insouciante ; celles-là, dit-on, dorment toujours. Un sommeil porté à l'excès rend le corps lâche et pesant ; le sang s'épaissit et produit un embonpoint excessif ; tandis qu'un sommeil modéré rétablit les forces du corps, le rend plus agile, plus dispos, et l'esprit devient plus libre. Il faudra, par conséquent, que les malades se couchent et se lèvent de bonne heure.

Dormir dans la journée est une mauvaise habitude. Le sommeil cependant peut être nécessaire aux personnes qui sont obligées de se lever de très-grand matin pour prendre les bains ; dans ce cas, il sera d'une heure au plus dans la journée.

PRÉCAUTIONS.

Il faudra éviter le froid et l'humidité, faire en sorte de ne pas se mettre au bain quand le corps est en sueur et de se couvrir plus que d'habitude en sortant.

Chaque personne, en arrivant à Vichy, aura soin de se munir de l'historique de sa maladie, indiquant aux médecins des eaux les moyens mis en usage, les effets qu'ils ont produits, l'invasion et la marche de la maladie. Le malade devra étudier, en outre, pendant la cure, l'action des eaux, l'impression qu'elles produisent sur le cerveau, l'estomac et les intestins, sur la digestion et les urines, pour en rendre compte au médecin, afin que celui-ci puisse juger s'il ne serait pas convenable de changer la source, de modifier l'eau qu'il boit ou celle des bains qu'il prend.

DISTRACTIONS.

Je suis d'avis aussi que les malades recherchent la distraction. A ce sujet, je ne saurais trop recommander les promenades, les représentations théâtrales, les bals et les concerts, qui ont lieu tous les jours dans le parc et le casino. On trouve généralement, parmi les visiteurs qui fréquentent Vichy, un parfum de bonne compagnie qu'on rencontre rarement ailleurs au même degré. Cette réputation est tellement méritée, que, malgré le grand nombre d'étrangers venus de tous les points de l'Europe, la conversation n'a lieu, dans tous les hôtels, qu'en français, ce qui démontre qu'on peut passer à Vichy une vie calme et heureuse, élégante sans faste, intime sans familiarité ; on peut aussi vivre en famille dans des maisons particulières avec toutes les convenances du monde. Ce délassement de l'esprit, en éloignant les chagrins, seconde heureusement le traitement médical et produit une diversion salutaire qui vient s'ajouter à l'efficacité des eaux. Je dirai plus, son concours me paraît indispensable aux personnes affectées d'hypocondrie, maladie caractérisée par des idées sombres, par une tristesse insurmontable, sans réaction physique ni morale, fuyant leurs amis les plus affectionnés, et ne prodiguant plus leurs caresses ni à leur femme ni à leurs enfants. Disons ici, en passant, que les souffrances de l'âme produisent plus de la moitié des maux qui affligent l'espèce humaine ; car l'inquiétude, le chagrin, l'amour-propre humilié, la cessation brusque de toute occupation, la perte de leur position, pour quelques hommes d'Etat, sont autant de causes qui oppressent le cœur, dépriment et arrêtent la circulation, la respiration et les digestions. Ces divers états nerveux altèrent le sang, tout aussi bien que les souffrances organiques ; ils provoquent principalement aussi les maladies du foie, ainsi que la détérioration de la constitution, tandis que les émotions gaies, vives et agréables facilitent, au contraire, le jeu des organes et conservent à l'homme une santé brillante.

Il est utile que les malades recherchent également les causeries gaies et familières, les livres récréatifs, les amusements agréables, les promenades à pied ou à cheval, les courses en voiture, et qu'ils éloignent surtout les préoccupations d'esprit, l'amertume des passions et le souci des affaires. Ces souffrances, il faut le dire, rendront les eaux, de même que tous les remèdes, impuissantes, tant que le malade n'aura pas affranchi son âme de leur tyrannie. La vie d'hôtel, sous ce rapport, est très-utile, à cause de la société qu'on y rencontre et du dé-

sir commun de se procurer quelques distractions. Toutes ces recommandations physiques ou
morales, mises en pratique, contribueront à leur
tour au rétablissement plus prompt de la santé.

De la saison.

Le choix de la saison n'est pas une chose indifférente pour la réalisation d'une bonne cure.

C'était pendant les mois d'avril, mai et juin,
septembre et octobre qu'on prenait anciennement en boisson les eaux de Vichy. « Cependant, dit Desbrest, par un abus aussi dangereux qu'inconcevable, les malades ne se rendent aux eaux que vers la fin du mois de juin,
précisément dans le temps où ils devraient en
discontinuer l'usage ; il suffit, pour se convaincre de cette vérité, d'examiner les principes
qui minéralisent ces eaux, et on voit par là qu'il
serait peut-être moins dangereux de les prendre pendant les grands froids que pendant les
ardeurs de la canicule. Aussi, qu'arrive-t-il?
C'est que les malades qui les boivent pendant
les mois de juillet et d'août éprouvent souvent
des douleurs de tête, des tiraillements et des
contractures dans les muscles, des chaleurs
dans les entrailles, des insomnies, des constipations si opiniâtres, qu'ils sont forcés de renoncer à ce remède, qui, dans un temps mieux
choisi, leur aurait fait autant de bien qu'ils en
éprouvent de mal. »

Je pense néanmoins, malgré l'opinion de Desbrest, qu'il est préférable d'attendre la bonne saison, car il n'est pas douteux que la douceur de la température et la sérénité de l'air ne contribuent pour beaucoup à les rendre efficaces, en aidant l'action de la cure thermale. Nous ferons remarquer, en outre, qu'à cette époque de l'année la transpiration s'établit franchement, et que le besoin de boire et de se baigner se fait le plus sentir, de telle sorte que, si l'on arrivait à Vichy avant le mois d'avril, époque ou la chaleur n'a pas encore commencé, de même que si l'on y restait après le mois d'octobre, époque où le froid resserre les pores de la peau, il serait, dans ces deux cas, ou trop tôt ou trop tard.

D'après toutes ces considérations, ce n'est qu'à partir du 1er mai qu'on peut se rendre utilement aux eaux de Vichy et y rester, avec le même avantage, jusqu'à la fin d'octobre, attendu que le climat y est très-doux, que le printemps y commence de bonne heure, et que pendant le mois d'octobre on aperçoit encore des fleurs et des fruits au milieu des champs couverts de verdure.

Une température modérée est toujours plus favorable au traitement des maladies en général, et surtout aux affections nerveuses et gastriques ou hépatiques; tandis que pour les rhumatismes, les maladies de la peau ou les scrofules, ce sont les chaleurs du mois de juillet et d'août qu'il faudra choisir.

Nul doute que si, pendant les mois de juillet et d'août, époque à laquelle il faut prendre les eaux avec la plus grande précaution, on se laisse aller au désir pressant de boire, nul doute, dis-je, que les eaux, qui doivent être prises avec tant de modération, ne puissent, au milieu des grandes chaleurs, produire des accidents fâcheux, déterminer des douleurs de tête, des ballonnemens du ventre, et enfin tous les accidents dont nous avons parlé. Ces troubles fonctionnels sont tellement constants, que le baron Lucas a dit aussi que, dans les grandes chaleurs, il fallait surveiller l'emploi des eaux de Vichy, pour ne pas augmenter les maladies du foie, ce qui est vrai ; car les chaleurs fortes et prolongées rendent le traitement des maladies de cet organe plus difficile. Quoi qu'il en soit, il n'est pas nécessaire, ainsi que le conseillaient les anciens inspecteurs des eaux, de suspendre le traitement ; il faudra seulement ne pas oublier qu'en tout il faut de la modération, et que cet axiome doit être encore plus observé au moment des grandes chaleurs et des orages que pendant les mois tempérés de la saison, laquelle commence à Vichy le 1er mai et finit ordinairement à la fin d'octobre. Toutefois, il n'est pas impossible de se rendre à Vichy pendant l'hiver, mieux vaut faire une cure à cette époque, lorsque la mala-

die le commande, que d'attendre dangereuse-
ment une saison thermale habituelle.

Eaux de Vichy transportées.

Les eaux de Vichy sont de toutes les eaux
minérales celles dont on expédie le plus, tant en
France qu'à l'étranger. Cette consommation
s'explique par les importants services qu'elles
peuvent rendre loin des lieux qui les produisent.

Doit-on conclure de cette grande exportation
que le traitement sera le même qu'à la source?
Assurément non, car le malade consommant
l'eau hors des localités thermales ne se trouve
plus dans les mêmes conditions que celui qui,
venant aux sources mêmes, modifie ainsi ses
conditions hygiéniques sous le rapport de l'air,
des lieux et des occupations. Outre ces considérations, il existe auprès des fontaines des substances salines qui flottent dans l'atmosphère, et
dont la présence contribue encore à l'efficacité
des eaux.

Sous ce rapport, voici ce que nous dit Tardy :

« On remarque auprès des sources de Vichy
un sel volatil qui frappe l'odorat des buveurs,
et qui s'élance hors de la source, charrié par
les eaux, lequel ne doit pas y être inutilement.

« C'est une matière éthérée qui, par son efficacité avec les esprits animaux, pénètre sans
obstacle dans tous les réduits des viscères et va

leur donner un nouveau mouvement et une nouvelle vie ; mais qu'on ne s'y trompe pas, on ne trouve cet esprit qu'à leur source ; *c'est là seulement qu'il se plaît à manifester sa présence et ses bons effets.* »

L'altération la plus notable observée dans les eaux transportées consiste dans la perte d'une légère partie du gaz acide carbonique, ainsi que dans un abaissement de température, à l'égard de celles qui sont chaudes ; pour ces dernières, on peut, il est vrai, rétablir cette chaleur. Cependant, et malgré l'absence de toutes ces conditions de nature à rendre la cure moins favorable, l'eau minérale transportée n'en reste pas moins un médicament précieux pour les malades qui, par des motifs ou des circonstances diverses, se trouvent malheureusement privés de pouvoir se rendre à Vichy. Ceci concerne particulièrement les habitants des colonies ou des régions intertropicales, lesquels, par suite d'une action climatérique mauvaise et incessante, se trouvent atteints de ces diathèses bilieuses avec engorgement du foie ou de la rate, compliquées le plus souvent de diarrhées, de dysentéries ou de fièvres d'accès. Tous ces malades, privés par leur éloignement du bienfait de la cure sur place, trouveront dans l'emploi suivi des eaux transportées un médicament précieux, non-seulement pour détruire les diverses causes morbides qui nuisent à leur santé, mais

encore pour combattre les influences pernicieu-
ses du climat qui les menace d'une manière incessante.

Les observations que je suis à même de recueillir chaque année m'autorisent à recommander aujourd'hui l'usage de ces eaux aux personnes malades qui ont fait ou qui sont destinées
à faire un long séjour dans nos possessions
d'Afrique, ainsi que dans les régions coloniales,
où règnent d'une manière endémique toutes
ces maladies diathésiques à fond bilieux, dont
nous avons parlé plus haut.

Quant au mode de conservation des eaux
transportées, celui qui se pratique aujourd'hui
par les soins de la Compagnie fermière, sous la
surveillance d'un commissaire spécial nommé
par l'État, et qui consiste à renfermer l'eau
puisée au sein de la source dans des bouteilles
immédiatement bouchées et capsulées, me paraît convenable. Chaque capsule, en outre, indique, le millésime et le nom de la source. On
doit avoir soin de tenir ensuite les bouteilles
dans des endroits frais, à l'abri de la gelée et
de la chaleur. Dans cet état, l'expérience a
prouvé qu'on pouvait leur faire traverser les
mers et les conserver plusieurs années de suite
sans altération, soit en France, soit dans les colonies.

Néanmoins, et malgré le soin apporté à tous
ces moyens de conservation, nous conseillons

aux personnes qui veulent obtenir un résultat complétement efficace de faire en sorte' de se rendre aux sources. C'est là seulement qu'elles pourront trouver, avec toutes les conditions hygiéniques, tous les éléments constitutifs auxquels les eaux de Vichy doivent leurs propriétés médicales.

La Compagnie fermière, pour diminuer autant que possible les altérations qui proviennent d'un séjour trop prolongé dans des magasins, où les soins de conservation ne sont pas toujours bien observés, a créé à cet effet des succursales à Paris, boulevard Montmartre, 22 ; à Londres, Margaret street, Cavendish square ; à Bruxelles, à Riga, à Saint-Pétersbourg, à Moscou, à Varsovie, à Constantinople, à Madrid, à Alger et dans les colonies tant anglaises que françaises.

Eaux artificielles et sels minéraux naturels.

« Allez aux sources naturelles, dit M. Bourdon ; la chimie de la nature vaut mieux que celle du laboratoire. »

Je ne saurais trop blâmer ici l'emploi de l'eau de Vichy artificielle, qui ne peut, en aucun cas, remplacer celle qui provient des sources naturelles ; qualifier d'eau minérale de Vichy le produit d'une simple dissolution de bicarbonate de soude, c'est commettre un abus de langage

aussi choquant que de donner le nom de vin
à un mélange d'alcool, de crème de tartre et
de sels terreux que ce liquide fournit à l'analyse.

Les éléments des eaux naturelles sont réunis
dans un état de combinaison toute particulière
que la main des hommes ne peut réaliser ; ils
sont minéralisés dans le premier cas, et seulement mélangés dans le laboratoire du chimiste ;
il est d'ailleurs bien démontré aujourd'hui que
cette dissolution de bicarbonate de soude est
prise bientôt avec répugnance, que l'estomac
s'irrite et ne peut le supporter comme celui qui
est contenu dans l'eau naturelle ; de telle sorte
qu'il semblerait que dans les eaux minérales à
forte minéralisation, les agents les·plus actifs
qu'elles renferment sont comme corrigés par le
grand nombre et la proportion des autres sels.
Les formules pour préparer les eaux artificielles
peuvent être exactes ; mais nous devons exprimer nos doutes, par la raison toute simple que
la chimie découvre sans cesse de nouveaux éléments plus ou moins importants dans les eaux
naturelles, qu'on ne soupçonnait pas auparavant, tels que le cœsium et le rubidium, les acides créniques et hypocréniques, découverts tout
récemment ; ce qui nous explique certaines cures
merveilleuses qu'on n'obtient qu'aux sources
minérales, et pas ailleurs. Pouvons-nous, d'ailleurs, introduire des matières organiques dans

les eaux minérales, et savons-nous comment on peut les reproduire artificiellement? non.

Ce qui prouve, d'ailleurs, que toutes ces considérations ont leur valeur et ne sont pas illusoires, c'est le nombre toujours croissant des personnes qui, tous les ans, se rendent à Vichy pour prendre les eaux à la source. C'est ainsi que nous voyons, sur la liste officielle publiée à Vichy, qu'en 1839, 1,940 malades ou visiteurs sont venus dans cette localité thermale ; en 1849, dix ans plus tard, 5,840 ; qu'en 1858, cette progression s'est élevée au chiffre de 12,000, et en 1863 à 20,000.

Cependant cette proscription absolue, quant à l'eau artificielle employée en boisson, ne doit pas être étendue aux sels pour bains, d'un usage toujours précieux, soit pour les personnes que leurs occupations, leurs infirmités ou la distance tiennent éloignées de Vichy, soit pour celles qui, la saison finie, veulent continuer chez elles un traitement prescrit par le médecin. Ces bains ne sont pas, à proprement parler, des bains artificiels, alors qu'ils sont préparés avec des sels naturels extraits des sources.

Pendant longtemps on s'est contenté de vendre, sous le nom de *sels de Vichy*, le bicarbonate de soude, saturé par les gaz qui s'échappent des sources, ou même celui du commerce, souvent mélangé de sels étrangers plus ou moins nuisibles. Pour répondre aux réclamations incessantes des médecins et des malades, la Compagnie concessionnaire de l'Etat a établi près des sources, avec le concours de M. Bru, pharmacien, de vastes laboratoires où l'on extrait, au moyen d'appareils spéciaux d'évaporation, les sels contenus en dissolution dans les eaux minérales. Ces appareils évaporent par heure 1,400 litres d'eau, donnant chacun 7 grammes de sels par litre, qui se distinguent par leur blancheur mate, leur texture spongieuse et une forme cristalline qui leur est propre. M. Jules Lefort, qui en a fait l'analyse, a trouvé qu'ils étaient composés de bicarbonates de soude et de magnésie , de sulfates de soude et de chaux, de chlorure de sodium, de silicate de soude et d'oxyde de fer, etc.; en résumé, des principaux sels qui minéralisent les eaux de Vichy.

L'État, afin de régulariser cette exploitation commerciale, et voulant donner aux produits de ses sources le cachet de la vérité, a décidé, par un arrêté ministériel, en date du 27 mars, qu'un agent spécial nommé par le gouvernement présiderait à l'extraction des sels, et scellerait chaque boîte ou flacon, de manière à éviter toute fraude et à donner aux malades toute sécurité.

Résumé concernant les maladies
qui peuvent être traitées avantageusement
par les eaux de Vichy.

1° *Organes de la digestion.*

Ces eaux sont salutaires dans toutes les maladies de l'appareil digestif caractérisées par un trouble dans les fonctions digestives, tels que défaut d'appétit, lenteur, pesanteur, chaleur ou ballonnement avant, pendant ou après les repas, avec inertie ou faiblesse des intestins, borborygmes et alternatives de constipation ou de diarrhée : maladies que l'on désigne sous les noms de gastralgie, de dyspepsie, d'anorexie, d'entéralgie, de pyrosis ou de fer chaud.

Elles sont également d'une ressource précieuse dans les embarras gastriques, dans les hypersécrétions des sucs acides ou aigreurs d'estomac, dans la gastrorrhée, les nausées, les vomissements alimentaires glaireux ou bilieux, dans les gastrites, les entérites et colites chroniques, par suite de diarrhée ou dysentérie ou d'hypochondrie.

Ces eaux sont salutaires, en outre, dans toutes les maladies qui tiennent à un état général de faiblesse organique abdominale, par suite d'altération des fonctions digestives, d'alimentation insuffisante ou de mauvaise nature, de fièvres d'accès rebelles, de diète trop prolongée ou de pertes abondantes de sang, alors même qu'elles s'accompagnent de signes scorbutiques et d'œdème des extrémités. Sous leur influence, les forces assimilatrices se réveillent, l'appétit reparaît, les digestions s'améliorent, la reconstitution ou le remontement organique s'opère, les fonctions générales se régularisent, et les épanchements sous-cutanés sanguins ou séreux se dissipent.

Les eaux de Vichy conviennent particulièrement aussi dans les maladies du foie, telles que l'hépatite aiguë ou chronique, les engorgements, empâtements ou obstructions de cet organe ; dans les calculs, les coliques hépatiques ou hépatalgie, dans la jaunisse et les affections ictériques de toute espèce : dans les engorgements de la rate, du pancréas et des glandes mésentériques ou du ventre, accompagnées ou non des signes dont l'ensemble caractérise la cachexie paludéenne.

2° *Organes de l'appareil urinaire et génital.*

Les eaux de Vichy sont, en outre, favorables dans les maladies des reins, avec ou sans sécrétions anomales, dans les coliques néphrétiques, la gravelle d'acide urique, l'urate d'ammoniaque et d'oxyde cystique, ainsi que dans les calculs vésicaux de même nature ; dans le catarrhe vésical, l'incontinence d'urine, la paralysie de la vessie, les pertes séminales et l'engorgement de la prostate.

Dans le diabète et l'albuminurie, dans les engorgements de la matrice et des ovaires, avec aménorrhée ou défaut d'écoulement des règles.

3° *Appareil de la locomotion.*

Les eaux alcalines sont indiquées, par leur nature spéciale, dans la goutte, le rhumatisme goutteux articulaire, musculaire ou sciatique, ainsi que dans les ankyloses récentes.

Elles sont également utiles dans beaucoup de maladies de la peau que l'on traite aujourd'hui, avec le plus grand succès, tant à l'extérieur qu'à l'intérieur, par des solutions de bicarbonate de soude, ou par d'autres préparations alcalines ou sulfuro-alcalines, telles que les affections papuleuses, le purigo, les dartres furfuracées, l'exzéma simplex ou chronique du cuir chevelu, la teigne furfuracée, l'exzéma des parties génitales ou des cuisses chez l'homme et la femme, avec démangeaison, enfin la gale, que l'on prend souvent pour l'eczéma simplex. A toutes ces affections, M. Devergie ajoute certaines formes squammeuses de psoriasis, et principalement les diverses variétés de lichen, affection liée, dit cet auteur dans son excellent ouvrage sur les maladies de la peau, à des gastralgies avec production acide. Le bicarbonate de soude est encore de nos jours le moyen le plus puissant de guérison dans ces sortes d'affections; de même aussi pour remédier aux accidents consécutifs, aux divers traitements mercuriels, par l'iode ou le copahu.

En résumé, toutes les maladies dont nous venons de parler forment le fond général de la clinique de Vichy, à l'égard desquelles ces eaux produisent les plus salutaires effets.

Ici se termine la tâche que je m'étais imposée ; j'ai voulu offrir un résumé, aussi complet que le comporte le cadre que je m'étais tracé, des conseils à adresser non-seulement aux malades qui viennent prendre les eaux aux sources mêmes, mais encore à ceux qui ne pouvant se déplacer, son forcés de les boire loin de Vichy. Je serai heureux et suffisamment récompensé si les avis que j'ai consignés dans cet ouvrage leur procurent un retour complet à la santé, ou tout au moins un soulagement ; car, rendre service à ceux qui souffrent a toujours été à mes yeux la plus belle application que l'on puisse faire de l'étude de la médecine.

FIN.

FIN DE LA TABLE DES MATIÈRES.

www.ingramcontent.com/pod-product-compliance
Lightning Source LLC
Chambersburg PA
CBHW051251060726
47596CB00001B/71